SpringerWienNewYork

Gerhard Flenreiss
Martin Rümmele

Medizin vom Fließband

Die Industrialisierung der Gesundheitsversorgung
und ihre Folgen

SpringerWienNewYork

Gerhard Flenreiss
Managing Director, MediCare, Wien, Österreich

Martin Rümmele
Journalist, Wien, Österreich

Das Werk ist urheberrechtlich geschützt.
Die dadurch begründeten Rechte, insbesondere die der Übersetzung, des Nachdruckes, der Entnahme von Abbildungen, der Funksendung, der Wiedergabe auf photomechanischem oder ähnlichem Wege und der Speicherung in Datenverarbeitungsanlagen, bleiben, auch bei nur auszugsweiser Verwertung, vorbehalten. Die Wiedergabe von Gebrauchsnamen, Handelsnamen, Warenbezeichnungen usw. in diesem Buch berechtigt auch ohne besondere Kennzeichnung nicht zu der Annahme, dass solche Namen im Sinne der Warenzeichen- und Markenschutz-Gesetzgebung als frei zu betrachten wären und daher von jedermann benutzt werden dürfen.

Produkthaftung: Sämtliche Angaben in diesem Fachbuch erfolgen trotz sorgfältiger Bearbeitung und Kontrolle ohne Gewähr. Insbesondere Angaben über Dosierungsanweisungen und Applikationsformen müssen vom jeweiligen Anwender im Einzelfall anhand anderer Literaturstellen auf ihre Richtigkeit überprüft werden. Eine Haftung des Autors oder des Verlages aus dem Inhalt dieses Werkes ist ausgeschlossen.

© 2008 Springer-Verlag/Wien
Printed in Austria
SpringerWienNewYork ist ein Unternehmen von
Springer Science + Business Media
springer.at

Umschlagbild: Corbis / Doctors Using Laptop Computers / Brand X
Satz: Grafik Rödl, 2486 Pottendorf, Österreich
Druck: Holzhausen Druck und Medien GmbH, 1140 Wien, Österreich

Gedruckt auf säurefreiem, chlorfrei gebleichtem Papier – TCF
SPIN: 12104208

Bibliografische Informationen der Deutschen Nationalbibliothek
Die Deutsche Nationalbibliothek verzeichnet diese Publikation in der Deutschen Nationalbibliografie; detaillierte bibliografische Daten sind im Internet über http://dnb.d-nb.de abrufbar.

ISBN 978-3-211-74144-3 SpringerWienNewYork

Inhaltsverzeichnis

Einleitung IX
Danke für die Unterstützung XIV

Revolution im Gesundheitswesen 1
   Wer ist schuld am Umbruch? 3
      Fortschrittsfalle 4
      Globalisierung als Virus 4
      Die Folgen 7
   Klinikkonzerne und Heuschrecken 8
      Private und öffentliche Kooperationen 9
      Fusionen und Übernahmen 11
   Götterdämmerung 14
      Personal unter Druck 14
      Die Kontrolle nimmt zu 17
   Kampf um den Arzneimittelmarkt 21
      Apotheken unter Druck 21
      Die Pharmaindustrie schwankt 24

Die Reihen lichten sich 27
   Landwirtschaft als Vorbild? 29
      Grüne Revolution 30
   Technologie als Motor 31
      Wer ist Elga? 31
      E-Card und Krankenhaus-Informationssysteme 33
      Zentrale Datenauswertungen 35
      Zentraler Einkauf 37
      Widerstand gegen Kontrolle 40
   Gastbeitrag: Informationstechnologie: Mittel zum Zweck
   (*Michael Heinisch, Christian Gierlinger*) 44
   Warum Zusammenarbeit wichtig wird 49
      Verschiebebahnhöfe 49

Gesunde Geschäfte an Nahtstellen 51
Konkurrenz zwischen Ärzten und Pflegekräften 53
Folgen für die Versorgung 55
Umworbene Patienten 61
Gastbeitrag: Ökonomisierung und Qualität
(*Gerald Bachinger*) 66

Moderne Fabriksarbeiter 71
Gesundheitsarbeiter werden wichtiger 74
Mehr Personal spart Kosten 77
Personalmanagement als Lösungsansatz 78
Managementprofis fördern das Personal 81
Gastbeitrag: Teamarbeit ist Führungsaufgabe
(*Andreas Reifschneider*) 84
Wer versorgt die Alten? 89
Überforderte Familie 90
Graue Märkte bei mobiler Pflege 91
Private übernehmen Alten- und Pflegeheime 94
Der Kampf ums Personal wächst 96
Gastbeitrag: Die Zukunft der Pflege(-finanzierung)
(*Alexander Bodmann*) 99
Ist die Medizin noch zu retten? 105
Die Hierarchie wird geknackt 106
Management und Patienten reden stärker mit 111
Wie arbeiten die Privaten? 113
Was passiert mit dem Hausarzt? 115
Gastbeitrag: Zeitarbeit – unbekanntes Wesen oder bekanntes Unwesen?
(*Gerhard Flenreiss*) 117
Wer das System zahlen wird 125
Steigen die Kosten oder nur die Defizite? 125
Zwei Klassen oder gleich mehr Klassen? 128

Die Uhr tickt 133
Wie das System aussehen wird 135
Neue Finanzierungsstrukturen 137
Gesundheit schafft Wohlstand 139
Die Autoindustrie als Beispiel 142
Transparenz als Ausweg 146
Aufstand der Alten? 149
Neue Netzwerke 150
Neue Angebote in der Altenbetreuung 152
Neue Jobs und Dienstleistungen 153
Gastbeitrag: Schnittstellen aufheben
(*Roland Paukner*) 156

Flexiblere Gesundheitsarbeiter 160
Moderne Zeiten in der Medizin 163
   Neue Dienstleistungen 165
   Neue Berufe 167
   Strukturen ändern sich 170

Schlussfolgerungen 173

Nachworte der Beschäftigten und Gesundheitspolitiker 177
Die Krankenkassen-Bosse 178
Die Meinung der Beschäftigten 187

Literatur 199

Glossar 201

Links 209

Autorenverzeichnis 211

*„Eine alternde Gesellschaft kann sich eine gute
medizinische Versorgung doch nur über
die Industrialisierung der Medizin leisten."*
Eugen Münch, Gründer und
Großaktionär der Rhön-Kliniken AG[1]

Einleitung

„Sind die Spitäler noch zu retten?", fragte bereits 1974 das Nachrichtenmagazin *Profil*. „Krankheitskosten: Die Bombe tickt", titelte ein Jahr später der *Spiegel*. Spardebatten sind im Gesundheitswesen nicht neu. Die Diagnose ist dabei immer die gleiche: Zu teuer, wenig effektiv und ohne massive Reformanstrengungen nicht in den Griff zu bekommen. Möglicherweise reagieren viele Beschäftigten im System und auch die Patienten selbst deshalb noch gelassen auf die jüngsten Entwicklungen. Doch tatsächlich laufen diese auf eine grundlegende Revolution des Systems hinaus. Mit massiven Auswirkungen auf die tausenden Beschäftigten und Patienten. Gerade die Mitarbeiter sind als wesentlichster Teil des Gesundheitswesens dennoch meist Getriebene und nicht Gestaltende. Die Patienten als Bedürftige sind meist nur die Betroffenen.

Die Debatte über die Zukunft des Gesundheitswesens umfasst Fragen der Finanzierung, der Strukturen und Prozesse, der Versorgungssicherheit und der politischen Einflussbereiche. Die Auswirkungen auf den einzelnen Mitarbeiter oder den Arbeitsmarkt als Gesamtes und nicht zuletzt auch auf die Patienten bleiben meist unberücksichtigt. Doch im mit Abstand größten Arbeits- und Dienstleistungsmarkt beginnt eine Industrialisierung, welche die Branche in den kommenden Jahren grundlegend verändern wird. Erste Symptome für die Veränderungen sind die Diskussionen über Arbeitszeiten für Ärzte und Pflegepersonal, der Personalabbau bei gleichzeitiger Unterversorgung im Pflegebereich und zunehmende Demonstrationen und Streiks aufgrund des wachsenden Spardrucks. In Deutschland tobt eine regelrechte Privatisierungswelle im Spitalsbereich, moderne Managementmethoden halten im System Einzug. Es kommt zu Ausgliederungen, Flexibilisierungen und zur Verbreitung der Informationstechnologie im Gesundheitssektor.

Mitte März 2007 fand in Berlin eine Konferenz der *Financial Times Deutschland* zur Gesundheitswirtschaft statt. In der dortigen Repräsentanz der Bertelsmann-Mediengruppe trafen sich rund 200 Entscheidungsträger aus der Wirtschaft, um über die künftigen Entwicklungen im Gesundheitswesen zu diskutieren. Ihre Bilanz: Das Gesundheitswesen stehe vor dem direkten Sprung vom 19. ins 21. Jahrhundert. Die Zeiten streng abgeschotteter Tätigkeitsgebiete, gro-

1 Stern, 21. 2. 2007.

ßer Produktivitätsunterschiede und fehlender Qualitätskontrollen sind nach Einschätzung der Experten bald vorbei. Und mit der notwendigen Neuorientierung auf den Patienten entstehen neue Geschäftsmöglichkeiten für Unternehmer, aber auch für die Vertreter der medizinischen Berufe.

Die kommenden Jahre werden im Gesundheitswesen somit geprägt sein von standespolitischen Auseinandersetzungen und Arbeitskämpfen. Aber auch vom Entstehen neuer Berufsbilder und neuer Strukturen. Ärzte und Vertreter anderer Gesundheitsberufe müssen sich künftig stärker als bisher mit Fragen des Managements, der Wirtschaftlichkeit und ihrer Behandlung und mit dem Qualitätsmanagement beschäftigen. Niedergelassene Laboratorien oder Radiologiepraxen werden künftig von privaten Firmengruppen geführt werden, öffentliche Spitäler und Rehabilitationszentren von Konzernen. Umgekehrt führen niedergelassene Fachärzte Spitalsambulanzen oder werden von Spitälern zur Arbeit in Ambulanzen angestellt. Die Veränderungen bieten aber auch enorme Chancen wie die Verbesserung der Qualität oder die Hebung von Effizienzpotenzialen. Sichtbar sind derzeit vorerst einzelne Symptome und ein wachsender Druck.

Die Veränderungen selbst werden, wie auch schon in der Vergangenheit, aus gänzlich unterschiedlichen Interessenlagen heraus vorangetrieben und haben folglich auch ganz verschiedene Tendenzen. Die Gründe sind ebenso vielfältig wie das Gesundheitswesen an sich. Geänderte gesellschaftliche Erwartungen, Wertewandel, Geldmangel, politische Ideologien, strukturelle Sachzwänge, sich auflösende soziale Strukturen und technologischer Fortschritt liefern die Impulse. Deutlich wird dies etwa auch am Beispiel der Ausbildung. Wir finden auf der einen Seite einen Mangel an Qualifikationen, anderseits werden nicht genügend Personen adäquat ausgebildet. Ganze Bundesländer können oder wollen mit ihren Ausbildungskapazitäten den Eigenbedarf nicht decken.

Die Auswirkungen auf den einzelnen Beschäftigten und den Arbeitsmarkt im Gesamten bilden einen Schwerpunkt unserer Betrachtung. Werden die im Gesundheitswesen Tätigen zu Fließbandarbeitern? Steigt der Druck weiter? Oder erleichtern ihnen neue Arbeitsprozesse das Leben? Gleichzeitig werden wir auch immer wieder zeigen, welche Folgen die Veränderung für die Versorgung der Patienten hat. Ausgehend vom Status quo bieten wir einen Ausblick. Die Beschreibung der gegenwärtigen Mechanismen im Personalmanagement und des Selbstverständnisses der Akteure bilden eine Basis dafür. Die unterschiedlichen Anforderungen im Krankenhaus bzw. Pflegeheim oder in Ambulanzen bzw. zu Hause bringen unterschiedliche Lösungen und Entwicklungen mit sich.

Zweifellos gelten im Gesundheitswesen eigene Regeln und Mechanismen. So handelt es sich dabei etwa um keinen echten Markt im klassischen Sinn, der nach Wettbewerbsprinzipien funktioniert. Grund dafür ist, dass wesentliche Bedingungen für offene Märkte, etwa die gleiche Information aller Marktteilnehmer, nicht gegeben sind. Was schon bei der Reparatur eines Autos für viele zum Problem wird, nämlich zu beurteilen, was tatsächlich nötig ist und wie viel es kosten darf, ist bei der „Reparatur" von Menschen um ein Vielfaches problematischer. Kaum jemand wird ernsthaft glauben, mit einem Arzt über den Preis für eine

Leistung verhandeln zu können oder gar darüber, was medizinisch nötig ist und was nicht. Deswegen gehen wir ja zum Arzt, weil wir selbst nicht wissen, was medizinisch erforderlich ist, um geheilt zu werden. Damit ist allerdings der Arzt jene Person, die Gesundheitsleistungen nicht nur anbietet, sondern auch nachfragt. Er bestimmt meist über die Art und den Umfang der Versorgung. Als Patient ist man lediglich Nutznießer. Bezahler wiederum ist in den meisten Fällen die Krankenversicherung, die zwar steuernd eingreifen kann, Preise verhandelt und die Sinnhaftigkeit der erbrachten Leistungen prüft, die Nachfrage aber eben kaum steuern kann.

Gleichzeitig gibt es natürlich im Gesundheitswesen längst marktwirtschaftliche Komponenten. Niedergelassene Ärzte sind freiberufliche Unternehmer. Pharmakonzerne und Medizintechnik-Riesen gehören zu den dynamischsten Unternehmen der Wirtschaft. Krankenversicherungen und Krankenhäuser sind nicht nur riesige Arbeitgeber, sondern auch Nachfrager von Produkten und Dienstleistungen, die am freien Markt eingekauft werden.

Parallel wird im Gesundheitswesen wie in kaum einem anderen Bereich aber auch in einem sensiblen Umfeld gearbeitet. Es werden einzigartige Dienstleistungen erbracht, die jeden von uns im innersten, persönlichen Bereich berühren. Dennoch lohnt der Blick über den Tellerrand hinaus. Gibt es Erfahrungen aus anderen Bereichen, die es wert sind, auch im Gesundheitswesen angewendet zu werden? Kann man Prozesse, Methoden, Werkzeuge aus anderen Wirtschaftssektoren für das Gesundheitswesen adaptieren?

Nicht zuletzt weil die finanziellen Mittel begrenzt sind und die Qualitätsanforderungen steigen, erreicht der Druck zu mehr Effizienz, zum optimalen Einsatz begrenzter Ressourcen und zum nachhaltigen Wirtschaften auch das Gesundheitswesen. Und damit halten Begriffe wie Standardisierung, Industrialisierung und Arbeitsteilung Einzug in die Debatte. Parallel dazu steigt die Nachfrage nach zusätzlichen Dienstleistungen, individuelleren Angeboten und Marktentwicklungen. Diese Veränderungen haben andere Dienstleistungsbranchen bereits durchlebt. Welche Erkenntnisse lassen sich daraus für das Gesundheitswesen ziehen? Ist wirklich alles anders? Wie groß ist das Potenzial der Professionalisierung? Lassen sich diese Entwicklungen transferieren? Und welche Folgen wird das haben – für die Beschäftigten, aber auch für die Patienten?

Unternehmerische Kreativität, Kundenorientierung, Servicelevel, Dienstleistung, aber auch Personalentwicklung und Personalmanagement sind im Gesundheitswesen derzeit keine essenziellen Erfolgsfaktoren. Gleichzeitig stellt sich die Frage, wo die Grenzen von Markt, Wettbewerb, Qualitätssicherung, Qualitätssteigerung, Planungssicherheit, Finanzierung, Effizienzsteigerung, Zuwendung, Menschlichkeit und Patienten- bzw. Kundenorientierung liegen? Können Märkte in diesem Bereich überhaupt funktionieren? Welche neuen Dienstleistungen werden entstehen?

Für uns als langjährige Beobachter all dieser Veränderungen steht außer Frage, dass neue Angebote und Strukturen entstehen. In vielen Bereichen wird sich der Gesundheitsbereich zu einem Dienstleistungssektor wie viele andere auch entwickeln. Mit Kooperationen, neuen Dienstleistungspaketen, zielgruppenorientierten Serviceangeboten, ja sogar Bonuspunkten und Rabatten. In anderen Bereichen findet die erwähnte Industrialisierung statt. Wir können und möchten hier keine fertigen Lösungen oder allumfassende Antworten anbieten. Vielmehr wollen wir die großen Veränderungen beschreiben, die teilweise schon sichtbar sind, Entwicklungen aufzeigen, die sich erst erahnen lassen und die Auswirkungen auf den Einzelnen diskutieren.

In den Reformdiskussionen wird immer von „dem Gesundheitswesen" gesprochen. Doch das ist ungefähr so klar umrissen und definiert wie der Begriff „die Industrie". Was haben etwa die Stahlindustrie und Konzerne wie die Voest mit der papierverarbeitenden Industrie und ihren Firmen wie dem kleinen Spielkartenhersteller Piatnik zu tun? Genauso allgemein gültig oder eben nicht sind die aus den laufenden Diskussionen abgeleiteten Aussagen, Befunde und Lösungsvorschläge. Wir sollten uns daran gewöhnen, mehr zu differenzieren.

Allein die Arbeitsbedingungen in den verschiedenen Bereichen des Gesundheitswesens können unterschiedlicher nicht sein. Es begegnen sich kurative Akutmedizin und palliative Langzeitpflege ebenso wie Krankenhäuser und Rehabilitationskliniken, Pflegeheime und mobile Pflege daheim, niedergelassene Ärzte, Laboratorien und Dienstleister wie Physiotherapeuten. Für den Einzelnen im Gesundheitswesen bedeutet dies gänzlich unterschiedliche Anforderungen an seine Profession und Person, wie es auch eine gänzlich differente Stellenbeschreibung bei identischer Qualifikation ergibt. Und nicht zuletzt bedeutet es im Veränderungsprozess auch unterschiedliche Zukunftsaussichten.

Gemeinsam ist allen, dass der Spardruck unmittelbar an die betroffenen Beschäftigten weitergegeben wird. Wenn etwa für die mobile Versorgung nur eine halbe Stunde zur Verfügung steht, dann kann oft nur noch Krisenintervention betrieben werden. Denn schon wartet der nächste Patient. Eine optimale Pflege und medizinische Betreuung ist so nicht mehr möglich. Auf die so wichtige soziale Komponente und Beziehungspflege muss immer öfter zu Gunsten des knappen Zeitrahmens verzichtet werden. Die notwendige Berücksichtigung des sozialen und familiären Umfeldes muss hintangestellt werden.

Wenn wir unsere alternde Gesellschaft nicht auch noch zu einer kranken alternden Gesellschaft machen möchten, werden wir um intelligente, praxisorientierte und vor allem neue Lösungen und Denkansätze nicht herumkommen. Ein wesentlicher Teil wird dem Ausbau der Pflege und Entwicklung der so genannten Human-Ressourcen gewidmet sein müssen. Immerhin sind 60 bis 70 Prozent der Kosten im Gesundheitswesen Personalkosten.

Die Menschen, die im Gesundheitswesen arbeiten, sind aber nicht nur Kostenfaktoren. Sie sind es auch, die die Qualität der Versorgung sicherstellen. Es ist die persönliche Beziehung zwischen Patient und einzelnem Mitarbeiter, die das subjektive Befinden prägt und somit auch die Selbstheilungskräfte des Körpers aktiviert. Es sind die Beratungsleistungen der Mitarbeiter während der Vorsorgeuntersuchung, die präventiv Krankheiten verhindern, lindern oder heilbar machen. Und es ist die Zuwendung in der letzten Phase des Lebens, die ein menschenwürdiges Abschiednehmen ermöglicht.

Dafür benötigen wir bestens ausgebildete Mitarbeiter – in ausreichender Anzahl, mit den besten Rahmenbedingungen und mit der dafür nötigen Zeit und Entlohnung. In all diesen Bereichen erwartet uns noch viel Arbeit und kommen viele neue Erfahrungen auf uns zu. Manches lässt sich aus anderen Bereichen der Gesellschaft und der Wirtschaft abschauen. Die aktuelle Revolution im Gesundheitsbereich wird gut daran tun, aus den Revolutionen in anderen Wirtschaftsbreichen wie der Landwirtschaft und der Industrie Lehren zu ziehen und positive wie negative Entwicklungen zu analysieren.

Begriffe wie Mitarbeiterbindung, Effizienz, Produktivität, Patientenorientierung, Arbeitsteilung, Nutzen und andere dürfen auch im Gesundheitswesen keine Tabus mehr darstellen. Bisherige Strukturen und Abläufe sind zu hinterfragen. Dabei ist das Thema Effizienzsteigerung genau zu definieren und zu hinterfragen. Sind wir effizient, wenn wir doppelt so viele Patienten in einer bestimmten Zeiteinheit durch das Behandlungssystem geschleust haben? Oder ist es effizienter, wenn wir die Folgebesuche beim Arzt um ein Drittel senken, weil wir dafür 20 Prozent mehr Zeit pro Patient aufwenden? Umgekehrt darf aber das Argument, dass allfällige Änderungen immer auf Kosten der Qualität oder auf Kosten der Patienten gehen, nicht mehr länger als Totschlagargument akzeptiert werden.

Solche und ähnliche Frage kommen in der aktuellen Reformdebatte im Gesundheitswesen zu kurz. Im Mittelpunkt stehen allein der Spargedanke und die Kostenrechnung. Wir wollen mit diesem Buch einen Beitrag liefern, die Debatte differenzierter zu führen und gleichzeitig neue Ideen und Lösungsansätze zur Diskussion stellen.

Gleichzeitig haben wir namhafte Gastautoren aus Politik, Medizin und Pflege sowie Patientenvertreter gebeten, ihre Reformvorstellungen zu skizzieren und die Entwicklungen, die sie in der Praxis erleben, zu schildern. So beschreibt etwa der Vorsitzende der Arbeitsgemeinschaft der Österreichischen Patientenanwälte, Gerhard Bachinger, warum er mit den Qualitätsbestrebungen und -gesetzen wenig zufrieden ist. Der Generalsekretär der Wiener Caritas, Alexander Bodmann, fordert einen einheitlichen Pflegelastenausgleichsfonds, aus dem die Pflege für alle Menschen finanziert werden soll. Momentan gibt es nämlich unzählige Finanzierungstöpfe. Michael Heinisch und Christoph Gierlinger vom Ordensspitalskonzern Vinzenz Gruppe beschreiben, wie sie Informationstechnologie einsetzen und welche Vor- und Nachteile das haben kann. Der niederösterreichische Spitalsmanager Andreas Reifschneider, der mehr als elf Jahre als Personalmanager bei Philips tätig war, vergleicht die Privatwirtschaft mit dem Gesundheitswesen und kommt unter anderem zu dem Schluss, dass bei Beschäftigten in der Medizin die Loyalität gegenüber dem eigenen Berufsstand oft wichtiger ist als jene gegenüber dem eigenen Arbeitgeber.

Wien, im September 2007

Gerhard Flenreiss
Martin Rümmele

Personenbezogene Bezeichnungen beziehen sich auf Frauen und Männer gleichermaßen. Der Einfachheit halber wurde die männliche Form gewählt.

Danke für die Unterstützung

Dr. Gerhard Bachinger, Mag. Alexander Bodmann, Renate Eichhorn, Andreas Feiertag, Mag. Maria Fill, Dr. Christian Gierlinger, Dr. Michael Heinisch, Joachim Hilbrand, Andreas Kaya-Fill, Andreas Kozel, Reinhard Krechler, Doris Mayerhofer, Dr. Georg Mayerhofer, Dr. Roland Paukner, Franz P. Redl, Dr. Andreas Reifschneider, Sophie Rupp, Lisl Schleicher, Sabine Schlüter, Elisabeth Tschachler-Roth, Dr. Ingrid Zechmeister.

*„Wir sind der Überzeugung, dass auch durch weitere
Übernahmen öffentlicher Krankenhäuser Werte für unsere
Aktionäre geschaffen werden."*
Ulf Mattsson, Vorstand
des schwedischen Klinikkonzerns Capio[2]

*„Ohne private Vorsorge wird Pflege in Zukunft nicht mehr
denkbar sein. Spätestens wenn es um die Organisation von
besonders aufwändigen Pflegeleistungen geht, wird die
staatliche Basisversorgung nicht mehr ausreichen."*
Günter Geyer, Generaldirektor
der Wiener Städtischen Versicherung[3]

Revolution im Gesundheitswesen

Die Veränderung kommt schleichend – so, wie man das sonst bei Erkrankungen kennt. Zuerst zwickt es ab und zu irgendwo. Dann halten die Symptome länger an und werden stärker. Im Fall des Rettungsfahrers Kurt Gruber war es ähnlich: „Früher konnte ich in den Nachtdiensten zumindest die halbe Nacht noch durchschlafen", erzählt er. Da waren solche Dienste unter den Kollegen noch gefragt. Im Dienstplan waren nach Nachtdiensten nämlich immer ein oder gar zwei Tage frei. Nach dem Nachtdienst hatte Gruber deshalb genug Zeit für sein Hobby: Er widmete sich seinem Schrebergarten. Seit einigen Jahren ist an Schlafen im Nachtdienst nicht mehr zu denken. Einen Notfall nach dem anderen schickt ihm die Funkzentrale auf den kleinen Drucker im Rettungsauto. Und immer öfter schicken die Ambulanzen verletzte Patienten nach der Behandlung schon in derselben Nacht wieder nach Hause. Früher blieben sie zur Beobachtung meist bis zum Morgen im Spital. Gruber ist jetzt seit mehr als 23 Jahren im Rettungsdienst. Nach seinem Zivildienst ist er dort geblieben. Der Beruf hat ihm gefallen. Er konnte Menschen helfen, hatte dazwischen keinen allzu großen Stress und viel Abwechslung. Doch seit die Nächte lang und die Arbeit stressig geworden sind, reißt auch er sich nicht mehr um die Nachtdienste.

Monika Berger ist diplomierte Krankenschwester und Mutter von zwei kleinen Kindern. Auch sie hat eigentlich gerne in der Nacht gearbeitet. Ein bis zwei Mal in der Woche wurde sie von einem Schwesternpool, für den sie freiberuflich tätig war, in Pflegeheime geschickt, um dort Lücken zu füllen, wenn im Stammpersonal jemand krank geworden war. „Doch die Stammmannschaften werden immer mehr reduziert", sagt sie. Wenn jemand ausfällt, wird es eng. Vor kurzem war es ihr aber dann zu viel. Sie sollte auf einer Pflegestation in einem Altenheim einspringen. Statt der angekündigten zweiten diplomierten Schwester aus der

---

2   Financial Times Deutschland, 22.8.2006.
3   News-Extra „Pflege-Vorsorge", gesponsert von der Wiener Städtischen Versicherung, 2006.

Kernmannschaft war sie jedoch die Einzige und in der Nacht allein auf der Station. „Eigentlich ist das unverantwortlich. Wenn da etwas passiert, hat nicht nur die Hausleitung ein echtes Problem", meint sie.

Im April 2007 gab es einen Aufschrei der niederösterreichischen Ärztekammer. Sie hatte eine Umfrage unter Kollegen gestartet und zeigte sich alarmiert: Rund 70 Prozent der Ärzte fühlen sich ausgebrannt und auf dem besten Weg zu einem Burn-out-Syndrom. Jeder zweite arbeitet sogar dann, wenn er selbst krank ist.[4] Ähnliche Ergebnisse lieferte zur gleichen Zeit der Gesundheitsreport der Deutschen Angestellten-Krankenkasse. Nach dem öffentlichen Dienst hat das Gesundheitswesen demnach mit 3,7 Prozent deutschlandweit die höchste Krankenstandsrate. Immer mehr Ärzte und Pfleger fallen wegen stressbedingter psychischer Krankheiten und Wirbelsäulenerkrankungen aus, die ebenfalls als typische Folgen hoher Arbeitsbelastung gelten. Mehr als ein Drittel der befragten Pflegekräfte geben an, sehr oft unter Zeitdruck zu leiden. 29 Prozent haben meist keine Möglichkeit, Pausen einzulegen.[5] Neben der Zunahme des Arbeitstempos wird auch der wachsende Aufwand für Dokumentations- und Verwaltungsaufgaben beklagt.

Nun ist das Ausbrennen gerade bei Gesundheitsberufen nichts Neues. Helfende Berufe sind besonders gefährdet, weil man einerseits hohe persönliche Erwartungen an eigene Leistungen hat, gleichzeitig aber auch mit ständigen Frustrationen und dem Nichterreichen von Zielen fertig werden muss, etwa wenn man unheilbar kranken Patienten nicht mehr helfen kann. Der Arzt, Kabarettist und Unternehmensberater Eckart von Hirschhausen beschreibt die Entwicklung in einem Zeitungsinterview so: „Krankenhäuser sind kein guter Ort für kranke Menschen. Das geht über die Sprache hinaus. Kein Mensch verkraftet es lange, sich ständig neu an Menschen zu gewöhnen, die nach wenigen Tagen auf Nimmerwiedersehen weg sind. Deshalb versucht der Klinikarzt erst gar nicht, einen persönlichen Bezug zum Patienten aufzubauen. Im Gegenteil: Patienten geben alles Persönliche, wie eigene Kleidung und Menschenwürde, an der Pforte ab und werden wieder zu kleinen Kindern, die zu absurden Zeiten im Bett liegen müssen, ob sie wollen oder nicht, Breiartiges zu essen bekommen, und das alles in einem Umhang vom Zuschnitt eines Sabberlatz." Alarmierend an dieser Entfremdung der Gesundheitsarbeiter sind das jüngste Ausmaß der Erkrankungen und die steigenden Zahlen.

Etwa fünf Millionen Menschen arbeiten in Deutschland, der Schweiz, in Liechtenstein und Österreich im Gesundheitswesen. In Österreich selbst sind es direkt und indirekt etwa 400.000, die ihren Lebensunterhalt mit der Versorgung, Betreuung, Behandlung oder Pflege von kranken Menschen verdienen oder Produkte für deren Versorgung herstellen. Und für alle diese Menschen und in der Folge auch für jene, die ihnen anvertraut sind, gilt, dass der eingangs beschriebene Druck in den kommenden Jahren noch steigen wird. Gleichzeitig

---

4   Kurier, 24.4.2007.
5   Der Tagesspiegel, 15.4.2007.

wird sich auch das gewohnte Arbeitsumfeld massiv ändern. Die Spezialisierung nimmt zu, die elektronische Vernetzung wächst, neue Berufsbilder und Arbeitsformen entstehen, die Arbeitsteiligkeit steigert sich und moderne Managementmethoden halten Einzug ins Gesundheitswesen. Methoden, die – auch das soll hier gesagt werden – zum Teil durchaus positive Entwicklungen für die Beschäftigten haben können. Sicher ist jedenfalls, dass die Veränderungen tiefer greifend sein werden und teilweise auch schon sind, als dies in den vergangenen 30 Jahren im Gesundheitswesen der Fall war. Und auch das Tempo der Umwälzungen nimmt zu.

Wer ist schuld am Umbruch?

Die Ursachen für die Veränderungen sind vielschichtig. Da ist zum einen die demographische Entwicklung. Im Jahr 2000 waren in Österreich 1,67 Millionen Menschen über 60 Jahre alt, 2035 werden es bis zu drei Millionen sein. Die Zahl der Pflegebedürftigen wird sich bis 2014 von 300.000 auf 700.000 mehr als verdoppeln. Fast jeder zehnte Mensch in diesem Land wird dann Betreuung benötigen. Da stellt sich nicht nur die Frage, wie das finanziert wird, sondern auch, wer die Versorgung übernimmt. Ein Beispiel lieferte die österreichische Pflegedebatte, in der es im Jahr 2006 um rund 40.000 illegal in Österreich arbeitende ausländische Pflegekräfte und Haushaltshilfen vorwiegend aus Osteuropa ging. Diese Diskussion war sicher nur ein Auftakt. Eine Studie des Ludwig-Boltzmann-Instituts etwa belegte 2003, dass in den kommenden zehn Jahren rund 35.000 zusätzliche Bedienstete in Pflege- und Betreuungsberufen in Österreich benötigt werden.[6] Damals fehlten bereits 3000 Pflegefachkräfte in Krankenhäusern und Pflegeheimen. Unzählige Posten konnten nicht nachbesetzt werden.

Grund für den Personalmangel in Österreich ist nicht zuletzt eine kuriose Situation: Die Krankenpflegeschulen sind an die Spitäler gekoppelt. Jeder Spitalsträger ist aus Kostengründen daran interessiert, nur so viele Leute auszubilden, wie er benötigt. Das Land Salzburg hat beispielsweise wenig davon, mehr Personal auszubilden, weil dieses in Tirol oder Oberösterreich gebraucht wird. Und weil die Ausbildung teuer ist und sowieso alle bei den Personalkosten sparen wollen, wird gebremst. So kam es, dass die Regierung im Sommer 2004 mit Fernseh-Werbesports für den Pflegeberuf warb und gleichzeitig in Pflegeschulen Bewerber abgewiesen wurden.[7]

Nicht zuletzt aufgrund dieser Probleme bewerben private Versicherungen verstärkt auch Pflegeversicherungen. Und fordern gleichzeitig – ähnlich wie bei der privaten Pensionsvorsorge – eine staatliche Förderung der Pflegeversicherungen. „Ohne private Vorsorge wird Pflege in Zukunft nicht mehr denkbar sein. Professionelle Hilfsdienste haben ihr Angebot zwar vervielfacht, spätestens aber wenn es um die Organisation von besonders aufwändigen Pflegeleistungen geht, wird die

---

6 „AK für Sie", November 2003.
7 Die Presse, 30.6.2006.

staatliche Basisversorgung nicht mehr ausreichen", sagte der Generaldirektor der Wiener Städtischen Versicherung, Günter Geyer, 2006 in einem Interview.[8]

Fortschrittsfalle

Studien aus Deutschland belegen, dass Patienten, die älter als 60 Jahre sind, 40 Prozent der Krankenhauspatienten stellen. Im Durchschnitt lagen Patienten der Altersgruppe 60–80 im Jahr 2002 knapp 50 Prozent länger im Spital als Patienten unter 40 Jahren. Gleichzeitig sind in allen Bereichen der Medizintechnik in den vergangenen Jahren neue Produkte eingeführt worden, die zwar den Komfort und die Aussagekraft alter Untersuchungsmethoden verbessert, jedoch auch die Kosten erhöht haben (Silvers, 2001; Schmidt u.a., 2004).

Fortschritt hat gerade im Gesundheitsbereich seinen Preis. Im Gegensatz zur Industrie, die mit neuen Technologien immer billiger produzieren kann, verteuert der Fortschritt das Gesundheitswesen. In der Industrie sind Neuerungen meist Ersatztechnologien. Verkürzt gesagt, hat der Roboter eine Dampfmaschine ersetzt. In der Medizin hingegen gibt es nur in wenigen Fällen Ersatztechnologien. Meist sind es Zusatztechnologien, die eben zusätzlich zu den alten verwendet werden und damit auch zusätzlich zu bezahlen sind – eine Tendenz, die das System am eigenen Erfolg kranken lässt. Das System bewirkt nur vermeintlich das, was es soll: Die Gesellschaft wird zwar immer älter aufgrund des medizinischen Fortschritts. Sie wird aber nicht gesünder. Wir werden also immer älter, aber einen Großteil dieser gewonnenen Zeit sind wir nicht beschwerdefrei, weil neue Krankheiten und später natürliche Altersbeschwerden auftreten. Die Medizin kann die Lebensqualität – also die wirklich gesund verbrachte Lebenszeit – nicht im selben Ausmaß erhöhen wie die Lebensdauer insgesamt.

Beispielhaft für die Fortschrittsfalle ist der Bereich der bildgebenden Diagnostik zu nennen, wo Innovationen fast ausschließlich additiver Natur waren: „Mit der Einführung der Computertomographie (CT) wurde die konventionelle Röntgendiagnostik nur ergänzt und mit der Einführung der Magnetresonanztomographie (MRT) die CT nicht ersetzt". (Klauber u.a., 2006) Weil die Hersteller aber alle Geräte laufend weiterentwickeln, liegen die Halbwertszeiten für derartige Geräte bereits bei fünf Jahren. Der technische Fortschritt führt auf diese Weise nicht nur zu einem Wettbewerb um die neueste und beste Technologie und damit zu steigenden Kosten, sondern auch zu einem zunehmenden Investitionsbedarf.

Globalisierung als Virus

Parallel dazu verschlechtert sich aber die Finanzsituation der Städte und Gemeinden sowie der Krankenversicherungen nicht nur wegen der wachsenden

---

[8] News-Extra „Pflege-Vorsorge", gesponsert von der Wiener Städtischen Versicherung, 2006.

Gesundheits- und Pflegeausgaben. Auch die Einnahmen sinken. Ursache sind der Standortwettbewerb in der Wirtschaft, die Globalisierung, der internationale Kampf um niedrigere Unternehmenssteuern und nicht zuletzt die hohe Arbeitslosigkeit. Denn die Sozialsysteme in Österreich, Deutschland und der Schweiz sind nach wie vor überwiegend an die Löhne und Gehälter gekoppelt. Damit ist die Finanzierung des Gesundheitssystems aber massiv abhängig von konjunkturellen Schwankungen und Entwicklungen am Arbeitsmarkt. Und dort wuchsen die Löhne und Gehälter in den vergangenen Jahrzehnten deutlich schwächer als die Gesamtwirtschaft. Anders gesagt: Jener Teil des BIP, den Löhne und Gehälter ausmachen, die so genannte Lohnquote, ist in Österreich seit Anfang der 80er-Jahre von 79 auf 66 Prozent im Jahr 2003 gesunken, obwohl sich der Prozentsatz der Erwerbstätigen seit den 50er-Jahren nicht verändert hat. Prozentuell stehen also nach wie vor gleich viele Menschen im Berufsleben – sie verdienen aber, gemessen am Wirtschaftswachstum, immer weniger. Deutlich machte dies im Sommer 2007 auch eine Untersuchung der Arbeiterkammer. Sie nahm die Bilanzen von 19 der größten in Wien börsenotierten Konzerne unter die Lupe und fand heraus, dass die Gewinnausschüttung an die Aktionäre und Eigentümer zwischen 2005 und 2006 um satte 33 Prozent angestiegen war. Die Vorstandsgagen hatten pro Kopf – nicht zuletzt aufgrund von Erfolgsprämien – um 17 Prozent zugelegt, während der Personalaufwand pro Mitarbeiter sogar um ein Prozent zurückgegangen war.[9]

Bei steigenden Ausgaben bricht den Krankenversicherungen somit die Finanzierungsbasis weg, und ihr Defizit explodiert. Gleichzeitig werden Erwerbstätige einseitig belastet. Wer von Mieten und Zinseinnahmen lebt, muss davon nichts abgeben. Spitzenverdiener müssen aufgrund einer Höchstbeitragsgrenze nur einen kleinen Prozentsatz ihres Einkommens für das Gesundheitssystem zur Verfügung stellen. Diese Ungleichheit war der Grund dafür, dass die 2007 geschlossene große Koalition von SPÖ und ÖVP, ähnlich wie davor auch die deutsche Regierung, begonnen hat, über alternative Finanzierungsstrukturen nachzudenken.

Bis diese allerdings greifen, werden zur Finanzierung weiterhin die Beiträge erhöht. Und damit dreht sich auch der Teufelskreis weiter. Die Lohnnebenkosten steigen, die Wirtschaft sucht nach günstigeren Alternativen und findet diese meist an anderen Standorten. Oder die Konzerne wandern nicht ab, spielen auf der Suche nach Förderungen aber die Kommunen gegeneinander aus. Dieser Standortwettbewerb spiegelt sich auch in der erwähnten Untersuchung der Arbeiterkammer wieder: Der Personalaufwand pro beschäftigtem Mitarbeiter ging deshalb zurück, weil die Zahl der insgesamt von den Unternehmen beschäftigten Menschen stärker anstieg als die gesamten Personalausgaben. Grund dafür war die Expansion vor allem nach Osteuropa und die Übernahme von Firmen mit billigeren Arbeitskräften oder überhaupt die Auslagerung von Jobs in Billiglohnländer.

9 ORF-Online, 25.5.2007.

Das bekommen nicht nur die Statistiker und Beschäftigten zu spüren. Auch Bürgermeister können davon ein Lied singen. Xaver Sinz, Bürgermeister der Vorarlberger Gemeinde Lochau, ist so einer. Eigentlich hätte er allen Grund, auf seine Gemeinde stolz zu sein. Der 5700-Einwohner-Ort liegt malerisch am Ufer des Bodensees an der Grenze zu Deutschland und den Ausläufern des Bregenzer Hausberges Pfänder. Diese Lage führt zu einem kontinuierlichen Zuzug und steigenden Einwohnerzahlen. Doch der Bürgermeister hat Sorgen. Eines seiner Schäfchen verlässt Lochau, und zwar ausgerechnet der größte Arbeitgeber des Ortes, die Privatkäserei Rupp. Sie begann Anfang 2007 mit dem Neubau der Zentrale im Nachbarort Hörbranz, nicht zuletzt weil der Grund dort billiger und die Verkehrsanbindung besser ist. Für Sinz bedeutet das den Wegfall von fast einem Drittel der Kommunalabgabe. So wie jede andere Gemeinde in Österreich, erhält Sinz drei Prozent der Bruttolohnsumme für jeden im Ort Beschäftigten. Und im Durchschnitt macht die Kommunalabgabe 27 Prozent der Gemeindeeinnahmen aus. Während die bei Rupp Beschäftigten also noch das Glück haben, dass sie ihre Jobs nicht verlieren, sondern nur in die Nachbargemeinde pendeln müssen, fehlen dem Bürgermeister fast zehn Prozent des Gemeindebudgets.

Noch schlechter geht es den Gemeinden in der ehemaligen Stahlregion der Obersteiermark. Weil in den vergangenen Jahren viele Arbeitsplätze verloren gegangen sind, pendeln auch hier viele Bewohner in andere Orte. Und das heißt in letzter Konsequenz auch, dass den regionalen Nahversorgern, vom Bäcker bis zum Apotheker, die Kunden ausbleiben. In der einstigen Textilhochburg Hohenems – wie Lochau in Vorarlberg gelegen – reagierten die Politiker Ende 2005 auf derartige Entwicklungen mit einer unkonventionellen Aktion. Auf Antrag der Bürgermeister-Partei ÖVP beschlossen alle Stadträte, auf zehn Prozent ihrer Bezüge und Sitzungsgelder zu verzichten.

Während die Einnahmenbasis der öffentlichen Hand an allen Ecken und Enden bröckelt, werden umgekehrt ihre Ausgaben gerade im Gesundheits- und Pflegebereich in den kommenden Jahren weiter ansteigen. Helmut Mödlhammer, Präsident des Österreichischen Gemeindebundes, warnte Anfang 2006 in einem Zeitungsinterview eindringlich: „Die Sozial- und Gesundheitskosten steigen jährlich um zehn bis fünfzehn Prozent. Das ist unser Riesenproblem."[10] Dadurch kam es zwischen 1995 und 2004 auch zu starken Veränderungen in der Finanzierung. So stieg der Anteil der über Steuern finanzierten Gesundheitsausgaben von 21,5 auf 25,1 Prozent (Hofmarcher/Rack, 2006). Das ist überwiegend jener Teil, der von Ländern und Gemeinden für die Finanzierung von Krankenanstalten ausgegeben wird, da der Bund recht wenig zuschießt. Vergleicht man die Ausgaben für Krankenhäuser, wird auch klar, warum das so ist. Zwischen 1990 und 1996 stiegen die Spitalsausgaben in den EU-15-Staaten um 40 Prozent, in Österreich sogar um 60 Prozent (Hofmarcher/Riedel, 2000). Noch deutlicher wird die Schere am Beispiel des Landes Salzburg. Zwischen 1994 und 2004 stie-

---

[10] Wirtschaftsblatt, 22.2.2006.

gen dort die Gesundheitsausgaben um 97,4 Prozent. Das gesamte Landesbudget wuchs in der gleichen Zeit aber nur um 11,54 Prozent, die Steuereinnahmen um knapp 41 Prozent.

Die Folgen

Als Reaktion ziehen sich die Kommunen zunehmend entweder teilweise oder ganz aus dem Betrieb von Krankenhäusern und Pflegeheimen zurück, oder sie suchen Kooperationen mit privaten Anbietern oder Investoren. Für viele Bürgermeister stellt sich schlicht die Frage, ob sie die Löcher in den Straßen nicht mehr flicken und die Kanalisation nicht ausbauen oder ob sie ihr Krankenhaus abgeben bzw. dessen Ausbau mithilfe von privaten Partnern finanzieren. Ähnlich ist die Situation bei den defizitären Sozialversicherungen. Auch für sie stellt sich die Frage, ob sie eigene Einrichtungen noch selbst führen oder diese aus Geldmangel verkaufen müssen. Gleichzeitig werden durch die angespannte Haushaltslage von Ländern und Kommunen auch die Investitionsmittel kontinuierlich gekürzt. „Als Folge ist [in deutschen Kliniken, Anm. d. Verf.] ein Investitionsstau von etwa 50 Milliarden Euro entstanden, der bisher nur von privaten Krankenhausträgern adäquat bedient werden kann", die sich Finanzmittel am Kapitalmarkt leichter beschaffen können (Salfeld/Wettke, 2001, in: Klauber, 2006, S. 11).

Auch in Österreich häufen sich die Notrufe aus Krankenhäusern, bei denen die notwendigen Investitionen nicht mehr getätigt werden können. Im Jahr 2004 kam so ein Hilferuf von Spitzenmedizinern des Wiener AKH. An der Uniklinik sei die Lage bedrohlich und man könne mit dem medizintechnischen Fortschritt bald nicht mehr mithalten, kritisierten sie. Zwei Jahre später ertönten ähnliche Rufe von der Universitätsklinik Graz. Dort waren sogar die Bausubstanz und die Ausstattung der Stationen selbst in einem denkbar schlechten Zustand.

Doch damit gelangen die Systeme auch in einen Teufelskreis, aus dem es kaum ein Entrinnen gibt. So führen die laufenden Defizite dazu, dass Investitionen gekürzt, Leistungen reduziert und laufende Instandhaltungen reduziert oder hinausgeschoben werden. In der Folge hat dies Auswirkungen auf den Zustand der Bausubstanz und der Infrastruktur, was sich wiederum auf die Abläufe selbst und die Motivation des Personals niederschlägt. Und das alles zusammen führt wiederum zu steigenden Defiziten und damit zu einer neuen Runde in der sich abwärts drehenden Spirale. „Die Arbeitsgesellschaft ist am Ende, die Sozialsysteme zerreißen", diagnostizierte schon im Winter 2002 die Wochenzeitung *Die Zeit*. Und der Medizinhistoriker Paul Unschuld vertritt überhaupt die Ansicht, dass der Staat das Interesse an der Gesundheit seiner Bürger verliert[11] und sich ganz aus der Versorgung zurückziehen wird.

---

11 Unschuld vertrat diese These bei einem Vortrag der Reihe „Kosmos und Mensch" Anfang 2007 in der Berliner Charité.

In dieser Situation finden Berater im Gesundheitsbereich ein weites Betätigungsfeld. Nach der Industrie und den Dienstleistungsunternehmen werden nun die Gesundheitseinrichtungen optimiert. Das hat Vor- und Nachteile. Zwar heben moderne Managementmethoden nicht nur Effizienzpotenziale, sie können den Beschäftigten auch das Leben erleichtern und die Qualität verbessern. Gleichzeitig ist der Gesundheitsbereich aber nur bedingt mit Industriebetrieben oder Banken und Versicherungen vergleichbar.

Klinikkonzerne und Heuschrecken

Parallel dazu werden Schlüsselpositionen zunehmend von Privatunternehmen besetzt, die die Lücken im nicht mehr öffentlich finanzierbaren Gesundheitswesen nutzen. Für sie und für die Finanzinvestoren wird der Krankenhausmarkt zunehmend attraktiv – vor allem mit Blick auf die langfristig stabilen Wachstumsaussichten infolge der Bevölkerungsalterung sowie auf die verkrusteten Strukturen und die damit einhergehenden Effizienzpotenziale. In Deutschland etwa hat eine Privatisierungswelle den Spitalsbereich erfasst, die in Europa einzigartig ist. Grund dafür ist die angespannte Finanzlage der Kommunen und die Einführung der so genannten DRGs. Das sind Fallpauschalen, bei denen die Krankenversicherungen den Spitälern für eine bestimmte Diagnose ein fixes Honorar zahlen – unabhängig von den tatsächlich anfallenden Kosten. Mit diesem Geld müssen die Kliniken ihr Auslangen finden. Der Marktanteil privater Spitalsträger lag Ende 2006, bezogen auf die Bettenzahl, bei 11,5 Prozent. Bis 2015 soll er auf bis zu 38 Prozent steigen, schätzt die DZ-Bank in einer Analyse. Andere Banken und Unternehmensberater bestätigen diesen Trend.

Längst stehen nicht nur normale kommunale Krankenhäuser auf der Einkaufsliste der Privaten, sondern auch Universitätskliniken, wie das fusionierte Uniklinikum Marburg-Gießen, und ganze Spitalsgruppen, wie alle Spitäler der Stadt Hamburg. Gleichzeitig findet auch unter den privaten Konzernen ein Konzentrationsprozess statt. So hat etwa 2004 der Medizintechnik-Konzern Fresenius für 1,5 Milliarden Euro die Spitalskette Helios-Kliniken übernommen.

Der schwedische Klinik- und Diagnostikriese Capio wiederum ließ sich im August 2006 den Markteinstieg in Deutschland mit dem Kauf der verhältnismäßig kleinen Deutschen Klinik GmbH 34 Millionen Euro kosten. Capio führt Spitäler in Norwegen, Dänemark, Finnland, Großbritannien, Frankreich, Spanien und Portugal. Die Gruppe erzielt mit 14.500 Angestellten einen Gesamtumsatz von 1,3 Milliarden Euro. Mit der Deutschen Klinik GmbH als Plattform will Capio in Deutschland weiter wachsen. „Wir sind der Überzeugung, dass auch durch weitere Übernahmen öffentlicher Krankenhäuser Werte für unsere Aktionäre geschaffen werden", sagte Capio-Vorstandschef Ulf Mattsson.[12] Einen Monat nach dem Deal war Capio selbst Objekt der Begierde. Allerdings nicht von Seiten eines Konkurrenten, sondern des britischen Finanzinvestors Apax. Der

---

12 Financial Times Deutschland, 22.8.2006.

Deal trieb die Aktie von 123 auf über 170 schwedische Kronen, und Apax zahlte für Capio am Ende rund 1,7 Milliarden Euro. Apax wiederum ist auch an Unternehmen in der Medizintechnik und der Pharmaindustrie in Großbritannien, Frankreich und Südafrika beteiligt.

Nach Capio interessiert sich nun auch Générale de Santé, Marktführer unter den privaten französischen Klinikketten, für den Kauf eines deutschen Krankenhauses oder gleich einer ganzen Klinikkette. In Frankreich ist der Markt nämlich bereits ziemlich aufgeteilt. Im Großraum Paris hat Générale de Santé bereits mehr als 30 Prozent Marktanteil, in Lyon sogar mehr als 40 Prozent. „Für uns wird es immer schwerer, in Frankreich zu wachsen", sagt Filippo Monteleone, Direktor für Entwicklungen, im Mai 2007 auf der Konferenz MCC Hospital World. „Die Häuser kannibalisieren sich sonst untereinander."[13] In den kommenden fünf Jahren will der Konzern rund 20 Prozent des privaten Marktes in Frankreich erobern. Viel mehr dürfte bei gleichen Gewinnmargen dann schwierig werden. Danach wolle man bis 2011 in drei Viertel aller EU-Staaten eine führende Position einnehmen, sagte der Klinikmanager. In Europa gelten insbesondere Spanien, Portugal, Italien, Großbritannien und Deutschland als attraktiv.

Interesse an den europäischen Klinikmärkten wird auch dem amerikanischen Klinikriesen Hospital Corporation of America (HCA) mit Sitz in Nashville nachgesagt. Neben Kliniken in den USA besitzt der Konzern bereits Standorte in England und der Schweiz. HCA ist mit einem Umsatz von 25,5 Milliarden US-Dollar im Jahr 2006 die größte private Klinikkette der Welt. Entstanden ist HCA aus mehreren Fusionen und Übernahmen öffentlicher Kliniken. Vor allem Mitte der 90er-Jahre kam es in den USA zu einer massiven Fusions- und Schließungswelle bei Klinikkonzernen. 1995 hatte HCA noch rund 320 Krankenhäuser mit 82.000 Betten und 285.000 Mitarbeitern, im Jahr 2003 waren es gerade noch 179 Kliniken mit 42.000 Betten und 190.000 Mitarbeitern. Im Jahr 2006 wurden 180.000 Beschäftigte in den offiziellen Firmenstatistiken angeführt. Zu dieser Zeit wurde HCA für umgerechnet 24 Milliarden Euro an Finanzinvestoren wie Merrill Lynch und Kohlberg, Kravis, Roberts & Co. (KKR) verkauft.

Private und öffentliche Kooperationen

Die deutschen Klinikketten halten sich mit einer Auslandsexpansion derzeit noch etwas zurück. Die Wachstumsmöglichkeiten am heimischen Markt scheinen vorerst noch ausreichend. Deutsche Privatspitäler haben aber bereits erste Fühler nach Österreich ausgestreckt. Ein zentrales Datum stellt dabei der 7. Juni 2001 dar. An diesem Tag setzten nach langen Verhandlungen und Konsultationen mit Bundesregierung und Wirtschaftsprüfern Horst Wendling, Bürgermeister der Stadt Kitzbühel, und Uwe Drechsel, Vorstand des privaten deutschen Krankenhauskonzerns Helios-Kliniken, ihre Unterschrift unter insgesamt zehn Verträge, die der Gemeinde 242.000 Euro sowie den Ausbau des Spitals in der

---

13 Financial Times Deutschland, 26.5.2007.

Höhe von 1,9 Millionen Euro brachte. Bürgermeister Wendling verkaufte damals 74 Prozent des Kitzbühler Krankenhauses an Helios und unterschrieb damit die erste Privatisierung eines öffentlichen Krankenhauses in Österreich (Rümmele, 2005, S. 34). Kitzbühel hatte damit eine Diskussion eröffnet. Ins Zentrum der Debatte rückten rasch die Einrichtungen der defizitären Sozialversicherungen. So schlug etwa der Rechnungshof 2002 vor, dass sich die Unfallversicherungsanstalt von ihren sieben Spitälern trennen sollte.[14]

Im Jahr 2003 löste die Suche nach einem neuen Management für die landeseigene steirische Krankenhausgesellschaft Kages Wirbel aus. Erstmals wurden nicht neue Manager gesucht, sondern eine private Spitalsgesellschaft, die die Führung des Betriebs übernehmen sollte. Eigentümer der 21 Krankenhäuser mit 13.000 Mitarbeitern sollte aber weiterhin das Land Steiermark bleiben. Erst unter dem Druck der Öffentlichkeit schränkte das Land die Ausschreibung etwas ein. Die neue Vorgabe: Das neue Management dürfe ohne Zustimmung des Landes keine Standorte schließen. Außerdem sollte die Personalhoheit beim Land verbleiben. Bei Kürzungen sollte ohne Mitsprache des Landes also nichts gehen. Die Diskussionen und der eingeschränkte Handlungsspielraum für das private Management führten dazu, dass sich lediglich drei Interessenten für den international ausgeschriebenen Auftrag meldeten. Neben einem Arzt waren das der mehrheitlich zum deutschen Fresenius-Konzern gehörende Wiener Spitalsdienstleister Vamed, die zum Baukonzern Strabag gehörende HCC Krankenanstaltenbetriebs AG sowie die Humanomed-Gruppe, die österreichischen Privatkrankenversicherungen gehört und mit ihrem deutschen Pendant, der Sana-Gruppe, ins Rennen gegangen war. Weil sich im Bieterverfahren aufgrund der eingeschränkten Möglichkeiten bis auf die HCC alle Bieter zurückzogen, wurden am Ende für die 21 Krankenhäuser wieder angestellte Geschäftsführer eingesetzt. Die HCC erhielt einen mehrjährigen, gut dotierten Beratungsvertrag.

Seit damals kam es in Österreich zu mehreren so genannten Privat-Public-Partnership-Projekten beim Bau und Betrieb von Krankenhäusern und Rehabilitationseinrichtungen. Ein Beispiel ist etwa das neurologische Rehabilitationszentrum am Wiener Rosenhügel, das der Sozialversicherungsanstalt der gewerblichen Wirtschaft gehört. Es wurde mithilfe der Vamed gebaut bzw. umgebaut und wird nun von ihr gemanagt. Im Sommer 2006 wurde fixiert, dass das Stadtspital Klosterneuburg von der HCC und ihrem Mitbewerber Humanomed geführt wird. Der Wiener Krankenanstaltenverbund kündigte an, alte Spitalsimmobilien verkaufen und mit privaten Partnern ein Großkrankenhaus im Norden der Stadt bauen zu wollen. Ebenfalls 2006 wurde die Teilprivatisierung des Rehabilitationszentrums Bad Gleichenberg der SVA der Bauern an die HCC und die Humanomed-Beteiligung „Hospitals" fixiert. Die Vamed wiederum finanzierte mit Finanzpartnern den Bau mehrerer Krankenhäuser, etwa in Schladming, Vöckla-

---

14 Die Regierung regt an, zu prüfen, ob das Hanusch-Krankenhaus nicht an den Krankenanstaltenverbund der Stadt Wien übertragen werden soll. Die Stadt und die Wiener Gebietskrankenkasse lehnen dies allerdings ab.

bruck oder Steyr. Die Stadt Wien und die Gebietskrankenkasse haben 2006 mit dem privaten Ordensspital der Barmherzigen Brüder eine Firma gegründet, um ein Dialysezentrum zu bauen. Gemanagt wird dieses vom Orden, obwohl er an der neuen Firma nur zwei Prozent besitzt. Der Grund dafür: Im Privatbereich sind die Kollektivverträge deutlich günstiger für den Arbeitgeber.

Zuletzt gab es bei den Bemühungen zur Marktöffnung Rückschläge. Begonnen haben diese im Frühjahr 2006 in Kitzbühel. Als das Land Tirol beschloss, im Krankenanstaltenplan die Geburtenstation aufzulassen, zogen sich die Helios-Kliniken, die diesen Bereich ausgebaut hatten, zurück. In der Folge übernahm die landeseigene Tiroler Spitalsgesellschaft Tilak das Krankenhaus, um es dann komplett zuzusperren. Mitte Jänner 2007 wurden 150 Mitarbeiter, darunter 20 Ärztinnen und Ärzte, im Rahmen des Frühwarnsystems beim Arbeitsmarktservice zur Kündigung angemeldet. Das Haus sollte als Rehabilitationszentrum weitergeführt werden, als Betreiber waren die Humanomed-Schwester Humanocare sowie die Hospitals ProjektentwicklungsGmbH vorgesehen. Im März 2007 brach die Stadt allerdings die Gespräche ab und versuchte, das Spital in den alten Dimensionen doch wieder alleine zu führen.

Ebenfalls im März 2007 wurde bekannt, dass der Vertrag in Klosterneuburg überraschend vorzeitig gekündigt würde. Grund für die Vertragsauflösung durch die Gemeinde war, dass diese ihr Spital nicht wie erhofft Anfang 2009, sondern schon Anfang 2008 an die Spitalsholding des Landes Niederösterreich übergeben werde. Damit spare die Stadt mehr, als es das beste Management je fertig gebracht hätte, sagten auch die privaten Partner. Deren Ziel war es, die Zuschüsse der Stadt in 30 Monaten um insgesamt 1,15 Millionen Euro zu reduzieren.

Kein Glück hatten private Interessenten auch beim medizinischen Großprojekt Medaustron in Wiener Neustadt. Weil sie während der Ausschreibung für ein PPP-Projekt eine Reduktion der Risiken gefordert hatten, entschied das Land Niederösterreich, das Projekt allein durchzuziehen. Im Landtag wurde eine Risikoübernahme in der Höhe von 120 bis 150 Millionen Euro beschlossen. Hintergrund war, dass der medizinische Bedarf für das neuartige Krebsbehandlungs- und Forschungszentrum in Expertenkreisen umstritten ist. Das Protonen- und Ionentherapiezentrum benötigt zur Auslastung 1200 Patienten pro Jahr. Diese Zahl ist aber nur zu erreichen, wenn österreichweit alle in Frage kommenden Patienten nach Wiener Neustadt geschickt und zudem auch ausländische Patienten behandelt werden. Derzeit entstehen aber in Grenznähe, vor allem in Deutschland, ähnliche Zentren, die umgekehrt auf österreichische Patienten hoffen. Für einen privaten Betreiber hätte sich das Zentrum also kaum gerechnet.

Fusionen und Übernahmen

All diese Entwicklungen beschäftigten im Mai 2007 auch 300 österreichische Krankenhausmanager. Es war der erste heiße Sommertag des Jahres; erstmals stieg die Quecksilbersäule auf mehr als 30 Grad. Die Krankenhausmanager, die sich an diesem Tag in Krems an der Donau trafen, suchten allerdings keine Abkühlung in der Wachau. Stattdessen diskutierten sie, den Temperaturen entsprechend, eines der heißesten Themen im Gesundheitsbereich – ein Thema, das meist nicht nur emotional diskutiert, sondern auch von ideologisch-gesellschaftspolitischen Positionen beherrscht wird.

„Wie viel Privat verträgt das Gesundheitswesen?", fragten die Krankenhausdirektoren bei ihrer Jahreskonferenz. Und sie diskutierten dabei zwar über die Ausformungen und Grenzen, aber – und das ist bezeichnend – nicht mehr grundsätzlich über die Sinnhaftigkeit von Privatisierungen. Und die Wolken, die an diesem Tag langsam am Horizont aufzogen, waren keine Schönwetterwolken, wie sie an heißen Tagen am Himmel zu sehen sind. Hier baute sich eine Sturmfront auf. „Aufgrund des wirtschaftlichen Drucks im Gesundheitssystem kommen enorme Veränderungen auf die Ärzte zu. Sie müssen sich stärker als bisher mit Fragen des Managements, der Wirtschaftlichkeit ihrer Behandlung und dem Qualitätsmanagement beschäftigen." – Diese Aussage stammt nicht etwa von einem Gesundheitspolitiker, sondern von Magdalena Benemann, der Vizechefin der Ärztegewerkschaft Marburger Bund in Deutschland. Sie beobachtet, dass zunehmend moderne Managementmethoden in Spitälern Einzug halten. Im Rahmen der in Deutschland laufenden Privatisierungswelle öffentlicher Krankenhäuser wird laut Benemann versucht, „durch Prozessoptimierung und eine veränderte Arbeitsorganisation Personal einzusparen oder effizienter einzusetzen". Es werden Bereiche ausgelagert, und „natürlich versuchen die Privaten das Gehaltsniveau, zumindest der nichtärztlichen Mitarbeiter, zu begrenzen".[15]

Was sich in Deutschland abspielt, wird bald auch Österreich erreichen, gibt sich Michael Havel, gelernter Chirurg und Vorstand der Futurelab Holding GmbH, überzeugt.[16] Er rechnet nicht nur mit Veränderungen im Spitals-, sondern auch im niedergelassenen Bereich. Havels Unternehmensgruppe betreibt in sechs Ländern niedergelassene Labors mit 1700 Mitarbeitern und einem Umsatz von 100 Millionen Euro. Und Havel hat noch viel vor. Er will einen europäischen Laborkonzern schaffen und 2009 an die Börse bringen. Damit rüstet sich in Österreich erstmals ein medizinisches Institut für den Börsengang. Hinter der Gruppe stehen als Eigentümer nicht mehr Ärzte des jeweiligen Faches, sondern vorwiegend Investoren.

„Der Arzt als selbstständiger Unternehmer wird zunehmend unwichtiger. Der Druck zur Bildung größerer Einheiten nimmt zu. Management, Einkauf, Facilitymanagement und Organisation sind skalierbar und ermöglichen Einsparungen. Dafür braucht es aber nicht mehr medizinisches, sondern anderes Wissen", sagt der Unternehmer, Arzt und Gesundheitsökonom Christian Köck.[17] Dazu kommt, dass die Krankenkassen mit Kassenstellen für niedergelassene

15 doktorinwien, 2/2007.
16 doktorinwien, 2/2007.
17 Ebenda.

Ärzte recht restriktiv umgehen. Je mehr Ärzte, umso höher die Kosten. Eine Facharztstelle verursacht pro Jahr an Folgekosten etwa das Dreifache dessen, was sie selbst kostet. Zu Stande kommt das durch Medikamentenverordnungen und Überweisungen. Die WGKK hat 2001 aus eigenen Daten und jenen des Ministeriums errechnet, dass es auch klare Zusammenhänge zwischen der Zahl der Ärzte und der Zahl der Krankenhausaufnahmen gibt. Der Grund liegt darin, dass beinahe die Hälfte der Spitalspatienten von niedergelassenen Ärzten ins Krankenhaus geschickt wird. Und je mehr niedergelassene Ärzte es gibt, umso mehr Spitalsaufnahmen gibt es laut WGKK.

In den vergangenen Jahren drängten zudem zu viele Ärzte auf den Markt. Und so wird die Luft dünn. Während die Zahl der Kassenärzte in Österreich seit dem Jahr 1999 bei knapp 7000 stagniert, hat sich die Zahl der so genannten Wahlärzte, die über keinen Kassenvertrag verfügen, seit 1990 nahezu verdoppelt. Gab es damals etwa noch halb so viele Wahlärzte wie Kassenärzte, liegt das Verhältnis heute bei 1:1.

„Früher war ein Arzt, der eine Praxis eröffnen wollte, ein gern gesehener Kunde bei Banken. Heute ist das anders. Da braucht es Business-Konzepte", schilderte Ende 2005 Wilhelm Ziegler, Leiter des Ärztedienstes der Basler Versicherung, die Situation.[18] Die Versicherung präsentierte damals ein neuartiges Standortprogramm, das anhand von 20.000 Daten aus allen 121 politischen Bezirken Österreichs – Daten wie Kaufkraft, Bevölkerungsstruktur, aber auch Ärztedichte – analysiert, wie gut die wirtschaftliche Chance für einen bestimmten Arzt und Ordinationsstandort ist. Tatsächlich benötigen nämlich 70 Prozent der Ärzte, die eine Praxis aufmachen, dafür eine Finanzierung. Und dieser Start sei vergleichbar mit der Gründung eines Unternehmens.

Zudem verlangt der technologische Fortschritt immer mehr Kapital, das einzelne Ärzte allein jedoch kaum noch aufbringen können – vor allem im Labor-, aber auch im Radiologiebereich. Köck plant deshalb, dem Laborbeispiel der Futurelab folgend, den Einstieg ins Radiologiegeschäft. Mit einem Wiener Spitalsradiologen will er zuerst in Südosteuropa Zentren aufbauen, die telemedizinisch von Österreich aus betreut werden. In einigen Jahren könnte sich die Situation umdrehen, und dann könnten vor allem einfachere Diagnosen für Österreich etwa von Rumänien aus gemacht werden, sagt er.

Auch Klinikkonzerne expandieren in den niedergelassenen Bereich. Einer davon ist der deutsche Medizintechnikriese Fresenius. Der Konzern ist mit Produkten und Dienstleistungen für die Dialyse groß geworden. Er stellt nicht nur Geräte her, sondern betreibt in Nordamerika, Europa, Asien, Lateinamerika und Afrika auch mehr als 2000 Dialyse-Kliniken.

In Österreich halten sich klassische Privatisierungen noch in Grenzen. Es ist allerdings, wie erwähnt, im Bau, in der Finanzierung und bei einzelnen Betriebsführungen ein Trend zu Privat-Public-Partnership-Projekten zu beobachten. Weil sich das Karussell in Österreich also erst langsam dreht, nutzen die priva-

[18] Wirtschaftsblatt, 25.11.2005.

ten Unternehmen die Zeit, um internationale Erfahrungen zu sammeln und engagieren sich im Ausland. So hat die HCC, die Köck, dem Bauriesen Strabag und indirekt Raiffeisen gehört, etwa eine öffentliche Frauen- und Geburtenklinik in Budapest sowie die drei Krankenhäuser im tschechischen Bezirk Karlsbad übernommen. Partner Strabag baut in einem PPP-Projekt mit der Deutschen Bank und der Fortis Bank Brussels für das Universitätsklinikum Essen ein Protonentherapiezentrum. Die privaten Partner werden die 300 Millionen Euro teure Einrichtung auch betreiben.

Götterdämmerung

Als neuesten Trend beobachtete die *Financial Times Deutschland* Anfang 2007 eine Optimierung der Abläufe im Krankenhaus selbst. Und zwar unabhängig davon, ob das Spital nun der öffentlichen Hand, Orden oder anderen gemeinnützigen Trägern oder privaten Unternehmensgruppen gehört. Das Ziel dabei: Wenn mehr Patienten schneller behandelt werden können, lohnt sich das für die Klinik mehr als ein billig eingekauftes Produkt. Eugen Münch, Gründer und Großaktionär der Rhön-Kliniken AG, beschrieb das im Februar 2007 in einem Interview mit dem *Stern* so: „Wenn ich ein teures Großgerät kaufe, dann muss da alle zehn Minuten ein Fall [man beachte: von Patienten ist nicht mehr die Rede, Anm. d. Verf.] durchgeschleust werden. Auch der Arzt muss sich, wie in der Industrie, einem Takt einfügen."[19] Der Mann, der dies sagt, ist eigentlich gelernter Müller. Wegen einer Mehlallergie sattelte er auf Betriebswirtschaft um und baute in den vergangenen 30 Jahren einen der größten privaten Klinikkonzerne in Deutschland auf.

Was Münch sagt, ist auch aus den Statistiken der Kliniken ersichtlich. Die durchschnittliche Aufenthaltszeit von Patienten in Spitälern sinkt in allen Ländern. Das ist zum einen natürlich auf medizinische Behandlungsfortschritte, zum anderen aber auch auf ökonomische Notwendigkeiten zurückzuführen. In Deutschland sank zwischen 1994 und 2004 die Verweildauer von 11,9 auf 8,7 Tage – das sind immerhin 26,8 Prozent. Die Fallzahlen stiegen gleichzeitig um 8,4 Prozent (Klauber u.a., 2006). Österreich schneidet bei derartigen Vergleichen sogar noch „besser" ab als Deutschland. Hier lag die durchschnittliche Verweildauer im Jahr 2003 bei 8,0 Tagen – allerdings inklusive psychiatrischer Stationen und Pflegestationen. Die durchschnittliche Aufenthaltsdauer in Akutkliniken lag 2003 bereits bei 6,4 Tagen. Zum Vergleich: 1980 waren es noch 14,5 Tage (Hofmarcher/Rack, 2006).

Personal unter Druck

Weil die Patienten aber immer kürzer im Spital bleiben, erhöhen die Eigentümer der Kliniken den Druck, Spitalsbetten abzubauen oder sogar ganze Stationen

---

19 Stern, 21.2.2007.

und Spitäler zu schließen. Zwischen 1994 und 2004 sank in Deutschland die Zahl der Kliniken um 7,3 Prozent und jene der Krankenhausbetten sogar um 14 Prozent. In Österreich hingegen schätzt der Hauptverband der Sozialversicherungsträger, dass jedes vierte Spitalsbett leer steht.[20]

Angesichts derartiger Entwicklungen verändert sich in den Kliniken auch die Situation für das Personal. Der Unternehmensberater Roland Berger von Strategy Consultants rechnete anhand deutscher Beispiele bei einer Präsentation in Wien vor, dass die Kosten allein für das Pflegepersonal – die immerhin etwa 25 Prozent der gesamten Spitalskosten ausmachen – um zehn Prozent gesenkt werden können, wenn Dienstpläne besser gesteuert werden und das Personal flexibler eingesetzt wird. Denn trotz teurer Technik sind und bleiben vorerst die Personalkosten mit Abstand der größte Kostenfaktor im Gesundheitswesen. In Krankenhäusern entfallen etwa 60 bis 70 Prozent aller Ausgaben auf die dort beschäftigten Ärzte, Pflegekräfte und technischen Dienste. Sollen Kosten also nachhaltig gesenkt werden, muss man hier einsparen. Für die meisten Spitalsmanager bedeutet dies vorerst einmal Ausgliederungen, Optimierungen und Druck auf Arbeitszeiten, Überstunden und Löhne. Neue Methoden, wie sie in Wirtschaftsunternehmen unter dem Schlagwort Human-Ressourcen – also aktive Personal- und damit Ressourcenentwicklung – forciert und eingesetzt werden, fehlen im Gesundheitsbereich noch weit gehend. Statt Mitarbeitermotivation, der Entwicklung von neuen Karrieremöglichkeiten und der Einbeziehung der Lebensplanung haben Manager im Gesundheitswesen oft schlicht nur den Rotstift im Kopf. Eine Situation, die sich auch auf die Behandlungen auswirkt. „Mit fast 60 Prozent ist das Stresspotenzial die Hauptursache von Unfall- und Gesundheitsrisiken im Operationssaal", sagt der Generalsekretär der Deutschen Gesellschaft für Chirurgie, Hartwig Bauer.[21] Schuld sind für ihn der zunehmende Arbeitsdruck der Ärzte durch steigende Patientenzahlen, personelle Engpässe im Krankenhaus, lange Arbeitszeiten und viele technisch komplexe Geräte.

Kurios und nicht gerade motivationsfördernd ist dabei die Situation in Österreich, dass die meisten Krankenhäuser von den Gemeinden bereits an die Länder verkauft oder übertragen worden sind. Dort sind auf diese Weise Gruppen entstanden, die es nicht nur von der Größenordnung her mit privaten deutschen Klinikketten aufnehmen können. Die Eigentümer dieser Landeskliniken – die Länder – sind gleichzeitig aber auch Aufsichtsbehörde. Sind also die Arbeitszeiten zu lang und gibt es keine entsprechende Lösung für die zu tausenden anfallenden Überstunden des Personals, so leitet das Arbeitsministerium die auftauchende Kritik an die Aufsichtsbehörde weiter. Als Eigentümer weiß diese längst Bescheid, unternimmt aber nichts. Die Ursache benannte der damalige Ärztepräsident Brettenthaler so: „Die Spitalserhalter wollen oder können sich zusätzliche Ärzte nicht leisten."[22]

20 News, 44/2004.
21 Kurier, 6.5.2007.
22 Interview im Kurier, 25.5.2006.

Als es im Sommer 2006 zu mehrwöchigen Protesten deutscher Ärzte kam, führten das Beobachter allerdings nicht nur auf die Forderung nach kürzeren Arbeitszeiten und 30 Prozent mehr Gehalt zurück, sondern auch auf die generellen Arbeitsbedingungen vor allem der jungen Mediziner. Der laut *Zeit* „größte Ärzteaufstand der Nachkriegsgeschichte"[23] war auch Ausdruck für die generelle Frustration, die sich in den Jahren davor aufgebaut hatte. Am Ende wurde das Problem aber statt zum Wohle der Patienten und der eigenen Mitglieder mit höheren Bezügen für die betroffenen Ärzte „gelöst".

Dabei ist es gerade das Fehlen einer aktiven Personalpolitik, das schon in der Vergangenheit den Beschäftigten im Gesundheitsbereich das Leben schwer gemacht hat. Ein Krankenhausmanager mit Erfahrungen aus der Privatwirtschaft, der anonym bleiben möchte, beschreibt das so: „Alle reden über den wachsenden Druck, dem die Beschäftigten im Gesundheitswesen ausgesetzt sind. Über steigende Arbeitzeiten. Über Sparmaßnahmen. Über zunehmende Burn-out-Zahlen bei medizinischem Personal. Aber das ist nicht das Hauptproblem. Das eigentliche Problem ist das System selbst. Die Menschen, die einen Gesundheitsberuf ergreifen, tun das, weil sie anderen helfen wollen. Sehr bald erkennen sie die Probleme im System. Die Unbeweglichkeit. Die strenge Hierarchie. Den politischen Einfluss. Und die Situation, dass nicht ihre Leistung und Zuwendung zu den Patienten zählt, sondern persönliche Kontakte zu Vorgesetzten, politisch Verantwortlichen oder Belegschaftsvertretern, die gerade in Kliniken über enormen Einfluss verfügen. Und sie versuchen in ihrer anfänglichen Begeisterung für ihre Arbeit dagegen anzukämpfen. Sie versuchen das System zu verändern und zu verbessern. Irgendwann merken sie, dass das nicht geht. Dann geben sie auf. Mehr noch: Sie merken, dass diese Zustände auch ihre eigene Arbeit am Patienten einschränken. Spätestens dann zerbrechen viele am System und geben endgültig auf." Oder sie arrangieren sich, machen mit und zementieren so das System.

Dazu kommt das eingangs beschriebene Spannungsfeld, in dem Gesundheitsarbeiter schon aufgrund der psychischen Belastung durch ihre Arbeit stehen – wenn sie helfen wollen, am Ende aber akzeptieren müssen, dass ihrer Kunst natürliche Grenzen gesetzt sind. Tatsächlich gibt es zahlreiche Geschichten von Menschen in heilenden Berufen, die sich für ihre Patienten regelrecht aufopfern. Meist bleiben sie dann damit allein. Aus dem Dreieck Verpflichtung, Hingabe und Kräfteverschleiß entsteht im Laufe der Zeit die Überforderung – mental, physisch und psychisch. Es entstehen Grenzgänge am Rande der eigenen Reserven und darüber hinaus. Das hat sich über Jahrhunderte nicht geändert. „Ich hatte jung genug oft erfahren, dass in den hilfsbedürftigsten Momenten uns zugerufen wird: Arzt, hilf dir selbst", schreibt schon Johann Wolfgang von Goethe und verwendet dabei ein noch älteres Zitat, das bereits der Evangelist Lukas gebrauchte.

Die Wertschätzung der anderen beginnt mit der Wertschätzung der eigenen Person. Der Wille zur Selbstausbeutung und Selbstüberforderung ist in kaum

---

23 Die Zeit, 1.6.2006.

einem anderen Bereich so groß wie im Gesundheitssektor. Dazu kommt, sagt Franz P. Redl, Experte für Traditionelle Chinesische Medizin sowie Qigong- und Taichi-Lehrer und Kenner verschiedenster Medizinkulturen, dass es nahezu in allen Gesellschaften Geschichten von Heilern oder Menschen in heilenden Berufen gibt, die schlicht zu wenig auf sich achten oder sich verausgaben. Wenn nach langem und aufreibendem Dienst in der Betreuung kranker Menschen und hingebungsvoller Tätigkeit nach bestem Wissen und besten Möglichkeiten dennoch die Erkenntnis keimt, nicht genug tun zu können, bleibt Frustration übrig. Über Jahre hinweg werden die Helfer selbst krank. Psychosomatische Symptome nehmen zu, die psychische Belastung steigt. Bei Naturvölkern ist das mit einer der Gründe dafür, warum niemand gerne dem Ruf des Schamanen folgt, wenn er auserwählt wird, in dessen Fußstapfen zu treten, sagt Redl. Die psychische Belastung ist so hoch, dass sie an den eigenen Kräften zehrt, die den Betreffenden am Ende oft früh verlassen. Und schließlich ist das ärztliche Tun letzten Endes ja immer zum Scheitern verurteilt. Jeder Mensch muss sterben. So unabdingbar dies zum Leben gehört, so persönlich gekränkt sind manche Ärzte von den Grenzen der Heilkunst. Nicht zuletzt deshalb, weil dieser Aspekt in der Ausbildung immer weniger Berücksichtigung findet. Man wird zum Gott in Weiß gemacht. Und Götter sind nun einmal per Definition allmächtig, unfehlbar. Und nicht zuletzt Herr über Leben und Tod.

Dieses Spannungsfeld zwischen ökonomischen Notwendigkeiten, psychischem und physischem Druck und wachsenden Anforderungen des Systems, der Patienten und der eigenen Vorstellungen sowie Selbstschutzmaßnahmen führen dazu, dass es Medizinern immer schwerer fällt, sich in die Nöte und Sorgen der Patienten hineinzuversetzen, analysiert der gelernte Arzt und Medizinjournalist Werner Bartens in seinem „Ärztehasserbuch". Seine Selbstdiagnose: „Es ist eine seltsame Art der Verrohung, eine stetig anschwellende Gefühllosigkeit, die angehende Doktoren während der Verwandlung vom idealistischen Novizen im Medizinstudium zum abgebrühten Assistenzarzt durchmachen. Nur wenige behalten ihre offene, menschenfreundliche Art bei." (Bartens, 2007) Es sei offenbar schwer, erklärt der Arzt, sich angesichts des Leidens, mit dem Mediziner tagtäglich konfrontiert sind, ein Gefühl für die Bedürfnisse der Kranken zu bewahren.

Die Kontrolle nimmt zu

Nicht zuletzt deshalb beginnt am Image der Unfehlbarkeit langsam der Lack abzublättern. Zudem werden Patienten aufgrund der leichter verfügbaren Informationen im Internet zunehmend mündiger. Und gleichzeitig wächst die Kritik an den Entwicklungen im Gesundheitssystem und damit die Kritik an seinen Vertretern. Begonnen hat dies mit der Entmystifizierung der Pharmaindustrie in den 80er-Jahren. „Bis dahin waren wir die Heros. Wir dachten, uns gehört die Welt. Wir konnten und durften alles. Wer sollte uns stoppen? Wir halfen den Menschen, verdienten daran kräftig, und unsere Neuentwicklungen waren zum

Teil revolutionär", erzählt ein ehemaliger Spitzenmanager aus der Pharmaindustrie, der hier nicht genannt werden möchte. Dann kamen Skandale über Nebenwirkungen und Aufdeckungen über die Machenschaften der Industrie, wie jene durch die Journalisten Kurt Langbein, Hans-Peter Martin oder Hans Weiss. „Wir wurden da sehr brutal vom Sockel gestoßen", erinnert sich der Pharmaboss.

Ähnlich geht es nun auch den Ärzten. Viele Menschen beginnen, ihre Götter in Weiß von den Podesten zu stürzen, auf die sie sie früher noch selbst gestellt haben. Und diese Entmachtung geht nicht ohne Konflikte ab. Sehr deutlich wird dies am Ruf nach mehr Transparenz, Qualität und Kontrolle. In Deutschland etwa plant die Kassenärztliche Vereinigung, die politische Interessenvertretung der Vertragsärzte, eine Art Ärzte-TÜV. Ab Mitte 2008 sollen Informationen über die Qualität von Praxisärzten gesammelt und für die Patienten aufbereitet werden. Außerdem will die Vereinigung die Mediziner leistungsbezogener bezahlt wissen.[24] „Welche Qualität soll eine solche Kontrolle haben, wenn Ärzte quasi Bewertungen über sich selbst abgeben", fragte daraufhin die *Süddeutsche Zeitung*.[25] Eine ähnliche Debatte hatte es bereits 2005 in Österreich gegeben. Im Rahmen einer Novelle zum Ärztegesetz wurden die Ärzte verpflichtet, Qualitätskriterien auszuarbeiten und ihre Einhaltung zu kontrollieren. In der Folge wurde eine eigene Firma gegründet, die diese Kontrolle übernehmen sollte. Alleineigentümer dieser Gesellschaft ist die Ärztekammer selbst. Ihr Argument: Nur Ärzte seien fachlich in der Lage, die Arbeit von Ärzten zu kontrollieren. Einen Widerspruch der damaligen Gesundheitsministerin Maria Rauch-Kallat (ÖVP) bezeichnete Ärztekammer-Präsident Reiner Brettenthaler damals wörtlich als Kriegsgrund und drohte mit ernsten Konsequenzen.[26]

Damit ist das Qualitätsthema allerdings nicht vom Tisch. Die Reaktion der bei der Kontrolle ausgebooteten Krankenkassen und Gesundheitspolitiker heißt Disease-Management-Programme. Dahinter verbergen sich verpflichtende Therapiestandards, die eingehalten werden müssen. Vorerst gibt es diese Standards nur für bestimmte Volkskrankheiten, und zudem sind die Regeln noch vage. Sie werden in Zukunft allerdings sicher breiter und konkreter. Einzelne Krankenhäuser geben ihrem Personal intern bereits derartige Behandlungspfade vor. In Deutschland werden die Spitäler zudem darauf kontrolliert, wie oft sie bestimmte Behandlungen pro Jahr durchführen. Erreicht eine Klinik keine ausreichende Zahl, die Routine und damit Qualität garantiert, darf sie die betreffende Behandlung nicht mehr anbieten. Auch in Österreich wurden 2006 im neuen Strukturplan Gesundheit (ÖSG), der das Versorgungsangebot regeln soll, für einzelne Bereiche erstmals Mindestfrequenzen für die Spitalsambulanzen vorgegeben. Eine Debatte, die den meisten Ärzten gar nicht recht ist. Man könne nicht einfach die Menge als Maßstab für die Qualität von Behandlungen heranziehen,

24 Der Spiegel, 4.5.2007.
25 Süddeutsche Zeitung, 28.5.2007.
26 Austria Presse Agentur, 21.9.2004, APA0538.

sagen viele. Und außerdem könne man nicht alle Menschen und damit alle Patienten über einen Kamm scheren. Jede Krankheit und damit auch ihre Behandlung sei individuell zu beurteilen.

Im Sommer 2007 bekam die Front allerdings erstmals Risse. Bei einer Pressekonferenz, bei der eigentlich über die Behandlung von Krebspatienten geredet wurde, vollzog Rudolf Roka, Generalsekretär der Österreichischen Gesellschaft für Chirurgie und Vorstand der entsprechenden Fachabteilung an der Wiener Rudolfsstiftung, eine bemerkenswerte Kehrtwende. „Es ist eine Binsenweisheit: Was man öfter macht, macht man besser", sagte Roka und argumentierte damit, warum die Österreichische Gesellschaft für Chirurgie nun Empfehlungen für die Mindestfrequenz bei bestimmten operativen Eingriffen formuliert hat. Die Unterschiede bei den Operationsergebnissen können nämlich tatsächlich enorm sein. Ein Jahr zuvor hatte sich der Chirurgensprecher noch so angehört: Mindestmengen seien nur eine Facette der Qualitätssicherung. Wichtig sei eine gute Ausbildung, und diese sei in Österreich „state of the art".

Grundlage für die Erkenntnis der Chirurgen war eine US-Studie aus dem Bundesstaat Michigan, in der die Sterblichkeit von 141.000 Patienten nach häufigen Operationen von Abteilung zu Abteilung analysiert worden ist. Die Sterblichkeit von Männern betrug beispielsweise nach radikaler Entfernung der Prostata an den Kliniken mit den meisten Eingriffen 0,04 Prozent, an den „ungeübtesten" hingegen 0,3 Prozent, also fast das Zehnfache. Eine Gallenblasenentfernung kostete an den kleinsten Abteilungen 3,7 Prozent der Patienten das Leben, an den größten hingegen 1,9 Prozent. Angesichts derartiger Zahlen und eigener Untersuchungen, die offenbar zu ähnlichen Ergebnissen kamen, rangen sich die Chirurgen dazu durch, Mindestfrequenzen für bestimmte Behandlungen zu empfehlen. Damit der Schritt allerdings nicht zu radikal ausfiel, lagen die empfohlenen Frequenzen nur halb so hoch wie in Deutschland. Der Grund dafür war, dass sonst zu viele Spitäler unter massiven Druck gekommen wären. Rokas Offenbarungseid bei der Pressekonferenz hörte sich denn auch so an: „Wir müssten etwa die Hälfte dieser Eingriffe an Zentren bringen."[27] Allerdings räumte auch er ein, dass man in Zukunft in Österreich wohl einzelne Krankenhäuser bzw. Abteilungen bei Nichterfüllung der geforderten Qualitätskriterien zusperren müsse.

Zu all diesen Entwicklungen kommt nun auch der wachsende ökonomische Druck im Gesundheitswesen. Ärzte werden etwa verstärkt kontrolliert, wie viele Medikamente sie verschreiben und werden angehalten, ihren Patienten möglichst günstige Pillen zu verordnen. Eine Situation, die bereits zu Rationierungen führt. Also dazu, dass manche Ärzte bestimmte Arzneimittel gar nicht mehr verordnen oder verordnen dürfen. Oft entscheidet dabei nicht, welchen Befund der Arzt bei einem Patienten stellt, sondern ob er die Indikation passend an die Krankenkasse meldet. Dort sitzen Chefärzte, die bestimmte teure Verordnungen genehmigen müssen. Seit die chefärztliche Bewilligung vereinfacht wurde und

---

[27] www.derStandard.at, 1.6.2006.

elektronisch via Arztpraxis abläuft, kontrollieren die Chefärzte nur noch, ob alles formal seine Richtigkeit hat. Patienten sehen sie nicht mehr. Unterläuft dem Arzt also ein Formfehler oder gibt er die falsche Indikation an, fehlt dem Patienten am Ende die dringend nötige Medizin. Der Vorteil: Er erfährt dies rascher als früher.

Das österreichische Massenblatt *Kronen Zeitung* hat deshalb, forciert von der Pharmaindustrie, im Jahr 2006 einen so genannten Arznei-Ombudsmann eingerichtet. Ziel des Projekts ist es, Patienten dabei zu unterstützen, dass sie die Medikamente und Medizinprodukte bekommen, die für eine optimale Versorgung notwendig sind. Wer mit der Erstattung von Medikamenten durch die Krankenkasse, mit der Umstellung auf neue Therapien oder der Ablehnung von Behandlungen Probleme hat, kann sich formlos an den Arznei-Ombudsmann wenden und erhält Information und Hilfe. Initiiert wurde das Projekt unter anderem von der Branchenvereinigung der Pharmahersteller, die – zusammen mit Apothekern und Krankenkassen – auch als Sponsor auftritt.

Angesichts derartiger Entwicklungen wundert es kaum, dass 2006 Ärztekammerpräsident Brettenthaler beklagte, dass sich viele Ärzte mit diesem Medizinbetrieb nicht mehr identifizieren wollen und in einer Identitätskrise stecken.[28] Administration und Reglementierung würden zunehmen, ohne dass es den Patienten nutze. „Der Betrieb produziert zunehmend Unsinniges, und man arbeitet oft auf 160 Prozent. Dazu kommt ein Kostenschub für die Praxen, der nicht abgefangen werden konnte. Und das Rationalisierungspotenzial ist längst ausgeschöpft." Zudem wächst aufgrund der Entwicklungen im medizinisch-technischen Bereich sowie bei Arzneimitteln der Fortbildungsaufwand für Ärzte. Es sei zeitlich nur noch schwer machbar, auf dem Laufenden zu bleiben, klagen Mediziner.

Ende November 2006 warnte die deutsche Dienstleistungsgewerkschaft ver.di Kommunen davor, Spitäler an den privaten Asklepios-Konzern zu verkaufen. Nicht die Sorge um Patienten und Beschäftigte stehe im Mittelpunkt der Konzernpolitik, sondern Gewinnmaximierung um jeden Preis. „Asklepios begeht Tarifflucht, betreibt Lohndumping und nimmt die Beschäftigten in Geiselhaft", kritisiert das ver.di-Bundesvorstandsmitglied Ellen Paschke in einer Aussendung im Zusammenhang mit einem Tarifkonflikt in Hessen. Einheitliche und vor allem bindende Gehaltsschemata gibt es nämlich derzeit nicht. Zwar zahlen die Privaten in einzelnen Bereichen freiwillige Zulagen und bessere Gehälter, doch diese Verträge könnten rasch auch wieder geändert werden, heißt es bei ver.di.

Für die ärztlichen Mitarbeiter führt deshalb die Ärztegewerkschaft Marburger Bund Tarifverhandlungen mit den wichtigsten privaten Trägern, da es deutschlandweit keine einheitlichen Regelungen gibt. „Dabei orientieren wir uns an den Verhandlungserfolgen im kommunalen Bereich und bei den Unikliniken", sagt Benemann. Negative Auswirkungen auf die medizinische Versor-

---

28 Interview im Wirtschaftsblatt, 1.2.2006.

gung selbst lassen sich derzeit für die Gewerkschaft aber nicht erkennen. „Richtlinien für Aufnahme und Behandlung sind uns bisher nicht bekannt."

Angesichts all dieser Entwicklungen und Aussichten wundert es auch nicht, dass viele Ärzte ihr Betätigungsfeld außerhalb der Kliniken und Ordinationen suchen. Immer weniger Studierende schließen das Medizinstudium ab, immer mehr Absolventen entscheiden sich gegen die Arbeit in der Patientenversorgung und suchen ihr Glück in alternativen Berufsfeldern – etwa im Arzneimittelbereich oder als Berater. Die Folge ist ein zunehmender Ärztemangel, der sich dadurch verschärft, dass viele Ärzte ins Ausland abwandern. In Deutschland waren es in wenigen Jahren rund 12.000. „Deutschland ohne Ärzte?" lautete deshalb auch der Titel einer Podiumsdiskussion, die das *Deutsche Ärzteblatt* zum Thema Nachwuchsmangel im Juni 2007 in Berlin veranstaltete. Nach einer Studie, die dort diskutiert wurde, tragen schlechte Arbeitsbedingungen und fehlende Perspektiven die Schuld am Nachwuchsmangel. Ärzte, die aus Deutschland abwandern, nennen zudem als Gründe für ihre Entscheidung häufig die starre Hierarchie in den Krankenhäusern und die schlechte Vereinbarkeit von Beruf und Familie. Junge Mediziner, die ins Ausland gehen, erhoffen sich eine strukturierte Weiterbildung sowie mehr Zeit für Fortbildung und Forschung.

In Deutschland selbst führt dies bereits in einigen Regionen – vor allem in den östlichen Bundesländern – zu einem massiven Mangel an Allgemeinmedizinern. Bereits im Jahr 2005 waren in den neuen Bundesländern mehr als 600 Hausarzt- und 200 Facharztstellen unbesetzt. Die Krankenhausgesellschaft Mecklenburg-Vorpommern (KGMV), aber auch das Land Sachsen offerierten deshalb 2006 und 2007 gemeinsam mit dem deutschen Sozialministerium auf Jobbörsen an den drei österreichischen Medizinuniversitäten in Innsbruck, Wien und Graz österreichischen Medizinstudenten und ausgebildeten Medizinern Angebote und Möglichkeiten in Ostdeutschland. „Da in Österreich jährlich wesentlich mehr Mediziner ausgebildet werden als einen Arbeitsplatz bekommen können, wurde den Angeboten aus den neuen Bundesländern und insbesondere auch aus Mecklenburg-Vorpommern sehr viel Aufgeschlossenheit entgegengebracht", schreibt der Geschäftsführer der KGMV, Wolfgang Gagzow, in einer Aussendung. Auch in anderen Ländern wurden Mediziner angeworben. Lockangebot des Landes Sachsen: Wer eine Praxis eröffnet, bekommt eine Förderung von immerhin 60.000 Euro.

Kampf um den Arzneimittelmarkt

Apotheken unter Druck

Ärzte und medizinisches sowie pflegendes Personal sind nicht die Einzigen im Gesundheitsbereich, die von den tief greifenden Veränderungen betroffen sind und noch sein werden. Auch im Arzneimittelbereich wird kaum ein Stein auf dem anderen bleiben. Den Anfang macht der Apothekenmarkt, der EU-weit unter Liberalisierungsdruck kommt. Die EU-Kommission hat Ende 2006 wegen Einschränkungen am Apothekenmarkt ein Vertragsverletzungsverfahren gegen Österreich und andere Länder eingeleitet. Die bestehenden Vorschriften seien mit dem Binnenmarkt unvereinbar, glaubt die Kommission.

Konkrete Öffnungsschritte gab es davor schon in Deutschland, Italien und Ungarn. In Italien wurde der Markt im Sommer 2006 liberalisiert, was in der Folge zu massiven Protesten gegen die Regierung von Romano Prodi führte. Diese wollte den Verkauf rezeptfreier Medikamente in Supermärkten erlauben. Dort sollten die Präparate um mehr als 20 Prozent billiger angeboten werden. Ein halbes Jahr später gab es ähnliche Schritte bei einer Gesundheitsreform in Ungarn. In der Folge erklärten etwa der Erdölkonzern MOL, aber auch der österreichische Tankstellenbetreiber OMV, an den Tankstellen in Ungarn rezeptfreie Medikamente verkaufen zu wollen. In Deutschland errang die niederländische Onlineapotheke DocMorris vor Gericht einen wichtigen Sieg. Eine einstweilige Verfügung gegen die Betriebserlaubnis von DocMorris wurde aufgehoben. Parallel kündigte auch der Internethändler Amazon an, den deutschlandweiten Online-Handel mit Arzneien prüfen zu wollen.

In Österreich wuchs der Versandhandel im Internet ebenfalls. Erster Konkurrent für Apotheken war die von Österreich aus über Lettland laufende Plattform www.apotheken.net. Das Portal bietet aufgrund einer legalen juristischen Spitzfindigkeit 1500 bis 2000 rezeptfreie Arzneimittel via Internet und Versand an, die auch in Österreich zugelassen sind. Parallel drängen Drogerieketten, die rezeptfreie Medikamente anbieten wollen, sowie Hausärzte, die verstärkt direkt Pillen an ihre Patienten verkaufen wollen, auf eine Lockerung des Arzneimittelhandels. Bisher durften nur jene Ärzte, die in kleinen Gemeinden so genannte Hausapotheken führen, Arzneimittel abgeben. Doch die Ärztekammer will das Monopol der Apotheken in ganz Österreich zu ihren Gunsten brechen.

Die so unter Druck kommenden Apotheker reagierten wiederum, indem sie ihre Fühler Richtung medizinischer Behandlung ausstreckten und den Ärzten Konkurrenz machten. Mit einer Aktion unter dem Titel „Zehn Minuten für Ihre Gesundheit" maßen die Apotheker ihren Kunden österreichweit eine Woche lang Blutdruck, Gewicht, Körperumfang, Cholesterin und Blutzucker. Gratis. Für die Ärzte war das wiederum quasi eine Kriegserklärung. Man könne in so kurzer Zeit keine genauen Werte messen. Außerdem würden die Leute dann nicht mehr zum Arzt gehen.

Setzt sich die EU-Kommission mit ihren Verfahren in verschiedenen Ländern durch, könnten künftig nicht nur Ärzte in den Arzneimittelhandel vordringen, sondern auch Versandhändler sowie grenzüberschreitende Apothekenketten in Österreich Fuß fassen. In ihren Mahnschreiben kritisierte die Kommission das Verbot von Vertrieb und Einzelverkauf pharmazeutischer Produkte unter einem Dach, was Großhändlern die Chance zu mehr Beteiligungen bieten würde. Kritisiert wird auch der Eigentumsvorbehalt für Apotheker, die Diskriminierung aufgrund der Staatsangehörigkeit, die Bevorzugung von Apothekern mit lokaler Erfahrung, die regionalen und demographischen Beschränkungen für die Eröffnung von Apotheken sowie das Verbot des Besitzes mehrerer Apotheken.

Die Regierung rechtfertigte die bestehende Regelung wiederum damit, dass bei der Lockerung der Niederlassungsmodalitäten der ländliche Raum austrockne und sich Ketten in Ballungszentren niederlassen würden. Somit wäre die Versorgung nicht mehr flächendeckend gesichert. Zudem sei die EU in dieser Angelegenheit nicht zuständig. Gegen Gemeinschaftsrecht könne nur etwas verstoßen, wofür es eine gemeinschaftliche Regelung gebe. Das Gesundheitswesen ist aber nicht gemeinschaftlich geregelt.

Die Entwicklungen zeigen dennoch, dass die Front gegen eine Liberalisierung bröckelt. Nicht zuletzt auch durch die Apotheker selbst. So halten Pharmagroßhändler schon seit Jahren Anteile an Apotheken in Österreich. Sie nutzen die Möglichkeit, Apotheken „Starthilfe" zu geben. Für zehn Jahre sind Beteiligungen bis zu 75 Prozent erlaubt, dann muss ein Einzelapotheker die Mehrheit übernehmen. Auch danach dürfen sich Apotheken zu 49 Prozent in Fremdbesitz befinden. Beobachter schätzen, dass bereits fast 20 Prozent der 1200 Apotheken direkt oder indirekt unter dem Einfluss des Großhandels stehen.

Während im deutschsprachigen Raum noch über eine Liberalisierung im Arzneimittelhandel diskutiert wird, konnte man im Frühjahr 2007 deren Auswirkungen in Großbritannien in einem spannenden Bieterstreit beobachten. Die Private-Equity-Gesellschaft Kohlberg, Kravis, Roberts & Co. (KKR) und der italienische Manager und Milliardär Stefan Pessina übernahmen die Drogerie- und Apothekenkette Alliance Boots und lieferten sich mit anderen Finanzinvestoren einen Bieterstreit. Alliance Boots war im Juli 2006 aus der Fusion des Einzelhändlers Boots mit dem Pharmagroßhändler Alliance Unichem hervorgegangen. Zwischendurch war auch dem deutschen Pharmagroßhändler Celesio Interesse an den Briten nachgesagt worden. Der kaufte dann im April 2007 allerdings mehrheitlich den Online-Versandhändler DocMorris. Celesio bereitet damit auch den Aufbau des ersten bundesweiten deutschen Apotheken-Filialnetzes vor. Die Tochter des Mischkonzerns Haniel gab den Erwerb von 90 Prozent des Nischenanbieters bekannt, den Rest hält das Management. Der Kaufpreis lag nach Medienberichten bei etwa 200 Millionen Euro.

Und auch die deutsche Drogeriemarktkette Schlecker streckte ihre Fühler nach einem Einstieg in den deutschen Apothekenmarkt aus. Der Filialist suchte Mitte 2007 per Chiffre-Anzeige in regionalen Zeitungen Apotheker für den Aufbau einer neuen europäischen Vertriebsstruktur im Pharmaziebereich. Gesucht wurden Apotheker für den Einsatz in der Nähe der deutsch-niederländischen Grenze. Dort betreibt auch DocMorris seine deutsche Filiale. Juristen halten es für wahrscheinlich, dass der Europäische Gerichtshof (EuGH) Hemmnisse für eine Öffnung des Apothekenmarktes in absehbarer Zeit kippen wird. Branchenkenner erwarten, dass dann die Drogerieketten Schlecker, Rossmann oder dm in den Markt drängen werden.

Die Pharmaindustrie schwankt

Doch nicht nur im Arzneimittelhandel weht zunehmend ein rauerer Wind. Auch den erfolgsverwöhnten Pharmaherstellern selbst bläst der Spardruck im Gesundheitswesen kräftig ins Gesicht. Zwar profitiert man von einer wachsenden Nachfrage aufgrund der demographischen Entwicklung, gleichzeitig aber versuchen Regierungen und Krankenversicherungen, die Preise massiv zu drücken. So bemüht man sich etwa, wie bereits erwähnt, durch Vorgaben das Verschreibungsverhalten der Ärzte zu beeinflussen. Gleichzeitig werden nicht mehr alle Medikamente auch von den Krankenkassen bezahlt. Um in den begehrten Erstattungskodex aufgenommen zu werden, müssen Hersteller immer öfter nicht nur die Wirksamkeit von Arzneimitteln belegen, sondern auch deren ökonomischen Nutzen. Pillen, die nur so ähnlich wirken wie bereits vorhandene Produkte oder Medikamente, bei denen nur die Darreichungsform verbessert wurde, haben es zunehmend schwer.

Genau hier liegt ein hausgemachtes Problem der Industrie. Es wird immer schwieriger, wirklich neue und innovative Medikamente zu entwickeln. Und es wird auch immer schwieriger, sie mittels geschickter Marketingmethoden auch in solche Umsatzhöhen zu puschen, dass die Entwicklungskosten wieder hereingespielt werden können. Zwischen 1998 und 2003 kamen in den USA etwa 487 Medikamente auf den Markt: Die Arzneimittelbehörde FDA stufte 78 Prozent davon als nicht besser ein als bereits vorhandene. Bei 68 Produkten gab es gar keine neuen Wirkstoffe, sondern nur neue Darreichungsformen, berichtet die Harvard Medical School in Boston. Zu ähnlichen Ergebnissen kommt eine Analyse der Universität von Stanford: Von 100 neuen Produkten sind nur drei bis fünf echte Innovationen. Nur jedes fünfte Medikament wird auch zugelassen.

Gleichzeitig verliert die Industrie immer häufiger die bestehenden Umsatzbringer – so genannte „Block-Buster" – durch den Ablauf der schützenden Patente. In den kommenden Jahren laufen Patente mit einem Umsatzwert von immerhin 50 Milliarden US-Dollar aus. Durch Patente haben neue Arzneimittel und damit ihre Hersteller eine zeitweilige Monopolstellung inne – in der Regel dauert der Patentschutz für ein neues Medikament 20 Jahre. Weil dieser aber schon bei der Entwicklung des Produkts angemeldet wird und später sehr rasch auch ähnliche Pillen von der Konkurrenz auf den Markt kommen, bleiben den Firmen maximal fünf Jahre, um die hohen Entwicklungskosten wieder hereinzuspielen. Der Patentschutz ermöglicht den Pharmafirmen, Preise festzusetzen, die – zumindest während der patentgeschützten Zeit – weit über den Produktionskosten liegen. Sobald jedoch der Patentschutz auf eine Wirksubstanz abgelaufen ist, kann diese von anderen pharmazeutischen Unternehmen nachgemacht, großtechnisch hergestellt und vertrieben werden – freilich unter einem anderen Markennamen. Dieses Medikament ist dann ein so genanntes Generikum, die Nachahmung des ursprünglichen, geschützten Arzneimittels. Die Wirksubstanz muss dabei ident mit jener des Ursprungspräparates sein.

Der große Vorteil von Generika liegt in ihren geringen Herstellungskosten – schließlich müssen keine Investitionen mehr für Forschung ausgegeben werden, da die Wirksubstanz ja bereits ausgetestet ist. In Entwicklungsländern beispielsweise ist das für Menschen, die sich zwar Markenmedikamente nicht leisten können, wohl aber Generika, oft eine Überlebensfrage. So haben etwa Generika für Aids-Medikamente die jährlichen Behandlungskosten pro Patient von 10.000 Dollar auf 130 Dollar – also um fast 99 Prozent – gesenkt. Doch nicht nur in den Entwicklungsländern schielen die Behörden gerne auf die billigen Generika. Auch die Industriestaaten versuchen durch ihren verstärkten Einsatz die Arzneimittelausgaben einzudämmen.

In Österreich traten in den vergangenen Jahren gleich mehrere Gesundheitsministerinnen dafür ein, die Verschreibungen von Generika anstelle der teureren Originalpräparate voranzutreiben. Und damit dies auch entsprechende Akzeptanz bei den Patienten findet, hat die Bundesregierung im Regierungsprogramm 2007 eine verringerte Rezeptgebühr für Generika festgeschrieben. Gleichzeitig versuchen die Kassen Ärzte dazu anzuhalten, billige Medikamente einzusetzen. In Deutschland gehen die Kassen sogar so weit, Ärzten bestimmte Medikamentenbudgets bzw. Höchstgrenzen vorzugeben. Werden diese erreicht, kann ein Arzt Medikamente nur noch verschreiben, wenn ein zweiter ihre Notwendigkeit bestätigt. Kritiker sehen darin eine Form der Rationierung, die nicht nur die Patienten, sondern auch die Ärzte belastet. Immerhin müssen sie den Patienten erklären, dass nicht mehr alles möglich ist. Bei einer Umfrage, die von der Niederösterreichischen Ärztekammer unter 1300 Ärzten durchgeführt wurde, gaben 68 Prozent an, dass der Kampf mit der Krankenkasse um die Bewilligung von Medikamenten sie stark belaste.[29]

Der Druck auf die Hersteller und der fehlende Nachschub neuer Produkte verschärfen auch die Konflikte innerhalb der Pharmaindustrie. Hersteller von Originalpräparaten liegen sich mit jenen Erzeugern, die Generika auf den Markt bringen, in den Haaren. Einerseits versuchen die Orginalhersteller die Patentabläufe zu verlängern, indem sie neue Indikationen entdecken, also Krankheiten, gegen die ein bestimmtes Medikament ebenfalls wirkt. Andererseits wird versucht, die Qualität von Generika herunterzuspielen. Immer wieder beschäftigen diese Konflikte dann auch die Gerichte. In Österreich etwa erwirkte im Sommer 2006 der Generikaverband eine einstweilige Verfügung gegen die US-Herstellerfirma Abbott. Grund dafür waren angebliche Verstöße gegen das Arzneimittelgesetz und das Gesetz gegen den unlauteren Wettbewerb. Nach Ablauf des Patentschutzes für ein Antibiotikum soll Abbott in Foldern vor Mängeln bei Generika gewarnt haben. Die Firma berief sich auf internationale Studien.[30] Österreichische Generika kamen dabei aber nicht vor, argumentierte der Generikaverband. Abbott wies die Vorwürfe als unrichtig zurück. Tatsache ist allerdings, dass billigere Generika zu massiven Umsatzverlusten bei Originalherstellern führen.

29 Kurier, 24.4.2007.
30 Wirtschaftsblatt, 24.6.2006.

Gleichzeitig kommt es immer wieder zu Fusionen innerhalb der Pharmaindustrie – Fusionen, die in der Regel auch massive Personalreduktionen zur Folge haben. Nach einer Studie von PriceWaterhouseCoopers gab es allein 2005 weltweit 684 größere und kleinere Pharmafusionen oder -übernahmen mit einem Gesamtwert von 48 Milliarden Euro. Im Schnitt kosten solche Fusionen in den folgenden Jahren etwa zehn Prozent der Beschäftigten in den Unternehmen den Job.

*„Patienten werden zunehmend zu Objekten, die behandelt
und schnell entlassen werden müssen, um möglichst
geringe Kosten zu verursachen. Die Betriebswirtschaft ist in
vielen Krankenhäusern schon wichtiger als die Medizin."*
Jörg-Dietrich Hoppe, deutscher Ärztepräsident[31]

*„Mit fast 60 Prozent ist Stress die Hauptursache
von Unfall- und Gesundheitsrisiken im Operationssaal."*
Hartwig Bauer, Generalsekretär der
Deutschen Gesellschaft für Chirurgie[32]

Die Reihen lichten sich

Weniger Menschen behandeln immer mehr Patienten. Das ist die Vision von Krankenhausmanagern und Gesundheitspolitikern. Durch neue Technologien und moderne Managementmethoden sollen gleichzeitig die Qualität der Versorgung, aber auch das Wohlbefinden der Beschäftigten im Gesundheitswesen steigen. Eine Zukunftsvision, die wie die Quadratur des Kreises klingt. Oder eben eine echte Revolution darstellt. Nun bringt jede Revolution viel Neues und Bereicherndes hervor. Gleichzeitig bedeutet sie aber auch den Verlust von Althergebrachtem und Vertrautem. Insgesamt lassen sich Revolutionen allerdings nicht planen. Sie entwickeln irgendwann eine Eigendynamik, und das Endergebnis ist in keiner Weise vorhersehbar.

Im Gesundheitsbereich sind neben den aktuellen Entwicklungen auch viele künftige Veränderungen schon teilweise erkennbar. Ein großer Teil davon wird unterstützt oder gar vorangetrieben durch technische Entwicklungen. Und da ist der Motor, so wie in allen anderen Wirtschafts- und Lebensbereichen, vor allem die Informationstechnologie. Mit ihr halten Prozesse und Methoden im Gesundheitsbereich Einzug, die zuerst die Industrie und dann auch den Dienstleistungsbereich verändert haben. Stichworte wie Logistik, Automatisierung, kaufmännische IT-Lösungen, die zur gesamten Ressourcenplanung und Steuerung in Unternehmen verwendet werden, aber auch Einkaufsverbünde und Ausgliederungen halten im Gesundheitswesen Einzug. Bisher kennt man diese Dinge vor allem aus der Privatwirtschaft und Bereichen, die mit dem Gesundheitswesen nichts zu tun haben. Bald werden sie aber auch hier Standard sein. Das verlangt von den Beschäftigten im System eine große Bereitschaft und Fähigkeit zur Anpassung und Veränderung.

Eine weitere zentrale Veränderung wird es in der Beziehung zu den Patienten geben. Einige Beschäftigte im Gesundheitsbereich werden zu ihnen überhaupt keinen direkten Kontakt mehr haben. Und viele dieser Menschen werden auch keine medizinische, pflegerische oder medizinischtechnische Ausbildung mehr besitzen. Sie werden für ihre Fachbereiche zuständig sein wie in jedem anderen

---

[31] Die Welt, 14.5.2007.
[32] Kurier, 6.5.2007.

Unternehmen auch. Künftig werden nicht mehr hoch dekorierte, lang gediente Ärztepersönlichkeiten Krankenhäuser managen, sondern Absolventen von Wirtschaftsschulen und -universitäten. Menschen, die wie der 47-jährige Harald Geck vor ihrem Eintritt in den Gesundheitsbereich auch Erfahrung in der Industrie gesammelt haben. Geck war vor seinem Wechsel an die Spitze der Oberösterreichischen Spitals AG Gespag im Jahr 2001 Prokurist beim Wälzlagerhersteller SKF Österreich AG und davor bei der damaligen VA Tech Elin EBG GmbH in Linz. Er ist nicht der Einzige, der aus der Privatwirtschaft in den Gesundheitsbereich gewechselt hat. Peter Kleinitzer (58) etwa war, bevor er 2006 kaufmännischer Geschäftsführer der niederösterreichischen Landeskliniken-Holding wurde, Vorstand beim Vorarlberger Licht- und Elektronikkonzern Zumtobel AG.

Unterstützt werden diese Professionisten von Juristen, Controlling-Experten und IT-Spezialisten. Die Beispiele zeigen auch, dass die über lange Zeit gültige kollegiale Führung, bestehend aus je einem Vertreter der Ärzte, der Pflege und des kaufmännischen Bereichs, über kurz oder lang der Vergangenheit angehören wird. Eine Situation, die gerade die Ärzte durchaus als Bedrohung empfinden. Bei einer Analyse der Privatisierungsfolgen spricht etwa die deutsche Bundesärztekammer davon, dass die „Ärzteschaft – als dominante akademische Profession im Gesundheitswesen – relevante Konkurrenz erhalten hat, die sich insbesondere aus dem Lager der Betriebswirte rekrutiert". (Bundesärztekammer, 2007, S. 25) Damit sei die „Definitions- und Interpretationsmacht der deutschen Ärzteschaft" gefährdet. Grund für die Entwicklung ist nach Ansicht der Mediziner, dass die Veränderung des Gesundheitswesens, die mit dessen rationaler Organisation als ganz gewöhnlicher Dienstleistungsbereich einhergehe, zu einer veränderten „Einschätzung bei den Eliten" führe. „Es gilt heute als attraktiv, wenn die Besten eines Absolventenjahrgangs der Universitäten und Fachhochschulen im Gesundheitswesen Beschäftigungsmöglichkeiten finden."

Gleichzeitig werden die Qualitätsanforderungen in den kommenden Jahren enorm steigen. Und damit wird auch das Thema Qualitätsmanagement mit allem, was dazugehört, in den Mittelpunkt rücken. Behandlungen, gesetzte Maßnahmen, aber auch der Einsatz von Geräten oder die Essens- und Medikamentengabe werden noch detaillierter dokumentiert werden müssen. Helfen werden bei diesen zusätzlichen Aufgaben die moderne Technik, Informatik und neue elektronische Entwicklungen, mit deren Hilfe auch Patienten überwacht und beobachtet werden können.

Das bringt zwangsläufig zwei weitere wesentliche Änderungen mit sich: Erstens wird, wie von den deutschen Ärzten befürchtet, der Anteil der nichtmedizinischen Mitarbeiter rasant steigen, zweitens wird das alles nur durch hoch motivierte, gut ausgebildete und bestens vorbereitete Mitarbeiter umzusetzen sein. Beides scheint noch nicht im gleichen Maße bewusst und sichtbar zu sein wie die strukturellen Änderungen. Das Management ist mit den Strukturänderungen so ausgelastet, dass es keine Zeit hat, um offensiv an der Nachhaltigkeit seiner Erfolgsstrategien zu arbeiten. Und damit können oft auch die Mitarbeiter noch nicht erkennen, welche Auswirkungen diese Veränderungen auf sie persönlich oder auf ihre Berufsgruppe haben werden.

Landwirtschaft als Vorbild?

All diese Veränderungen werden im Gesundheitsbereich Umbrüche in Gang setzen, wie man sie bisher schon in anderen Bereichen der Gesellschaft und Wirtschaft beobachten kann und konnte. Und wie in jenen Bereichen werden die Menschen im System die Umwälzungen zuerst nur punktuell wahrnehmen. Es ist wie bei heranwachsenden Kindern: Die eigene Familie sieht sie zwar größer werden, aber so langsam, dass es ihr kaum auffällt. Meist sind es Außenstehende, die in größeren Abständen vorbeikommen und feststellen, dass die Kinder wieder ein Stück gewachsen sind. Den Wandel, den man täglich erlebt, hält man für nahezu selbstverständlich. Die gesamte Dimension bemerkt man kaum. Im Gesundheitsbereich beobachten viele die Veränderungen, doch eine grundlegende Revolution halten die meisten für nicht realistisch. Jene, die sie doch erkennen, empfinden sie oft als Bedrohung.

Damit unterscheidet sich der Gesundheitsbereich nicht von anderen Wirtschaftssektoren, die sich im Umbruch befinden. Was wäre wohl passiert, hätte man etwa einem Landwirt nach dem Ersten Weltkrieg gesagt, dass seine Kinder mit recht hoher Wahrscheinlichkeit noch das nächste Jahrtausend erleben und dann sehen können, dass eine Kuh im Durchschnitt nicht, wie im Jahr 1920, etwa 1300 Liter Milch pro Jahr geben wird, sondern mehr als 5800 Liter? Wie hätte dieser Bauer reagiert, wenn man ihm gesagt hätte, dass auf einem Hektar Land nicht mehr eine Tonne Weizen wachsen, sondern die gleiche Fläche etwa sechs Tonnen hervorbringen wird? Oder, noch drastischer, dass auf einem Hektar nicht etwas mehr als eine Tonne Mais wachsen wird, sondern beinahe neun Tonnen? Wie gravierend diese Revolution in der Landwirtschaft war und ist, zeigt sich allerdings erst, wenn man sich vor Augen führt, dass die Zahl der Menschen, die in der Landwirtschaft beschäftigt sind, seit dem ersten Weltkrieg von 1,6 Millionen auf 520.000 gesunken ist. Gab es 1950 in Österreich noch rund 432.000 landwirtschaftliche Betriebe, waren es 2005 nur 189.500. Tatsächlich produzieren also heute deutlich weniger Menschen ein Vielfaches an Agrarprodukten.

Und die Entwicklung ist längst nicht zu Ende: Im Frühling 2007 trafen sich auf Einladung des Styria-Beef-Verbandes rund 450 steirische Rinderbauern in einem Gasthaussaal in der Gemeinde Semriach bei Graz. Der Saal des Wirtshauses war zum Bersten gefüllt. Die steirischen Bauern diskutierten allerdings nicht über die Industrialisierung in ihrem Bereich in den vergangenen Jahren. Vielmehr setzten sie den nächsten Schritt. Die Bauern – mehr als die Hälfte aller Styria-Beef-Mitglieder – waren aus der ganzen Steiermark nach Semriach gereist, um den Vortrag und die Präsentation eines Internet-Unternehmers zu hören. Das Treffen der New Economy mit dem ältesten Wirtschaftszweig, der überhaupt existiert, war für die Bauern längst kein Kulturschock mehr. Der New-Economy-Unternehmer und Web-Designer präsentierte den Landwirten lediglich den neuen Internetauftritt ihrer Gruppe.

Dieser Internet-Auftritt aber ist mehr als eine einfache Website. Er markiert sicher den Höhepunkt der landwirtschaftlichen Revolution. Die Web-Plattform unterstützt die insgesamt 850 Styria-Beef-Bauern massiv bei ihrer Arbeit: Als registriertes Mitglied können sie einen „virtuellen Stall" definieren. Das heißt, sie verwalten damit ihre Rinder mit allen relevanten Informationen wie Ohrmarkennummern, Mutter- und Vatertieren usw. Neben dem optimalen Überblick über alle Rinder für den einzelnen Bauern hat auch der Styria-Beef-Verband Zugriff auf die Datenbank und erfährt so automatisch, wo wie viele Rinder geboren wurden und wie viel Fleisch somit zu einem voraussehbaren Datum in den Vertrieb gebracht werden muss. Über die Internetoberfläche kann der Bauer seine Rinder auch zur Schlachtung anmelden und sie vom Schlachtbetrieb abholen lassen. Sogar die Software des Schlachthofs ist direkt angebunden, und so kann der Bauer wenige Minuten nach der Schlachtung das Schlachtgewicht, die Klassifizierung und den Geldertrag auf der Internetseite einsehen.

Grüne Revolution

Was sind Basis und Hintergrund für diesen massiven Kulturwandel? Weil in den kommenden Jahren im Gesundheitsbereich eine – um in Analogie zum Blut zu sprechen – „rote Revolution" über die Bühne gehen wird, lohnt es sich unserer Meinung nach, die „grüne Revolution", also jene in der Landwirtschaft, etwas genauer zu betrachten.

Die Landwirtschaft hatte immer die Aufgabe, Menschen mit Nahrungsmitteln zu versorgen. Und da Essen zu den menschlichen Grundbedürfnissen gehört, spielte dieser Wirtschaftszweig eine enorme Rolle. Einschneidende Umbrüche erlebte die Landwirtschaft mit dem Beginn der Industriellen Revolution Ende des 18. Jahrhunderts. Standen vorher stets genügend Arbeitskräfte für die Bewirtschaftung der Höfe zur Verfügung, zogen nun viele Menschen, die als Knechte und Mägde in der Landwirtschaft keine Rechte hatten, in die wachsenden Industriestädte und die dortigen Fabriken. Die Landwirtschaft erlitt dadurch einen gewaltigen Einbruch. Zugleich mussten plötzlich viel mehr Menschen in den neuen Ballungszentren mit Nahrungsmitteln versorgt werden. Und später stieg die Zahl der Weltbevölkerung, unter anderem auch durch die bessere medizinische Versorgung, stark an. Gleichzeitig verlor die Landwirtschaft durch die ausufernden Siedlungsflächen viel fruchtbaren Grund. Der Druck auf die Landwirtschaft wuchs und konnte nur durch eine industrielle Produktionsweise bewältigt werden.

In den folgenden Jahrzehnten der zunehmenden Industrialisierung und Mechanisierung machte sich in allen Wirtschaftsbereichen ein ungebremster Fortschrittsglaube breit. Parallel dazu blühte der Kapitalismus als Wirtschaftsphilosophie auf – und damit auch die Vorstellung, Arbeitskraft, Landschaft und alle natürlichen Ressourcen als Waren anzusehen, mit denen zum Wohle aller Profit zu machen war. 1916 erfand Justus von Liebig den Mineraldünger. Damit konnten die Erträge um ein Vielfaches gesteigert werden. Vor allem nach 1945 erfolgte ein massiver Einsatz von mechanischen Geräten, Kunstdünger, neu entwickeltem Saatgut, Schädlingsbekämpfungsmitteln sowie hochgezüchteten Pflanzensorten und Tierrassen in der Landwirtschaft.

In Europa hat diese Industrialisierung in der Folge die Preise für Agrarprodukte stark gedrückt. Viele kleine Bauern konnten nicht mehr von ihren Höfen leben. Immer mehr Betriebe, ja sogar ganze Dörfer wurden und werden verlassen. In der Folge bewirtschaftete eine immer kleiner werdende Zahl landwirtschaftlicher Betriebe immer größere Flächen. Im Zeitraum von 1975 bis 1995 sind mehr als 1,4 Millionen landwirtschaftliche Betriebe in Europa aufgegeben worden. Am meisten betroffen waren Italien, Spanien, Portugal und Frankreich. Die EU forcierte diese Entwicklung mit rechtlichen und wirtschaftlichen Förderungen.

Die Folge war, dass die verbleibenden Landwirte noch intensiver produzierten, um durch höhere Erträge und raschere Tiermast die Preisausfälle abzudecken und die benötigten Mengen liefern zu können. Kleinere Betriebe gaben auf, andere wurden größer. Auch Österreich schloss sich der EU-weiten Entwicklung hin zu größeren Betrieben an. Unterstützt und erleichtert wurde die Industrialisierung durch die so genannten Kommassierungen in den 70er-Jahren. Diese Flächenzusammenlegungen haben den Einsatz von Maschinen in der Landwirtschaft erleichtert. Die Kommassierung brachte aber gleichzeitig auch eine Spezialisierung der Betriebe mit sich. In den Ackerbaugebieten wurden die Wiesen zu Äckern umgebrochen und auf die Haltung von Kühen verzichtet. Die Ackerflächen wurden zum Anbau von Futtermitteln für Schweine und Geflügel genutzt. Dies hat zu einer zunehmenden Intensivierung der landwirtschaftlichen Betriebe geführt und die Zahl der Schweine- und Geflügelmastbetriebe wachsen lassen.

Gestiegene Einnahmen ermöglichten es beinahe zeitgleich, auf den wegen der Abwanderung entstehenden Mangel an Arbeitskräften zu reagieren. Der mechanisch-technische Fortschritt ersetzte menschliche und tierische Kraft durch Maschinen. Dazu waren allerdings enorme Investitionen nötig. Weil dafür oft das nötige Kapital fehlte, kam es zu einem weiteren Entwicklungsschritt. Durch entsprechende Organisation und Auslagerung ließ sich der Kostendruck verringern. Die hohen Kosten der individuellen Investitionen konnten verringert werden durch die Verwendung von Maschinen von Lohnunternehmern, durch gemeinschaftlichen Besitz oder durch Maschinenringe. Auch eine Spezialisierung und Begrenzung der Zahl der Feldfrüchte bewirkten Einsparungsmöglichkeiten. Diese organisatorischen Umstellungen sind keineswegs abgeschlossen und gehen teils so weit, dass Landwirte heute vor dem Computer und dem Telefon sitzen und den Lohnunternehmern Anweisungen geben, selbst aber keine Maschinen und teilweise auch keine Tiere mehr besitzen. Damit steigt auch die Verflechtung mit fremden Dienstleistern.

Technologie als Motor

Wer ist Elga?

Hotels vermieten seit jeher nicht nur Zimmer, sondern meist auch – von außen gar nicht wahrnehmbar – in den rückseitig gelegenen Trakten Konferenzräume. Ab und zu werden diese von Unternehmen oder Institutionen für Pressekonferenzen gebucht. Oft jedoch dienen sie gerade in Nobelhotels als edler Rahmen für Meetings und Besprechungen. Im Frühling 2007 buchte die Software- und Technologietochterfirma eines großen Telekommunikations- und IT-Konzerns den Maria-Theresien-Salon im noblen Hotel Bristol neben der Wiener Staatsoper. Das Unternehmen, das in der eigenen Zentrale über genügend Räume für Besprechungen verfügt, hatte allerdings nicht vor, bei einer Pressekonferenz irgendwelche Neuerungen zu präsentieren. Stattdessen lud das Unternehmen eine handverlesene Gruppe von Entscheidungsträgern in Gesundheitseinrichtungen, vor allem in Krankenhäusern, zum Informationsaustausch. Gekommen waren Top-Manager nahezu aller Krankenhausgruppen in Österreich. Und präsentiert wurden ihnen quasi aus erster Hand die Details für ein IT-Projekt, welches das Gesundheitswesen in den kommenden Jahren massiv verändern wird. Auffallend dabei war, dass zu dem Treffen keine Ärztevertreter geladen waren. Weil diese schon bei den ersten öffentlichen Debatten über das neue Projekt lautstark die Messer gewetzt hatten, wollte der IT-Konzern keine neue Grundsatzdebatte, sondern in Ruhe seine Ideen diskutieren.

Und diese Visionen verstecken sich hinter dem Kürzel „ELGA". Gemeint ist damit die elektronische Gesundheitsakte – ein System, an dessen Zustandekommen alle Technologieanbieter im Gesundheitsbereich ein gemeinsames Interesse haben. Nicht wer den größten Teilauftrag für dieses Megaprojekt erhält, ist für die Konzerne die Frage, sondern dass es tatsächlich möglichst rasch und vor allem auch weitreichend implementiert wird. Österreich wäre dann nämlich das erste Land, das ein derartiges System flächendeckend einführt, bei dem sowohl bestehende als auch zukünftige elektronische Informations- und Dokumentationssysteme im Gesundheitswesen vernetzt werden. Gemeint ist damit, dass alle Daten eines Patienten für alle Gesundheitsdienstleister abrufbar werden. Egal wo die Daten ursprünglich gespeichert sind. Das soll helfen, Behandlungen zu verkürzen und Doppeluntersuchungen zu vermeiden. Die langwierige Suche nach Krankenakten in Kliniken sowie die Zusammenführung von Akten und Unterlagen bei niedergelassenen Ärzten soll damit der Vergangenheit angehören. Auf diese Weise ließen sich Qualität, Effektivität und Effizienz der gesundheitlichen Versorgung massiv erhöhen, erklärte „Mr. Elga" Alexander Schanner den ins Hotel Bristol geladenen Managern Österreichs. Der IT-Experte ist Projektmanager eines Pilotprojektes in Niederösterreich und Chef der von der Regierung eingerichteten Arbeitsgruppe Elga, die das System vorantreiben soll.

Schanner hat zusammen mit IBM im Jahr 2006 auch eine Machbarkeitsstudie für das System ausgearbeitet. Das Papier, das am Ende 180 Seiten umfasste, beschreibt detailliert die Möglichkeiten und damit auch die Veränderungen, die Elga für das Gesundheitswesen bringen wird. Es lässt allerdings auch die Risiken nicht unberücksichtigt, die vor allem im Datenschutzbereich bestehen. Weil dieses Thema aufgrund seiner Komplexität auch rechtlich kaum handhabbar wäre, schlagen die Autoren der Studie einen Tabubruch im Bereich Datenschutz vor, der zeigt, wie tief greifend Elga nicht nur das Gesundheitssystem verändern kann. So kommen die Experten etwa zu dem Schluss, dass Elga mit dem bestehenden Datenschutzgesetz gar nicht machbar wäre. Bei jeder Abfrage müsste – nach einer vorangegangenen Aufklärung – die Zustimmung des jeweiligen Patienten eingeholt werden. Diese Aufklärung und die darauffolgende Zustimmung müssten wiederum dokumentiert werden. Im Rahmen eines vernünftigen administrativen Aufwands sei das nicht durchführbar.

Die Elga-Macher empfehlen deshalb schlicht, das Datenschutzgesetz zu lockern. Sie wollen dabei ein so genanntes Widerspruchsrecht einführen, ähnlich der Regelung, wie sie bereits im Bereich der Organspende in Österreich besteht. Konkret bedeutet dies: Jeder stimmt prinzipiell zu, dass seine Daten eingesehen werden. Die Patienten haben allerdings die Möglichkeit, die Datenabfrage generell zu untersagen. Der Trick und die Hoffnung dabei: Kaum jemand würde Ärzten den Zugriff auf lebensnotwendige Daten verweigern wollen. Umgekehrt hätte das System aber auch Vorteile für die Patienten. Erst durch Elga würde jede Einsichtnahme in die Daten, jeder Zugriff auf sie genau dokumentiert und damit nachvollziehbar. Bei den bisherigen Papierakten ist für niemanden nachvollziehbar, wer sie eingesehen hat.

Der Datenschutz ist allerdings nicht das einzige Problem von Elga. Die Studienautoren sehen sich auch nicht in der Lage, abzuschätzen, was die Datenvernetzung am Ende kosten wird. Auch der ökonomische Mehrwert lässt sich nicht wirklich beziffern. Nachsatz: Das System verspreche allerdings auf jeden Fall ein enormes Einsparungspotenzial. Doppeluntersuchungen und Mehrfachbefunde würden wegfallen, Basisdaten wie Blutgruppe, genetische Eckdaten, aber auch Informationen über Allergien, frühere Krankheiten etc. wären verfügbar und würden allen Akteuren und den Betroffenen selbst das Leben erleichtern. Das wiederum würde auch die Qualität im Gesundheitswesen massiv verbessern.

Das sahen an dem beschriebenen Frühlingsnachmittag im noblen Hotel Bristol auch die Gesundheitsexperten so. Dennoch gab es grundlegende Kritik: Die IT-Experten, aber auch die politisch Verantwortlichen würden im Zusammenhang mit Elga lediglich die technischen und rechtlichen Probleme diskutieren, sie fragen aber nicht, welche generellen Strukturen benötigt werden und wie die Betroffenen im Gesundheitsbereich in den gesamten Prozess einbezogen werden können. Tatsächlich sieht hier auch die IBM-Machbarkeitsstudie eines der Hauptprobleme. Die Autoren kommen nämlich zum Schluss, dass die Herausforderung von Elga längst nicht im technischen Bereich liege, sondern in organisatorischen, legistischen und inhaltlichen Themen. Anders gesagt: Technisch ist der gläserne Patient kein Problem mehr. Man muss den IT-Profis nur sagen, ob und wie man es will und die rechtlichen Rahmenbedingungen dafür schaffen.

E-Card und Krankenhaus-Informationssysteme

Basis für Elga sind bereits bestehende Systeme, die über ein zusätzliches Netzwerk für alle zugänglich gemacht werden sollen. Die Daten werden also nicht zentral gespeichert, sondern je nach Zugangsberechtigung und Notwendigkeit für Gesundheitsdienstleister abrufbar gemacht. Ein Zahnarzt etwa soll also nicht auf gynäkologische Befunde zugreifen können.

Die Systeme, die es primär zu vernetzen gilt, sind jene der Krankenversicherungen und Ärzte, die bereits über die E-Card technisch zugänglich sind, sowie so genannte Krankenhaus-Informationssysteme. Was sich dahinter verbirgt, zeigt sich an einem Beispiel der Salzburger Landeskliniken-Gruppe (SALK). Im Juni 2007 meldete die Pressestelle der SALK erfreut die Inbetriebnahme eines neuen klinischen Informationssystems. Zur Vorbereitung der Umstellung mussten im Laufe von drei Monaten alle klinisch tätigen Mitarbeiter – immerhin über 3200 – in der Anwendung des neuen Systems geschult werden. Mehr als 100 Betreuer wurden eingesetzt, um das System zum Laufen zu bringen und die Mitarbeiter der Kliniken in der Startphase auch während des Betriebs zu betreuen.

In der Nacht zum 1. Juni 2007 wurden, so berichtete die Spitalsholding, 600.000 im alten EDV-System gespeicherte Personendaten sowie 1500 aktuelle Fälle in das neue System übernommen. Täglich werden in der SALK künftig rund 30.000 Megabyte an Daten erzeugt – das entspricht einer Datenmenge von etwa 250 CDs oder acht Millionen Din-A4-Seiten.

Ein anderes System, das elektronisch das Leben und Arbeiten im Gesundheitswesen verbessern soll, ist die E-Card. Sie wurde mit einigem Aufwand und zahlreichen Problemen in der Ausschreibung Ende 2005 von den Krankenversicherungen flächendeckend in Betrieb gebracht und an alle Versicherten in Österreich verteilt. War sie ursprünglich nur als elektronischer Krankenscheinersatz und damit als Registrierung im Einsatz, so wird das System nun schrittweise ausgebaut. Bereits ein Jahr nach der Einführung wurden pro Tag im Schnitt rund 400.000 Patientenkontakte über das E-Card-System abgewickelt. Mitte 2006 wurde auch begonnen, die Genehmigung von chefarztpflichtigen Rezepten über die E-Card abzuwickeln. Später kam ein so genannter Arzneimittel-Sicherheitsgurt dazu. Mit ihm soll die Medikamentenabgabe in Apotheken auf gefährliche Wechsel- und Nebenwirkungen mit anderen bereits verwendeten Medikamenten überprüft werden. Nach der Registrierung über die E-Card sehen die Apotheker, welche anderen Medikamente einem Patienten von verschiedenen Ärzten verordnet worden sind.

Insgesamt soll das E-Card-System als flächendeckende elektronische Plattform für zahlreiche weitere E-Health-Dienste genutzt werden. Im Jahr 2007 wurde damit begonnen, die Krankenanstalten an das E-Card-System anzuschließen. Technologisch ist die E-Card eine „Schlüsselkarte", die mit dem Schlüssel zu einem Safe verglichen werden kann. Sie sperrt also den Zugang zu Anwendungen, Dienstleistungen oder Daten für den Karteninhaber selbst oder für berechtigte Dritte (z.B. Ärzte) auf. Der Arzt benötigt einen zweiten „Schlüssel" in Form einer Berechtigungskarte, in diesem Fall die Ordinationskarte.

Rein technisch könnte die E-Card auch das Elga-System ersetzen. Statt einem zentralen Zugriff auf patientenbezogene Gesundheitsdaten könnte man diese auch einfach auf der E-Card speichern. Der Grund, warum das nicht passiert, liegt im Datenschutz. Erstens könnten die Ärzte dann auch Daten sehen, die sie nicht direkt betreffen, und andererseits ist das Missbrauchsrisiko bei Verlust oder Diebstahl der Karte einfach zu hoch.

Zentrale Datenauswertungen

Doch nicht nur Patientendaten werden zunehmend genutzt und vernetzt. Die elektronische Vernetzung betrifft auch die Abläufe selbst – vor allem in den stationären Einrichtungen. Das Ziel dabei ist die Optimierung von Prozessen und – hinter all diesen Entwicklungen – die Reduktion von Kosten. Auf einem Gesundheitskongress in Berlin beschrieb im Frühjahr 2007 der IT-Berater Peter Langkafel, der beim Softwareriesen SAP den Healthcare-Bereich betreut, die Entwicklung damit, dass sich „die Gesundheitswirtschaft in allen Bereichen industrialisieren wird". Wie das aussehen kann und welche Entwicklungen das etwa im niedergelassenen Bereich hat, zeigt das Beispiel der schon erwähnten Laborgruppe Futurelab, die in Wien ihren Sitz hat. Nach eigenen Angaben sieht sich das Unternehmen als größter privater Anbieter von medizinisch-diagnostischen Labordienstleistungen in Mittel- und Osteuropa. Der Konzern beschäftigte Ende 2006 mehr als 1700 Mitarbeiter in sechs Ländern und setzte rund 100 Millionen Euro um. Ursprung der Futurelab Holding GmbH ist die Fusion von zwei Wiener Laborgruppen (IMCL und Labor Margareten) im Jahr 2001. Die folgenden Jahre waren von Wachstum durch Akquisitionen geprägt, wobei der regionale Fokus auf den umliegenden Zukunftsmärkten Zentral- und Osteuropas sowie der Schweiz lag. Interessant ist die Zusammensetzung der Geschäftsführung bei Futurelab. Mit Michael Havel sitzt ein Chirurg an der Spitze und kein Laborfacharzt. Daneben sind ein gelernter Bilanzbuchhalter, ein Informationstechniker sowie ein Börsenmakler und Controller in der Geschäftsführung vertreten.[33]

Das Geschäftsmodell des Unternehmens fußt vor allem auf der EDV-Vernetzung und Vereinheitlichung aller Standorte. Auf Basis der geplanten einheitlichen EDV-Struktur werden überregionale Kompetenzzentren für labormedizinische Spezialuntersuchungen eingerichtet. Gleichzeitig wird die Laboranalytik zentralisiert. Futurelab kauft niedergelassene Laboratorien auf. Als (Outsourcing-)Partner von Spitalsbetreibern übernimmt und betreibt die Firma auch Laboratorien von Krankenhäusern. In Österreich war man bis zum Jahr 2007 vor allem für Privatkliniken aktiv. Kunden sind etwa die Wiener Privatklinik, das Rudolfinerhaus, das Haus der Barmherzigkeit, die Privatklinik Döbling, die Privatklinik Josefstadt, das Hartmannspital, das Evangelische Krankenhaus Wien, die Privatklinik Graz Ragnitz und das Krankenhaus der Elisabethinen in Klagenfurt.

Für Firmengründer Havel liegt der Vorteil des Modells in der Größe. Man mache in der gesamten Gruppe in etwa 120.000 bis 130.000 Analysen pro Tag und habe in allen Ländern die gleichen Lieferanten mit entsprechenden Konditionen. In österreichischen Privatkliniken habe man so, obwohl man dort vor Ort arbeite, die Kosten um 50 Prozent reduzieren können. Gleichzeitig lasse sich

---

33 Compass-Unternehmensdatenbank, Stand Juni 2007.

dadurch auch die Qualität erhöhen, da man Prozesse standardisieren könne. Auch Kurt Stiassny, ehemaliger Vorstand der an der Futurelab beteiligten Unternehmensinvest AG, ortet in einem Interview im gesamten Gesundheitswesen das Ziel, Leistungen möglichst kosteneffizient zu liefern, „und das ist in Kleinstrukturen eben nicht machbar".[34] Der Schlüssel liege aber im größeren Einkaufsvolumen und nicht in einer Reduktion der Qualität.

Havel will das Geschäft künftig auch auf andere Bereiche ausweiten. So denkt er darüber nach, auch in bildgebenden Bereichen aktiv zu werden. Da die Bilder dort bereits heute elektronisch vorliegen und verwaltet werden, ist es ein Leichtes, diese Daten auch an einem Zentralstandort bzw. bei externen Experten auswerten zu lassen. Ein Trend, der bei einzelnen Krankenhäusern bereits Einzug gehalten hat. Gerade in größeren Klinikgruppen gibt es im Bereich Radiologie an kleineren Standorten keine Rund-um-die-Uhr-Präsenz eines Facharztes mehr. Stattdessen werden Bilder in der Nacht im Akutfall in vernetzte Zentralkliniken geschickt und dort ausgewertet.

Doch nicht nur in Zentralkliniken lassen sich elektronische Daten analysieren, sondern auch an jedem anderen Punkt der Welt. Große Technologiekonzerne haben in Indien bereits Forschungszentren aufgebaut, die kostengünstig auch anspruchsvolle Dienstleistungen wie die Auswertung von Röntgenbildern, EKGs oder klinischen Tests übernehmen (Hirm, 2007). Der IT-Riese Microsoft zeigte diese Entwicklung in einem so genannten Whitepaper im Jahr 2006 als völlig normal auf. Und tatsächlich sind es nicht nur US-Kliniken, die von den billigen Auswertungen in Asien Gebrauch machen. Auch in Europa gibt es bereits Krankenhäuser, die abends Röntgenbilder oder Computertomographien nach Asien schicken und am nächsten Morgen die fertige Auswertung auf dem Bildschirm haben. Umgekehrt schicken asiatische Kliniken ihre Aufnahmen nach Europa, damit diese hier von Spezialisten analysiert werden (Friedman, 2006).

Was zwischen den Krankenhäusern möglich ist, nämlich die Übermittlung von Daten, ist auch innerhalb eines Krankenhauses zwischen den verschiedenen Berufsgruppen machbar und sinnvoll. So kann in einem Haus eine eigene elektronische Patientenakte angelegt werden, die dann via mobiler Kommunikation und Tablet-PC von Ärzten und Pflegepersonal laufend und überall eingesehen werden kann. Neben der Speicherung von Daten, Röntgenbildern, Laborwerten und Befunden können solche Systeme auch die verordneten Medikamente überprüfen und vor Wechselwirkungen warnen. Gleichzeitig stehen die Systeme in direkter Verbindung zum Warenlager und dem zentralen Einkauf. Der private deutsche Klinikkonzern Asklepios schätzt, dass durch diese Möglichkeit der mobilen Kommunikation die laufenden Kosten um bis zu 20 Prozent gesenkt werden können.[35]

Einen Flaschenhals in der Entwicklung bilden neben den Datenkapazitäten der Rechner und Leitungen die IT-Kompetenzen der Mitarbeiter. Viele der der-

[34] doktorinwien, 2/2007.
[35] Handelsblatt, 19.3.2007.

zeit Beschäftigten sahen in der Vergangenheit keine Notwendigkeit, sich solche Kenntnisse anzueignen. Für die fachliche Tätigkeit in der Pflege war dieses Wissen nicht nötig, in der Fachausbildung kam dieser Gegenstand nicht vor. Es wurden primär handwerkliche Fähigkeiten und fachliches Wissen vermittelt. Und es gibt sogar Vorbehalte gegenüber moderner Technik, weil dies nichts mit der Arbeit mit und am Patienten zu tun hat und man die elektronische Überwachung der eigenen Arbeit fürchtete.

Zentraler Einkauf

Automatisierung, Prozessoptimierung und Qualitätssicherung – Begriffe, die für die Industrie schon lange keine Fremdwörter mehr sind, kommen also langsam auch auf die Agenda der Krankenhäuser. Der entscheidende Hebel für die tatsächlich dringend erforderliche Effizienzsteigerung ist dabei die Digitalisierung der klinischen und administrativen Prozesse. Basis dafür sind stabile Netzwerke und Rechenzentren. Etabliert werden diese Systeme vor allem von Technologieriesen wie Siemens, General Electric oder Philips. Medizintechnikunternehmen also, die verstärkt versuchen, ihre Wertschöpfungskette zu verbreitern und gleichzeitig zu unersetzlichen Dienstleistern im Gesundheitswesen zu werden. Nicht zuletzt deshalb, weil hier die Gewinnspannen im Vergleich zu anderen Bereichen noch recht hoch sind. So war etwa im zweiten Quartal 2006 der Bereich Medizintechnik mit einer Ergebnismarge von 12,6 Prozent bei Siemens die ertragsreichste Sparte des Technologiekonzerns. Zum Vergleich: Der Bereich Kommunikation schaffte gerade einmal 0,8 Prozent.

Begleitet werden die Technologieriesen bei der Implementierung von Automatisierung und neuen Prozessen von einem ganzen Heer an Beratern. Und weil die Kliniken diesem Ansturm nicht ganz unvorbereitet gegenüberstehen wollen, bietet sich ihnen auch auf der anderen Seite eine Reihe von Beratern an. Und diese haben vor allem ein Mittel im Gepäck, das zunehmend in Spitälern, aber auch in Pflegeheimen und Verbünden im niedergelassenen Bereich eingesetzt wird: den zentralen Einkauf und damit verbunden auch moderne Logistikmethoden, wie sie in der industriellen Produktion entwickelt wurden.

Bei einem Vortrag vor Krankenhausmanagern im noblen Wiener Hotel Imperial skizzierte im Herbst 2006 ein Gesundheitsexperte von Roland Berger Strategy Consultants im Bereich medizinischer Sachkosten, wie sie von Medikamenten und Hilfsmaterialien verursacht werden, enorme Einsparungsmöglichkeiten. Er riet den Spitalsmanagern, die Produkte zu standardisieren und dann übergreifend auszuschreiben. Das sei allerdings enorm schwierig, weil in den Häusern selbst oft die Daten darüber fehlen, was überhaupt verwendet werde. Eine Rechnung: „In Deutschland sind hier Einsparungen von 15 Prozent drin und in Österreich ist es kaum anders. Der Großteil davon wird schon bei der Standardisierung erzielt."[36]

36 Wirtschaftsblatt, 20.10.2006.

In Deutschland gelten vor allem private Ketten als Vorbilder dafür, wie ein effizienter Krankenhauseinkauf funktioniert: wenige Lieferanten, wenige Artikel, große Mengen – ergeben große Einsparungen. Doch auch die öffentlichen Krankenhäuser haben hier bereits nachgezogen. In Österreich haben die landeseigenen Klinikgruppen in den meisten Fällen den Einkauf für alle ihre Häuser zentralisiert und mit entsprechenden Experten besetzt. In Deutschland wiederum sind im öffentlichen Bereich eigene Einkaufsverbünde entstanden, die für ihre Mitglieder günstige Preise mit den Herstellern aushandeln.

Eingekauft wird alles, von Büromaterial über EDV-Zubehör bis zu Glühbirnen und Strom und natürlich medizinische Hilfsmaterialien wie Verbandsstoffe, aber auch Medizinprodukte, Herzschrittmacher oder technische Großgeräte wie CTs. Der gebündelte Auftritt der Spitäler in einer Einkaufsgemeinschaft soll die Marktmacht gegenüber den Lieferanten stärken und damit günstigere Konditionen ermöglichen. Allein in Deutschland geht es hier um einen Markt von mehr als 21 Milliarden Euro jährlich.[37] In Österreich dürfte das Volumen etwa bei 2,5 Milliarden Euro liegen.

Im Frühjahr 2007 erreichte diese Entwicklung eine neue Dimension. Der gemeinnützig organisierte deutsche Einkaufsverbund Agkamed schloss einen Kooperationsvertrag mit der steirischen Krankenanstaltengesellschaft Kages ab. Diese hatte zwar selbst schon den Einkauf gebündelt, erhoffte sich durch die Marktmacht der Deutschen aber weitere Einsparungen. Für die Einkaufsgemeinschaft wiederum war der Vertrag der erste Schritt auf dem Weg über die deutschen Grenzen hinaus und damit nach Europa. Durch den Vertrag mit einem der großen österreichischen Krankenanstaltenträger kann die Agkamed gleich mehrere Spitäler zu ihren neuen Kunden zählen. In Deutschland betreut die GmbH – laut eigenen Angaben eine Non-Profit-Organisation – 111 Krankenhäuser und 60 Altenheime mit einem Umsatzvolumen von 500 Millionen Euro. Mit der Kages kommen auf einen Schlag weitere 21 Spitäler und einige Altersheime dazu.

„Wir sind nicht Partner der Agkamed geworden, weil wir Lieferanten ausquetschen wollen", sagte dazu Kages-Vorstandsdirektor Christian Kehrer in einem Zeitungsinterview.[38] „Was uns sehr wichtig erscheint, ist, dass die Agkamed eine Diskussionsplattform für den Erfahrungsaustausch bietet. Es geht darum, in ein breiteres Netz eingebunden zu sein." Neben den konditionellen Vorteilen bietet die Einkaufsgemeinschaft ihren Kunden auch spezielle Serviceleistungen, wie Beratung und die Möglichkeit zum Informationsaustausch. „Auch wir bringen hier unsere Expertise mit ein", meint der Kages-Vorstand. Die Gemeinschaften bündeln nämlich nicht nur den Bedarf ihrer Mitglieder, sie tauschen auch ihre Bezugspreise aus und verhandeln den Preis für das Gesamtpaket mit der Industrie. Dadurch kommt Transparenz in einen Markt, der bisher unüberschaubar war, weil es zu viele Anbieter gab, und undurchschaubar, weil diese die Preise nach Gutdünken festsetzten.

[37] Financial Times Deutschland, 24.12.2006.
[38] Clinicum, 6/2007.

„Die Agkamed ist nicht unser Einkäufer, sondern hat Kooperationen mit Lieferanten, mit denen die Preise für die Mitglieder ausgemacht werden können. Davor hat die Industrie sehr viel Angst", ist sich Kehrer der Sorge um Umsatzeinbußen bei den Medizinprodukteherstellern bewusst. „In anderen EU-Ländern sind die Produkte billiger zu bekommen, sie müssen nur dem Medizinproduktegesetz entsprechen. Wir werden aber auch in Zukunft vergabegesetzkonform ausschreiben."

Agkamed-Geschäftsführer Ulrich Schiedek bezifferte bei einem Vortrag in Österreich vor Krankenhausmanagern die Preisunterschiede zwischen Deutschland und Österreich allein bei hochpreisigen Medizintechnikprodukten mit 50 bis 100 Prozent. Das Einsparvolumen in Österreich sei somit enorm. Die Agkamed ist übrigens nicht die einzige deutsche Einkaufsgemeinschaft, die ihre Fühler nach Österreich ausstreckt. Dem Vernehmen nach führen auch andere Gruppen bereits Gespräche mit landeseigenen Spitalsgruppen in den Bundesländern.

Die Entwicklung geht allerdings noch einen Schritt weiter. Niedrigere Preise allein sind zu wenig. Zunehmend beginnen Einkaufsgenossenschaften ihre Mitglieder auch zu beraten, wie sie ihre gesamte Beschaffung optimieren können. Neben dem Einkauf hilft man also auch bei der Logistik, in der EDV und beim Controlling. Dazu gehört vor allem, zu analysieren, was eine einzelne Behandlung kostet und wie diese effizienter erbracht werden kann. Hintergrund dabei ist, dass der zentrale Einkauf allein zwar die Preise für Produkte reduzieren kann, aber kaum die Gesamtkosten. Was nutzt es, wenn OP-Tupfer um 20 Prozent billiger eingekauft werden, ein Arzt aber 40 Prozent mehr verbraucht als andere Ärzte? Die Zentraleinkäufer in den Krankenhäusern beginnen erst langsam, zusammen mit Controlling-Spezialisten auch die Mengen und den Verbrauch in den Kliniken zu untersuchen. Diesen Verbrauch aber auch zu steuern, ist weitaus schwieriger, als mit Herstellern Preise zu verhandeln. Es ist ja nicht ganz einfach, Ärzten oder dem Pflegepersonal auf die Finger zu sehen und ihren Verbrauch zu kontrollieren.

Erste Beispiele für verstärktes Controlling sind auch, dass Einkaufsverbünde vorschlagen, ganze OP-Sets einzukaufen statt Tupfer, Schere oder Skalpell einzeln. „OP-Säle könnten künftig komplett von einem Anbieter ausgestattet und versorgt oder Radiologiegeräte vorfinanziert und nach Nutzerzahlen abgerechnet werden, ähnlich wie Kopierer in Büros."[39] Auch die Technologieanbieter reagieren mit entsprechenden Angeboten auf solche Programme. „Rundum-sorglos-Pakete" nennt man etwa bei Philips Angebote, die nicht nur Wartung und Finanzierung inkludieren, sondern auch Unternehmensberatung. Dabei helfen die Anbieter bei Kostenanalysen und der Verbesserung des Geräteeinsatzes. Während der Umsatz der Medizintechnikhersteller 2005 in Deutschland rückläufig war, wuchs der Markt für alternative Finanzierungen für Medizintechnik um fast 20 Prozent.[40]

39 Ebenda.
40 Financial Times Deutschland, 29.1.2007.

Parallel dazu werden Bereiche wie Küche, Sterilisation, Haustechnik oder Wäscherei, die nicht zum Kerngeschäft gehören, samt dem dazugehörigen Personal ausgegliedert. Die Ausgliederung medizinischer Bereiche beschränkt sich derzeit auf Labor und Radiologie. Ausgegliederte Laboratorien werden zum Teil von Ärzten und teilweise von anderen privaten Firmen wie der beschriebenen Futurelab betrieben. Bei der Radiologie werden oft ehemalige Fachärzte des Krankenhauses zu Unternehmern, die sogar in den Räumen des Krankenhauses die Versorgung übernehmen.

Widerstand gegen Kontrolle

Nicht alle sehen in den technischen Entwicklungen allerdings Vorteile. Vor allem die Beschäftigten im Gesundheitswesen und allen voran die Ärzte beobachten die Entwicklung mit gemischten Gefühlen. So wurde etwa die Einführung der E-Card in Österreich lange Zeit massiv bekämpft, und auch in Deutschland war der Widerstand massiv, als es 2007 daran ging, eine ähnliche Gesundheitskarte einzuführen. Die Argumente lauten dabei immer, dass der Datenschutz bedroht sei. Patientenrechte seien ebenso gefährdet wie die ärztliche Schweigepflicht. Bei genauerer Analyse der Aussagen geht es zudem meist um die Sorge vor zu viel Kontrolle, die durch elektronische Systeme gegeben sein könnte. So lehnen die Ärzte etwa den erwähnten Arzneimittel-Sicherheitsgurt ab, bei dem Apotheker Verordnungen auf Wechselwirkungen analysieren. Nicht weil das nicht sinnvoll ist, sondern weil man sich nicht von Apothekern kontrollieren und vor allem in Entscheidungen überstimmen lassen will. Das System untergrabe das Vertrauensverhältnis zum Arzt, kritisierte etwa die Ärztekammer. Es bestehe die Gefahr, dass die vom Arzt gewählte medizinische Strategie durch die Einmischung des Apothekers in den Behandlungsvorgang unterlaufen werde. Tatsächlich ist das ja eben genau das Ziel des Systems. Es sollen Behandlungsvorgänge, die fehlerhaft sind, korrigiert werden. Um dies im eigenen Kreis und damit nicht öffentlich zu tun, fordern Ärztevertreter oft, dass die Systeme von ihnen gesteuert bzw. verwaltet werden.

Nur wenige Monate nach Einführung der E-Card etwa gab es einen Aufschrei der Ärzte, der zudem klar machte, warum man sich ursprünglich gegen das System gewehrt hatte. Die Umsätze der Allgemeinmediziner in Wien seien seit dem Start der E-Card um rund zehn Prozent gesunken, kritisierte der Arzt und Gesundheitspolitiker Erwin Rasinger.[41] Andere Berichte sprachen sogar von einem Minus von 15 Prozent. Telefonische Konsultationen, die ein Arzt früher über den Krankenschein abrechnete, seien mit der E-Card nicht mehr möglich. Andere Ärzte sahen den Grund für die Rückgänge darin, dass nicht mehr für jeden Facharztbesuch eine Überweisung des Hausarztes notwendig war, sondern Patienten drei Mal im Quartal auch direkt zu verschiedenen Fachärzten gehen konnten. Die Kassen jedoch sahen darin vielmehr eine Folge der genaueren

[41] Kurier, 28.1.2006.

Dokumentation der Leistungen. Oder anders ausgedrückt: Manche Ärzte könnten es vorher vielleicht nicht ganz so genau genommen haben. Vor allem wenn ältere Patienten zu Beginn eines Quartals dem Arzt, auch ohne ihn zu besuchen, ihren Krankenschein gleich per Post zuschickten.

Die Zentralisierung des Einkaufs in Kliniken greift auch massiv in die lange gängige Praxis ein, dass es oft den Primarärzten oblag, darüber zu entscheiden, was eingekauft wurde. „Oft gab so nicht allein der medizinische Nutzen den Ausschlag – gern auch mal die kostenlose ‚Fortbildung' am neuen Gerät, natürlich auf den Kanaren, oder auch die netten Zugaben des Verkäufers", beschreibt die *Financial Times Deutschland* die deutsche Situation.[42] Die Standardisierung, die noch größere Mengen pro Einzelprodukt bringt, erweist sich nicht zuletzt deshalb als schwierig. Ärzte und Pflegekräfte, die bisher über den Einkauf für ihre Station entscheiden konnten, sehen ihre Kompetenzen schwinden. Ihr Argument: Die medizinische Qualität der Versorgung leide unter zu viel Gleichmacherei. Und zudem könnten Nichtmediziner im Einkauf kaum qualifiziert beurteilen, was im medizinischen Alltag notwendig ist.

Wolfgang Speiser, niedergelassener Laborfacharzt und Obmann der Fachgruppe medizinische und chemische Labordiagnostik der Ärztekammer für Wien, kommentiert die in seinem Bereich stattfindende Konzentration und die Entstehung von privaten Gruppen so: Eine ausschließlich ökonomisch orientierte Betrachtungsweise sei oft kurzfristig und sehe eben anders aus als die eines Facharztes.[43] In solchen anonymen Unternehmensgruppen seien die Ärzte Angestellte, deren Meinung bestenfalls gehört werde. „Und wenn einer dort nicht mitmacht, tut es eben ein anderer." Als Beispiel nennt Speiser den Einkauf von Labortests. Da gebe es solche mit fast 100-prozentiger Treffsicherheit und weniger genaue, die billiger seien. Gewinnorientierte Firmen würden wohl eher zu den billigeren Tests greifen, was nicht zuletzt die Qualität negativ beeinflusse.

Dem haben Einkäufer oft nicht viel entgegenzusetzen. Bisher mangelt es an Einkaufsprofis, die medizinisch wie wirtschaftlich ausgebildet sind. Die Einkaufsgemeinschaft Agkamed bindet die Ärzte und Pflegekräfte deshalb in die Produktauswahl ein. Sie sind es, die in Spezialistenteams unter Kosten-Nutzen-Aspekten die Entscheidungen über die Produkte treffen. Welche Artikel werden für welche Anwendung gebraucht? Was wird nur aus Gewohnheit oder Liebhaberei bestellt? Müssen es sechs verschiedene OP-Handschuhe sein oder reicht ein einziges Modell? Erst danach beginnen die Einkäufer mit Preisverhandlungen mit den Herstellern.

Das Hauptproblem der Kritik an der elektronischen Vernetzung besteht oft darin, dass Mediziner und Techniker im Alltag in den Krankenhäusern nicht dieselbe Sprache sprechen. Und das führt in vielen Bereichen zu Frustration und Abwehrhaltungen. Technologisch ist heute bereits vieles denkbar und das meiste davon auch machbar. Der Diskussionsprozess darüber, wo der Technologie-

---

42   Financial Times Deutschland, 24.12.2006.
43   doktorinwien, 2/2007.

einsatz für alle Beteiligten hilfreich und wo er nicht sinnvoll ist, beginnt aber erst langsam. Zu oft wird zuerst die technische Lösung präsentiert, bevor die Betroffenen tatsächlich eingebunden werden.

Umgekehrt ist die Industrialisierung in einigen Bereichen aber durchaus mit Vorsicht zu genießen. So ist auch – ähnlich wie bei Arzneimitteln – nicht jede Technik tatsächlich ausgefeilt. In den USA sollte beispielsweise eine hoch entwickelte Software Spezialisten beim Entdecken von Brustkrebs auf Röntgenaufnahmen helfen. Tatsächlich können die digitalen Assistenten die Zahl der Fehldiagnosen aber deutlich erhöhen. Zu diesem Ergebnis kam eine amerikanische Studie, die im *New England Journal of Medicine* erschienen ist. Die Autoren haben die Arbeit von 43 Krebszentren in den USA zwischen 1998 und 2002 begleitet und Daten von mehr als 220.000 Patientinnen ausgewertet. Sieben der Einrichtungen hatten während dieser Zeit Computersysteme angeschafft, die ihre Ärzte beim Diagnostizieren von Brustkrebsvorstufen auf Mammografien unterstützen sollten. Diese Systeme untersuchen digitale Röntgenaufnahmen und weisen durch eingeblendete Bildmarkierungen auf Auffälligkeiten wie winzige Verkalkungen oder Gewebeverdichtungen hin, die auf beginnenden Brustkrebs hindeuten könnten. Die Diagnosen der Ärzte wurden durch die Software allerdings nicht besser, sondern offenbar messbar schlechter. Einerseits ließen sich die Experten durch die Hinweise aus dem Rechner in die Irre führen: Viel öfter als ihre Kollegen ohne Computerhilfe interpretierten sie gutartige Wucherungen als potenziell gefährlich, die Zahl der fehlerhaften Diagnosen stieg von 19,8 auf 22,8 Prozent. In der Folge stieg die Zahl der Entnahmen von Gewebeproben um ein Fünftel. Diese und andere unnötige Untersuchungen verursachen nach Schätzung der Forscher in den USA einen wirtschaftlichen Schaden von 550 Millionen US-Dollar pro Jahr. Noch überraschender war, dass die Ärzte Frühstadien von Brustkrebs nicht besser erkennen konnten. Die Studienautoren räumen allerdings ein, dass die schlechten Ergebnisse auch daraus resultieren, dass viele Mediziner die neue Technik noch nicht perfekt beherrschen. Dennoch werde die Untersuchung die Radiologie nachhaltig beeinflussen. In den USA bieten viele Krebszentren Computerdiagnosen an, weil sich die Investitionen in die Software leicht durch höhere Untersuchungshonorare finanzieren lassen.[44]

Doch das ist nicht das einzige Problem. Werden etwa teure Diagnosegeräte wie Maschinen in der Produktion rund um die Uhr eingesetzt, damit sie optimal ausgelastet sind, besteht auch die Gefahr, dass Untersuchungen gemacht werden, die medizinisch nicht notwendig sind. Tatsächlich kann es durch die zunehmende Spezialisierung im Gesundheitswesen sogar dazu kommen, dass neue Technologien wie beschrieben nicht kostensenkend wirken, sondern die Ausgaben weiter steigen lassen. In Fachkreisen wird dies als so genanntes Sisyphus-Syndrom bezeichnet. Sisyphus ist jener Held der griechischen Mythologie, der, weil er die Götter verspottete und zum Narren hielt, zur Strafe dazu ver-

---

44 Financial Times Deutschland, 11.4.2007.

dammt ist, im Totenreich einen Felsblock einen steilen Hang hinaufzurollen. Immer kurz bevor er das Ende des Hanges erreicht, entgleitet ihm der Stein, und er muss wieder von vorne anfangen. Im Gesundheitsbereich sehen Experten diese Entwicklung in der Medizintechnik, deren Fortschritte die Überlebenschancen vor allem im fortgeschrittenen Alter verbessern. Damit fließen allerdings immer mehr Mittel in die Versorgung der Altersbevölkerung. Und davon profitieren wiederum besonders Produktinnovationen. Dadurch werden die Grundlagen für weitere Erfolge der modernen Medizin geschaffen, die ihrerseits erneut zu einer weiter wachsenden Altersbevölkerung und damit zu steigenden Gesundheitsausgaben führen (Breyer u.a., 2005).

Nun soll hier natürlich nicht einer – in einigen Gesundheitskreisen bereits diskutierten – Rationierung der Versorgung für ältere Menschen das Wort geredet werden. Der Fortschritt ist zu begrüßen. Das Beispiel zeigt aber deutlich, dass Technologie, ebenso wie die Verbesserung der Prozesse, die Ausgaben für das Gesundheitswesen nicht reduziert. Es werden lediglich neue Gelder gemacht für weitere Fortschritte. All die hier skizzierten Entwicklungen und modernen Methoden sollten somit vor allem dazu dienen, die Qualität der Versorgung zu verbessern. Einen Beitrag zur Kostenreduktion können sie nicht leisten.

Informationstechnologie: Mittel zum Zweck

von Dr. Michael Heinisch und DI Dr. Christian Gierlinger (Vinzenz Gruppe)

Analysiert und beschreibt man den wachsenden Einsatz von Informationstechnologie im Gesundheitswesen und vor allem in den Krankenhäusern, so sind vorerst einige grundsätzliche Gedanken notwendig. Die Aufgabe eines Krankenhauses ist es zuallererst, den Menschen zu heilen. In der Ausnahmesituation einer Krankheit will der Mensch nicht nur mit seinen körperlichen Problemen, sondern auch mit seinen seelischen Bedürfnissen wahrgenommen werden. Patienten haben Angst und sind unsicher, wenn sie ins Krankenhaus kommen.

Der ureigenste Auftrag des Krankenhauses ist also der Mensch. Er steht über allem. Selbstverständlich kann und soll man etliche Managementkonzepte und Instrumente aus anderen Wirtschaftsbereichen übernehmen. Allerdings ist dabei zu beachten, dass Krankenhäuser keine industriellen Dienstleistungsunternehmen sind. Es geht nicht um ein Produkt – es geht um den Menschen und sein Leben. Professionalität im Management, Wirtschaftlichkeit und Managementinstrumente müssen sich als Mittel zum Zweck verstehen – und das Ziel unserer Arbeit ist immer der Mensch. Wenn wir also über Informationstechnologie und das Management von Informationen reden, so ist klar, dass diese die Rahmenbedingungen für den besten Dienst am Menschen schaffen müssen.

Wir beobachten seit geraumer Zeit, dass das Management im Gesundheitswesen immer komplexer wird. Dies beginnt damit, dass jährlich die Anzahl der aufgenommenen Patienten steigt. Sowohl die demographischen Entwicklungen als auch der medizinische Fortschritt, der gänzlich neue Behandlungen möglich macht, werden diesen Trend weiter verstärken. Gleichzeitig sinken in den Krankenhäusern die Verweildauern. Alle Diagnoseschritte und Behandlungsabläufe müssen immer schneller abgewickelt werden. Damit werden auch immer mehr medizinische Möglichkeiten einem größeren Patientenkreis zugängig gemacht. Um in dieser Situation den Überblick zu behalten und um mit der Komplexität umgehen zu können, die damit einhergeht, brauchen wir professionelles Management. Darüber hinaus geht es auch immer darum, knappe Mittel intelligent zum Wohle und zum optimalen Nutzen des Patienten einsetzen zu können.

Die Informations- und Kommunikationstechnologie ist ein ganz wesentlicher Bestandteil dieses professionellen Managements. Technologie darf allerdings nicht zum Selbstzweck werden, die den Blick auf den Menschen verstellt.

Es gibt im Gesundheitsbereich IT-Experten[45], die davon ausgehen, dass Informationstechnologie über die Wettbewerbsfähigkeit in Krankenhäusern entscheiden wird. Aus unserer Sicht ist es insbesondere die medizinische Leistungsfähigkeit, das Qualitätsmanagement und die menschliche Zuwendung, die in einem Krankenhausbetrieb aus Sicht des Patienten von noch höherer Bedeutung sind. Natürlich ist auch die Informationstechnologie von hoher Wichtigkeit. Sie reiht sich in all jene Instrumente ein, welche dem Krankenhausmanagement dabei helfen, Komplexität zu bewältigen, Transparenz sicherzustellen und die entsprechenden Entscheidungen zu unterstützen. Diese Themen

---

[45] Jens Dommel, Geschäftsbereichsleiter Gesundheitswirtschaft bei Microsoft Deutschland. Financial Times Deutschland, 17.8.2007.

werden auch in Zukunft an Bedeutung gewinnen. Nicht zuletzt deshalb, weil der Anspruch an die Verfügbarkeit von Informationen steigt – seitens der Qualitätskontrolle, seitens der Patienten, aber auch seitens der öffentlichen Hand.

Dokumentation und Transparenz in IT-Systemen

Viele Anforderungen an die Dokumentation resultieren aus dem staatlichen Abrechnungssystem medizinischer Leistungen. Mussten früher nur Aufenthaltsdauern von Patienten im Spital dokumentiert werden, so erfolgt nun die Dokumentation über das LKF-System (leistungsorientiertes Krankenhaus-Finanzierungssystem) mit seinem ICD-10-Diagnosenkatalog und den rund 1200 medizinischen Einzelleistungen (MEL). Dazu kommen allerdings auch haftungsrelevante Fragen: Sofern es zu Komplikationen kommt, müssen die Diagnose und die Behandlungsschritte nachvollziehbar dargestellt werden können. Dies ist mit ein Grund für das Ausmaß der Dokumentationspflicht. Krankenhäuser und andere Gesundheitsdienstleister sind gezwungen, vollständige Transparenz sicherzustellen. Gerade aus juristischer Sicht muss nachweisbar sein, dass in medizinischen und pflegerischen Belangen alles gemacht wurde, um dem aktuellen Stand des Wissens zu entsprechen. Aber auch unsere Patienten selbst verlangen immer mehr Informationen. Dies entspricht dem Wunsch nach Mitbestimmung und Patientenautonomie und ist zu begrüßen. Damit ergeben sich jedoch für die Krankenhäuser zusätzliche Ansprüche an die Transparenz.

Die Informationstechnologie und die daraus resultierende Transparenz unterstützen auch die Behandlungen selbst. Je mehr und je mehr maßgeschneiderte Informationen wir über den Patienten haben, umso besser ist die Behandlungsqualität. Dokumentation medizinischer und pflegerischer Daten muss die Arbeit unterstützen. Informationstechnologie muss die Rahmenbedingungen schaffen, damit unsere Mitarbeiter optimal am Patienten arbeiten können.

Die Vinzenz Gruppe arbeitet in ihren sieben Krankenhäusern in Wien und Oberösterreich auf fünf Ebenen der Informationstechnologie. Den Ausgangspunkt bildet der kaufmännische Bereich, welcher über ein SAP-System läuft und mit dem die betriebswirtschaftlichen Funktionen für die gesamte Vinzenz Gruppe zentral gesteuert werden können. Nach der Implementierung des betriebswirtschaftlichen Bereichs stellte sich in der Folge die Frage nach der Abbildung medizinischer Prozesse. Das medizinische Informationssystem wurde in zwei Bereiche gegliedert: die Patienten- und die klinische Administration. Zur Patientenadministration zählen die Patientenaufnahme, die Verlegung, die Entlassung und die Abrechnung. Diese Funktionen sind nach wie vor sehr betriebswirtschaftlich geprägt. In der klinischen Administration werden sämtliche Prozesse unterstützt, welche im klinischen Alltag ablaufen. In diesem Bereich werden bereits viele Dokumentationsstandards von außen vorgeschrieben. Die Aufgabe der IT-Abteilung ist es hier, die Systeme so zu gestalten, dass sie nutzergerecht und leicht zu bedienen sind.

Als die weiteren Ausbaustufen fertig waren und damit eine große Menge an Daten zur Verfügung stand, stellte sich die Frage nach der Auswertung und dem sinnvollen Einsatz der Daten. In diesem Bereich ist vor allem die Verknüpfung von betriebswirtschaftlichen und klinischen Daten von Interesse. Ziel war es, aus den Informationen Wissens-, Steuerungs- und Führungsbausteine zu entwickeln. Wird beispielsweise im Orthopädischen Spital Speising einem Patienten ein neues künstliches Kniegelenk eingesetzt, so werden die Daten dieser Prothese eingescannt. Das künstliche Gelenk wird so aus dem Lagerbestand ausgebucht und von dort automatisch eine Neubestellung beim Lieferanten ausgelöst. Die Bestellung und die Lagerhaltung selbst werden über Plattformen ausgetauscht, wie sie in anderen Wirtschaftsbereichen außerhalb des Gesundheitswesens längst im Einsatz sind. Gleichzeitig verfügt die Krankenhausführung nun auch über eine wirksame Qualitätskontrolle: Zum einen kann jede Kniegelenksprothese einem bestimmten Patienten zugeordnet werden, zum anderen kann sie zum Hersteller und zum Logistikpartner rückverfolgt werden.

Die nächste Ausbaustufe des Informationssystems der Vinzenz Gruppe wird sich mit den klinischen Pfaden beschäftigen. Im Rahmen der klinischen Pfade werden Handlungsabläufe definiert. Auf diese Weise lässt sich beispielsweise für eine Blinddarmoperation ein typischer klinischer Pfad entwickeln: Nach der Aufnahme wird Blut abgenommen, der Ultraschall durchgeführt und ein OP-Termin vereinbart. Anschließend beginnt die Nachbetreuungsphase. Natürlich wurden in diesem Bereich intern zahlreiche Diskussionen geführt. Beispielsweise wurde die Frage erörtert, ob sämtliche Diagnose- und Behandlungsroutinen in standardisierten Pfaden abgebildet werden konnten und was im Falle einer Nichteinhaltung dieser Vorgaben passiert. Aus unserer Sicht dürfen klinische Pfade jedoch nicht zum Dogmatismus verkommen. Der Arzt ist selbstverständlich in seiner Letztentscheidungskompetenz gefragt.

Im Orthopädischen Spital Speising hat die Vinzenz Gruppe mit klinischen Pfaden erste durchaus positive Erfahrungen gemacht. In diesem Krankenhaus finden zahlreiche planbare Eingriffe statt. Mit klinischen Pfaden steigen die Berechenbarkeit und die Qualität der Behandlungen. Darüber hinaus ergeben sich auch zahlreiche Vorteile bei der Ausbildung neuer Ärzte. So sind im Rahmen der Ausbildung der Turnusärzte medizinische Pfade jederzeit abrufbar und das gesammelte Wissen kann eingesehen werden. Aber auch Fachärzte haben bei standardisierbaren Eingriffen und Behandlungen großes Interesse an den medizinischen Standards. Wie bereits ausgeführt, ist es sowohl für den Spitalsträger als auch für die Mitarbeiter juristisch relevant, nachweisen zu können, dass nach dem medizinischen und pflegerischen State of the Art vorgegangen wurde.

Der zunehmende Einsatz von Informationstechnologie braucht die Unterstützung der Mitarbeiterinnen und Mitarbeiter. Vor diesem Hintergrund besteht die Notwendigkeit, permanent den Nutzen der eingesetzten Informationssysteme zu demonstrieren. Selbstverständlich stellen die Mitarbeiter im Zusammenhang mit der Informationstechnologie laufend Kosten-Nutzen-Erwägungen an. Oftmals entsteht der Eindruck, dass der Vielzahl der eingegebenen Daten keine nutzbaren Ergebnisse gegenüberstehen. Gerade im Bereich der medizinischen und pflegerischen Qualitätssicherung ergeben sich durch flexible Auswertungen jedoch attraktive Einsatzgebiete. Was ursprünglich als bürokratischer Mehraufwand erschienen ist, muss allen Beteiligten als Nutzen für ihre tägliche Arbeit vermittelt werden.

Entsprechende Schulungen schaffen Verständnis und machen sicher im Umgang mit den IT-Systemen. Dies beginnt bei der Sicherstellung der Eingabe- und Bedienungsqualität. Im Rahmen der Vinzenz Gruppe wurden diese Schulungen nicht nur bei der Einführung des Systems vor rund sieben Jahren durchgeführt, sondern stehen auf der Tagesordnung sämtlicher Mitarbeiter. Junge Mitarbeiter sind im Umgang mit Informationstechnologie generell geübt und vertraut. Für alle Beschäftigte besteht in der Vinzenz Gruppe weiterhin die Möglichkeit, Papierausdrucke anzufordern. Aus unserer Sicht werden in Zukunft die Papierausdrucke durch elektronische Speichermedien abgelöst werden.

Durch die Informationstechnologie entstehen auch in Medizin und Pflege attraktive neue Tätigkeitsfelder. Für jene Mitarbeiter, welche Schnittstellenkompetenz zwischen der IT und den medizinischen bzw. pflegerischen Kernbereichen mitbringen, werden sich neue Karrieremöglichkeiten eröffnen. Informationstechnologie darf nicht nur von der Technik forciert werden, sondern muss umgekehrt auch von Mitarbeitern der Medizin und Pflege mit- und weiterentwickelt werden.

Oft hat es den Anschein, als ob derartige Schnittstellenfunktionen für die Beschäftigten noch nicht attraktiv genug seien. Im Rahmen der Ausbildung wird zu wenig vermittelt, dass auch patientenfernere Bereiche in Krankenhäusern interessante Tätigkeitsfelder darstellen. Es ist davon auszugehen, dass es in Zukunft eine Vielzahl postgradualer Studienangebote geben wird, in denen sich Mediziner und Pflegekräfte auf Schnittstellenthematiken im Zusammenhang mit der Informationstechnologie spezialisieren können. Diese Experten müssen in den Krankenhäusern Dolmetschfunktionen zwischen Technik und Medizin erfüllen. Es geht darum, die Aspekte des Patienten in das Management und in die Informationstechnologie hineinzutragen. Man kann davon ausgehen, dass diese Experten ganz besonders nachgefragt werden.

Vernetzung nutzt allen Beteiligten

Im klinischen Alltag gehen Mitarbeiter bereits heute mit dem Laptop zur Visite und haben online sämtliche Daten zur Verfügung. Auf diese Weise können Grundanforderungen wie Zuweisungen zum Labor oder zum Röntgen elektronisch durchgeführt werden. Wird ein alter Papierakt nochmals gebraucht und aus den Archiven geholt, wird er sofort vollständig eingescannt und in der Folge vernichtet. Ab diesem Zeitpunkt sind alle Dokumente auf Knopfdruck verfügbar.

Im Alltag stehen Laptops bei den Visiten dennoch nicht im Vordergrund. Aus der Sicht des Patienten sind dies Arbeitsbehelfe, die im Hintergrund bedient werden. Es ist von besonderer Bedeutung, dass die Technik auch optisch nicht zu einem Hindernis in der Beziehung zum Patienten wird. Ähnlich verhält es sich mit einzelnen Tätigkeiten in der Pflege: Mussten Mitarbeiter früher mit Papiervorlagen zu den Patienten gehen, um das Essen anzufordern, so erfolgt dies heute ausschließlich elektronisch. Die Pflegekräfte rufen das Menüprogramm an den Laptops auf. Alle Informationen sind damit sofort verfügbar, wobei das Speisenangebot bereits an die Diätwünsche oder -vorschriften des Patienten angepasst ist. Darf ein Patient z.B. kein Schweinefleisch essen, wird dieses in der elektronischen Auswahl gar nicht angeboten bzw. ausgewiesen. Die Bestelldaten selbst gelangen dann direkt in die Küche. Dieses System reicht allerdings noch bis in die betriebswirtschaftlichen Ebenen weiter. So werden durch die Patientenbestellung bei den entsprechenden Lieferanten auch die Rohwaren für die Menüs automatisiert nachbestellt.

Die zukünftigen Entwicklungen in der Informationstechnologie werden die Vernetzungen sämtlicher Akteure im Gesundheitswesen betreffen. Bereits heute bemüht sich die Vinzenz Gruppe, Informationen und Daten im Rahmen von Vernetzungsprojekten auch extramuralen zuweisenden Ärzten und anderen Partnerkrankenhäusern zur Verfügung zu stellen. Beispielsweise wurden in einem Pilotprojekt am Krankenhaus der Barmherzigen Schwestern Ried der Notarztwagen und die Klinik miteinander vernetzt. Durch das Notärzteteam können beispielsweise EKG-Daten verschlüsselt an das Spital geschickt werden. Die Ärzte im Krankenhaus können sich damit bereits frühzeitig auf die Ankunft des Patienten vorbereiten und notfalls zusätzliche Expertisen einholen. Parallel dazu läuft in anderen Krankenhäusern der Vinzenz Gruppe ein Feldversuch mit Spitalsärzten, die eine eigene Ordination betreiben. Diese Ärzte können sich von ihren Ordinationen direkt in das Spitalssystem einloggen und Operationstermine reservieren. Im nächsten Schritt sollen diese Möglichkeiten auch anderen Ärzten zur Verfügung gestellt werden, um den Patienten eine reibungslose und schnittstellenfreie Behandlung im Gesundheitssystem zu ermöglichen.

Auch hier kann Informationstechnologie helfen, Prozesse zu optimieren und Schnittstellen im Gesundheitssystem zu überbrücken. Ein derartiges Konzept sollte auch im Rahmen der Ausschreibung des Managements im Rehabilitationszentrum der Sozialversicherungsanstalt der Gewerblichen Wirtschaft umgesetzt werden. Die Vinzenz Gruppe hat sich im Sommer 2007 für diesen Auftrag beworben, um das Pilotprojekt einer integrierten Versorgung im orthopädischen Bereich umsetzen zu können. Je früher die Rehabilitationseinrichtung mit dem Akutkrankenhaus kommuniziert, umso besser wird der Behandlungs- und Therapieerfolg für den Patienten sein. Darüber hinaus können Doppelbefundungen seitens der Rehabilitationseinrichtungen vermieden werden. Zwar hat die Vinzenz Gruppe den Zuschlag für die Betriebsführung der Rehabilitationseinrichtung in Baden nicht erhalten. Nichtsdestotrotz werden derartig integrierte Versorgungsmodelle in Zukunft aus dem österreichischen Gesundheitswesen nicht mehr wegzudenken sein.

Oft wird die grundsätzliche Frage gestellt, welche Einsparungen sich durch den Einsatz von Informationstechnologie realisieren lassen. Einfache Kosten-Nutzen-Überlegungen scheitern an der Komplexität der Abläufe im Gesundheitswesen. Grundsätzlich kosten der Aufbau der IT und die Umsetzung von Vernetzungsprojekten Geld. Diese Anfangsinvestition kann dazu führen, dass sich Behandlungsabläufe verkürzen, was aus der Sicht der Kostenträger zu Einsparungen führt. Andere Behandlungs- und Therapieverläufe wiederum verlängern sich, wenn sich neue diagnostische und therapeutische Möglichkeiten ergeben. Aufgabe der IT ist es jedenfalls, Prozesse derart zu entwickeln, dass sie besser, einfacher und durchlässiger werden. Oftmals lassen sich in derartigen Projekten die Prozesskosten allerdings nur schwer erfassen.

Trotz aller Möglichkeiten, welche die IT bietet, wird die Technologie nie das zentrale Nervensystem im Gesundheitswesen darstellen. Den Kern der Arbeit in den Krankenhäusern muss weiterhin die Beziehung zwischen den Patienten und den sie behandelnden Menschen darstellen. Management und Technologie müssen die Rahmenbedingungen schaffen, damit den Patienten geholfen werden kann.

Warum Zusammenarbeit wichtig wird

In den Reformdiskussionen wird immer von „dem Gesundheitswesen" gesprochen. Damit ist ungefähr eine so klar umrissene Definition gegeben wie mit dem Begriff „die Industrie". Tatsächlich sind beide Bereiche sehr breit gefächert, und die einzelnen Teile haben oft wenig miteinander zu tun. Im Gesundheitswesen etwa sind die Strukturen in den verschiedenen Bereichen sehr unterschiedlich. Während Patienten häufig mit mehreren dieser Sektoren in Kontakt kommen, haben diese selbst untereinander oft wenig Berührungspunkte. Nicht selten ist dies zum Nachteil der Patienten, die etwa nach einer schweren Operation lange auf einen Platz in einem Rehabilitationszentrum warten müssen. Weil dieses beispielsweise der Sozialversicherung gehört, während das Krankenhaus von einer Gemeinde betrieben wird, tun sich die beiden Träger beim Informationsaustausch schwer. Diese Situation verursacht nicht nur Leid bei den Betroffenen, sie kostet auch viel Geld. Der Gesundheitszustand eines Herzpatienten nach einer schweren Operation wird sich ja nicht gerade verbessern, wenn er lange auf die Rehabilitation wartet. So mannigfaltig wie die diversen Sektoren sind aber auch die Finanzströme. Eine Untersuchung des Gesundheitsministeriums hat 143 (!) unterschiedliche Zahlungsströme identifiziert.

Schnittstellen und deren Management gehören deshalb zu den viel gebrauchten Zauberworten bei Gesundheitsreformen. Politiker und Experten sind sich darüber einig, dass die Systeme viel zu kompliziert strukturiert sind. Das führt zu Doppelgleisigkeiten, die viel Geld kosten, die Kontrolle von Qualität erschweren und Patienten unnötig im Kreis herumschicken. Ein Hauptproblem ist dabei die unterschiedliche Finanzierung von niedergelassener Medizin, Krankenhäusern und Pflege. Während für die niedergelassenen Ärzte die Krankenversicherungen zuständig sind, wird die stationäre Versorgung primär von den Ländern und Gemeinden finanziert. Die Krankenkassen zahlen dafür einen Fixbetrag. Die Pflege wiederum wird aus verschiedensten Töpfen und zum Teil auch vom Bund finanziert.

Verschiebebahnhöfe

Diese Situation führt dazu, dass Regierung und Kommunen nur allzu oft auf die Geldtöpfe der Krankenkassen schielen. Wie bereits im Buch „Kranke Geschäfte mit unserer Gesundheit" beschrieben, ist es etwa eine weit verbreitete Praxis von Krankenhäusern, Patienten auf eine Reise durch Ordinationen und Laboratorien zu schicken, statt sie selbst zu untersuchen. Das bedeutet nämlich nichts anderes, als Kosten an die Krankenkassen auszulagern. Diese wiederum sind überzeugt, dass dies nicht im Einzelfall, sondern systematisch passiert. Der Hauptverband der Sozialversicherungsträger erklärte im Sommer 2004 jedenfalls, dass für die Auslagerungen eigene Formulare und Vordrucke verwendet würden. Zum Teil gebe es für die Entscheidungsträger in den Spitälern sogar entsprechende Erlässe und Dienstanweisungen von den Spitalseigentümern, die solche Auslagerungen vorschreiben (Rümmele, 2005).

Die meisten dieser Auslagerungen werden in der präoperativen Diagnostik und bei teuren Befunden und Therapien von ambulant zu behandelnden Spitalspatienten durchgeführt. Ausgelagert wird überwiegend zu niedergelassenen Allgemeinmedizinern und Fachärzten der Fächer Labor, Röntgen, Innere Medizin und Gynäkologie sowie zu Instituten und eigenen Einrichtungen der Sozialversicherungen. Solche Hürdenläufe, die Patienten täglich österreichweit ärgern, kosteten die Krankenkassen im Jahr 2002 zusätzliche 67 Millionen Euro. „Verschiebebahnhöfe" nennt das der deutsche Gesundheitsexperte Bert Rürup. Er kennt das Prinzip auch in seinem Land.

Doch nicht nur im Gesundheitsbereich gibt es massive Schnittstellenprobleme. Länder und Gemeinden sparen auf Kosten der Krankenversicherung auch gerne bei den Ausgaben für die Altenpflege. Altenpflege ist per Verfassung Aufgabe der Kommunen. Betreiben diese allerdings zu wenig Pflegeheime, bleibt den Angehörigen nur, sich selbst verstärkt um die Versorgung zu kümmern. Treten dann, ebenso wie bei den Professionisten in der Pflege, auch Ermüdung, Überforderung und Frustration auf, hilft oft der Hausarzt, der den alten Menschen kurzfristig ins Krankenhaus verlegt. Dieses wird zwar auch von Land und Gemeinde finanziert, aber eben nicht zu 100 Prozent. Wie sich das auswirkt, hat die oberösterreichische Spitalsholding errechnet. Bei einer Analyse aller Patientendaten stellte man fest, dass 40 Prozent der Patienten genauso gut in Pflegeheimen versorgt werden könnten. Sie bedürfen nämlich zwar der Pflege, aber eben nicht der ständigen ärztlichen Betreuung.

Ähnliche Ergebnisse lieferte eine Untersuchung von Wiener Spitälern durch den Rechungshof aus dem Jahr 2005. Auch er kritisierte, dass in Akutkrankenhäusern Pflegefälle untergebracht waren. In einem Interview schätzte der damalige Wiener ÖVP-Chef Johannes Hahn, dass rund 20 Prozent aller Spitalsbetten in Österreich mit Pflegefällen belegt sind. Der Grund dafür ist schlicht, dass ein Aufenthalt in einem Spital oft pflegende Angehörige entlastet, wenn diese überlastet sind. Und so hilft schon einmal gerne der Hausarzt, indem er einen Kontrollbesuch im Spital anordnet. Laut Rechnungshof verliert das Gesundheitssystem so pro Jahr hunderte Millionen Euro. Die Unterbringung im Wiener Donauspital kostet pro Tag etwa 300 Euro mehr als die Unterbringung in einem Pflegeheim.[46]

Den Spitälern ist das trotz der hohen Kosten kurioserweise aber oft gar nicht unrecht. Eine der zahlreichen Absurditäten des Gesundheitssystems zwingt sie nämlich, die Zahl der Betten hoch zu halten und daher auch mit Patienten zu belegen. Der Grund liegt in der Entlohnung der Ärzte. Die Kommunen haben schon früh begonnen, vor allem den teuren Primarärzten Nebengeschäfte zu erlauben. Dafür zahlen sie ihnen niedrigere Gehälter. So verdienen die Primarii, aber auch die untergeordneten Ärzte an privat zusatzversicherten Patienten mit. Laut Gesetz dürfen öffentliche Spitäler die Zahl der Privatbetten nicht unendlich ausdehnen. Vielmehr dürfen nur 25 Prozent aller Klinikbetten Sonder-

46 Kurier, 29.8.2006.

klassebetten sein. Wer also viele profitable Sonderklassebetten haben will, muss die Gesamtzahl der Betten hoch halten.

Auch dass die Primarärzte parallel Ordinationen betreiben dürfen, ist nicht zum Nachteil der Krankenhäuser. Denn über diese Privatordinationen werden neue Patienten für die Kliniken gewonnen. Und an diesen verdienen bei einem stationären Aufenthalt nicht nur die Primarärzte, die sie behandeln, sondern eben auch die Spitäler. Die Privatordinationen selbst könnte man so gesehen als Vertriebskanäle für die Kliniken bezeichnen. Für Kliniken und Ärzte handelt es sich jedenfalls um eine Win-Win-Situation.

Doch nicht nur das Einkommen der Ärzte hängt von der Zahl der Betten ab, sondern auch ihr Prestige. Je mehr Betten ein Primararzt „befehligt", umso mehr Pflegekräfte, Oberärzte und Turnusärzte sind ihm zugeteilt. Nimmt man ihm also überflüssige Betten, nimmt man ihm Geld und Ruhm. Deshalb laufen Ärzte bei Umstrukturierungen von Kliniken oder anlässlich der Reduktion von Kapazitäten Sturm. Und wenn mutige Politiker erklären, dass es aufgrund der demographischen Entwicklung anstelle von Geburtsbetten künftig mehr orthopädische und geriatrische Betten geben soll, ist dies für die betroffenen Gynäkologen und Kinderärzte doppelt bitter. Sie werden nicht nur beschnitten, sie müssen auch zusehen, wie Berufskollegen einer anderen Fachrichtung aufgewertet werden.

Gesunde Geschäfte an Nahtstellen

Um etwas Abhilfe zu schaffen, wurde 2006 der so genannte Österreichische Strukturplan Gesundheit (ÖSG) eingeführt. Dieser löste den Krankenanstalten- und Großgeräteplan ab, der lediglich die Zahl von Kliniken, Betten und High-Tech-Geräten wie MRT und CT begrenzte. Der ÖSG soll den stationären Akutbereich neu ordnen, aber auch die Versorgungsstruktur im nichtakuten stationären Bereich der Krankenanstalten, im ambulanten Bereich (Spitalsambulanzen, niedergelassener Bereich und selbstständige Ambulatorien), im Rehabilitations- sowie im Pflegebereich darstellen. Im ÖSG werden keine Festlegungen mehr getroffen, wie viele Krankenhausbetten wo stehen und wo medizinische Leistungen erbracht werden sollen. Entscheidend ist, dass alle Patienten mit definierter, gleichwertiger, höchstmöglicher Qualität behandelt werden, unabhängig von ihrem Wohnort und von Standort und Art der sie behandelnden Gesundheitseinrichtung.

Voraussetzung für die Leistungserbringung ist die Einhaltung von vorgegebenen Qualitätskriterien, zu denen auch Mindestfrequenzen und eine gute Erreichbarkeit gehören. Werden diese Kriterien nicht erfüllt, werden dem Spital die Leistungen nicht mehr bezahlt. Das heißt, dass die Gesundheitsversorgung nicht in allen Regionen in gleichartig strukturierten Versorgungseinrichtungen erfolgen muss. Die Länder können vielmehr selbst entscheiden, wie und von wem die Leistungen erbracht werden. Durch ein so genanntes Nahtstellenmanagement soll zudem eine rasche, lückenlose und medizinisch sowie ökonomisch sinnvolle Behandlungskette sichergestellt werden. Dazu gehört unter anderem, dass Modelle entwickelt werden, die einen besseren Ablauf von Patientenaufnahmen und -entlassungen gewährleisten.

Gleichzeitig zeichnen sich aber Entwicklungen ab, wo die Vernetzung nicht nur von oben erfolgt, sondern auch in der Praxis Kooperationen entstehen. Meist geht es dabei um die bessere Auslastung vor allem von klinischen Bereichen. So haben sich bereits in einigen Fällen Spitäler mit niedergelassenen Radiologen zusammengetan. Diese betreiben ihre Praxis entweder im Spital oder in dessen unmittelbarer Nähe. Sie erhalten so einerseits Aufträge von der Klinik, können andererseits aber auch auf Kassenkosten Patienten ambulant untersuchen. Den Krankenkassen sind solche Partnerschaften zur Erhöhung der Auslastung durchaus recht. Sparen sich die Ärzte Geld, lässt sich bei den Tarifverhandlungen auch Druck auf die Höhe ihrer Honorare machen.

In Deutschland sind aus diesen Entwicklungen so genannte Medizinische Versorgungszentren (MVZ) entstanden. Sie sollen helfen, die Schnittstellen zwischen stationärem und niedergelassenem Bereich zu optimieren. Bis zum Fall der Mauer in Ostdeutschland waren sie noch unter dem Namen Polikliniken bekannt, und in den Folgejahren wurden sie nicht zuletzt aufgrund des Druckes niedergelassener Ärzte aufgelöst. In den nun reanimierten Zentren sollen sich niedergelassene Ärzte und Kliniken besser vernetzen. MVZ sind Versorgungseinrichtungen, die – ähnlich wie Praxen – ambulant Patienten versorgen. In ihnen arbeiten mindestens zwei verschiedene Fachärzte gemeinsam – als Vertragsärzte oder Angestellte. Seit der Gesundheitsreform 2004 dürfen niedergelassene Ärzte und Kliniken MVZ gründen. Für jeden Mediziner im Zentrum muss der Betreiber einen Kassenarztsitz aufkaufen, um ambulante Behandlungen abrechnen zu können. Immer öfter übernehmen diese Zentren auch die Führung von Spitalsambulanzen. In nur zwei Jahren ist die Zahl der MVZ auf 666 explodiert. Das Überraschende dabei: 58 Prozent gehören niedergelassenen Ärzten. 29 Prozent gehören Kliniken, weitere zwei Prozent Kliniken und Ärzten gemeinsam und der Rest anderen Eigentümern.

In Österreich werden ähnliche Modelle erst diskutiert. So wollen die Ärzte etwa eigene GmbHs gründen. Das hätte vor allem steuerliche Vorteile und würde so auch das Konzept der bereits länger möglichen Gruppenpraxen neu beleben, das bisher kaum mit Leben erfüllt worden ist.[47] Dort arbeiten meist mehrere Ärzte der gleichen Fachrichtung zusammen, was in erster Linie längere Öffnungszeiten ermöglicht. Ob die neuen GmbHs dann auch Ärzte anstellen dürfen, ist umstritten. Tatsächlich wäre das mit so genannten Ambulatorien bereits möglich. Doch diese müssen ihre Mitgliedsbeiträge als normale Unternehmen bei der Wirtschaftskammer abliefern und nicht bei der Ärztekammer, so wie einzelne Ärzte. Verständlich, dass sich die Ärztekammer noch gegen diese Konzentration im niedergelassenen Bereich sträubt. Sie kostet Kammerumlage

---

47 In Wien gab es Anfang 2007 gerade einmal 19 derartige Gruppenpraxen, obwohl die Möglichkeit dafür schon 2004 durch eine Vereinbarung zwischen Gebietskrankenkasse und Ärztekammer geschaffen worden war.

zahlende Mitglieder. Zudem fürchtet man die Konkurrenz durch Spitäler, die ihrerseits derartige Zentren gründen könnten.

Das Beispiel Deutschland zeigt aber, dass die Furcht, Ärzte könnten Konkurrenz durch Spitäler oder anonyme Investoren erhalten, unbegründet scheint. Sicher ist, dass der Druck auf jene Ärzte steigt, die diesen Zentren nicht angehören, solche mit Partnern gründen oder sich Gruppen wie der bereits erwähnten „Futurelab" anschließen. Unter Kostendruck und steigendem Investitionsbedarf in der Medizintechnik ist der niedergelassene Arzt als Einzelkämpfer ein Auslaufmodell – zumindest im Facharztbereich. Denn selbst bei den von der Kammer favorisierten Ärztegesellschaften sollen mehrere Fachärzte in einer gemeinsamen Ordination zusammenarbeiten. Kammerpräsident Reiner Brettenthaler begründete dies im Frühjahr 2007 damit, dass sich so die Fixkosten reduzieren ließen. Außerdem habe „man keine Probleme mit Urlaubsvertretungen und eine interne Kontrolle".[48] Nicht dem Arzt mit der Einzelpraxis wird die Zukunft gehören, prophezeien deshalb landauf landab Gesundheitsökonomen, sondern Praxen, die sich mit anderen Akteuren zusammenschließen, um hohe medizinische Qualität bei niedrigen Kosten anzubieten.

Konkurrenz zwischen Ärzten und Pflegekräften

Was derzeit die Entwicklung noch hemmt, sind die tiefen Gräben zwischen den einzelnen Gruppen von Medizinern. Denn viele Fachärzte halten Allgemeinmediziner nach wie vor für Schmalspurmediziner. Und diese wiederum sehen in den Fachkollegen oft „selbstherrliche Arroganzlinge" (Nützel, 2007, S. 124). Zwischen angestellten Ärzten in Kliniken und solchen mit einer freien Praxis sind die Gräben ebenfalls tief. Als etwa Landesgesellschaften Pilotmodelle entwickelten, bei denen niedergelassene Fachärzte ihre Ordination in Kliniken verlegen sollten, hagelte es Proteste der Ärztekammer. Man fürchtete Konkurrenz durch die Ambulanzen, die einfach zu Ordinationen aufgewertet würden. Zudem könne es nicht sein, dass sich niedergelassene Ärzte in die Abhängigkeit eines Spitals begeben, kritisierte Ärztekammerpräsident Brettenthaler.[49] Die Ärzte vermuten, dass Kliniken durch eigene Ordinationen an Patienten herankommen wollen, um ihre Betten auszulasten.

Die komplexen und zum Teil sich konkurrierenden Strukturen führen aber nicht nur zu Konflikten zwischen und innerhalb der Berufsgruppen. Die komplexe Organisation des Gesundheitswesens, die hohe Anzahl der Beteiligten und ihre teilweise gänzlich unterschiedlichen Interessen führen auch dazu, dass innerhalb der Gesundheitseinrichtungen selbst die Ressourcen nicht optimal genutzt werden. Man könnte auch sagen, dass mit einer Mischung aus Gier, Zynismus, Verachtung und Unvermögen nicht nur Kapital vernichtet wird, sondern auch alle beteiligten Personen und Akteure unter Druck stehen.

48 Die Presse, 11.4.2007.
49 Ärztewoche, 30.6.2005.

Besonders sichtbar wird das im Bereich der so genannten Human-Ressourcen. So wird und wurde etwa über Grundsatzfragen der Ausbildung eine ausführliche Diskussion geführt. Allein das Thema, ob und inwieweit der diplomierte Dienst eine akademische Ausbildung braucht, ist zur Glaubensfrage geworden. Viele Argumente spiegeln dabei die Partikularinteressen und einseitigen Berufsstandpunkte ihrer Vertreter wieder. Und meist geht es dabei um die Aufrechterhaltung des Status quo. In der Folge wird zwar der diplomierte Dienst akademisch aufgewertet, ein Nachziehen der unteren Qualifikationen jedoch oder die Einführung einer zusätzlichen Qualifikation zwischen Pflegehelfern und diplomiertem Krankenpflegepersonal oder gar die Zulassung gänzlich neuer Lehrberufe oder Kurzlehren für bestimmte Bereiche unterbleiben oder sind verpönt.

Hier fürchtet sich der gehobene Dienst vor vermeintlichem Machtverlust und der Einschränkung von Tätigkeitsfeldern. In der letzten großen Reform wurde aus der „Krankenschwester" der „gehobene, diplomierte" Dienst. Außer Änderungen am Papier in Form von Ausbildungsplänen, Namensbezeichnungen und zusätzlicher Dokumentationspflicht hat sich in der Praxis jedoch nichts verändert. Dieselben, teils niedrigen Tätigkeiten, dieselben Konflikte und Abgrenzungsdebatten mit den Ärzten. Die gleich gebliebene Entlohnung. Die Wiederholung dessen möchte man bei der akademischen Aufwertung jedenfalls vermeiden. Deshalb wird das Postulat der Kompetenz für den gesamten Pflegeprozess erhoben. Es soll verhindert werden, so einige maßgebliche Funktionäre im Berufsverband, dass noch mehr andere Berufe entstehen, die Teilprozesse in der Behandlung als Kernkompetenz erhalten. Dies wird als Aushöhlung des eigenen Berufes empfunden. Mit demselben Argument wird eine zusätzliche Qualifikationsstufe zwischen dem diplomierten Dienst und den Pflegehelfern bekämpft. Und so bleibt weiter offen, ob es sinnvoll ist, wenn hoch qualifizierte diplomierte Krankenschwestern und -pfleger Tätigkeiten ausführen, die von anderen billiger erbracht werden könnten. Umgekehrt würden beim besser ausgebildeten Personal auf diese Weise Kapazitäten frei werden für neue Aufgaben oder schlicht zur besseren Betreuung der Patienten. Stattdessen werden in vielen Krankenhäusern und Pflegeheimen weiterhin diplomierte Krankenschwestern zum Bettenmachen eingesetzt.

Nicht zuletzt deshalb führen die falschen und ungeordneten Strukturen auch zu unnötigen Belastungen für die Patienten. Weil etwa Informationen zwischen niedergelassenem und stationärem Bereich nicht ausgetauscht werden, stehen Patienten, die am Freitagnachmittag aus dem Krankenhaus entlassen werden, zu Hause ohne Betreuung da. Einfach weil Hausärzte oder mobile Dienste nicht verständigt wurden. Oder Patienten müssen mehrfach die gleichen Untersuchungen über sich ergehen lassen, weil der Spitalsarzt seinem niedergelassenen Kollegen nicht traut. Die Liste ließe sich endlos fortsetzen. Etwa im Bereich der Arzneimittel: Da verschreibt der Spitalsarzt neue, teure Medikamente, die das Krankenhaus von der Industrie zum Teil gratis bekommt, um so eine rasche Marktdurchdringung zu bewirken. Der Hausarzt kann dieses Arzneimittel aber nicht weiter verschreiben, weil die Krankenkassen den vollen Preis bezahlen müssen und das Mittel deshalb nicht in ihrem Erstattungskodex haben. Was sich hier schlicht absurd anhört, sind Entwicklungen, die sich täglich hundertfach abspielen und hinter denen immer persönliche Schicksale stehen. Chronisch Kranke etwa müssen sich oft durch einen Dschungel an Gesundheitseinrichtungen und Expertenmeinungen schlagen, um dann am Ende doch unzureichend versorgt zu sein.

Einen Ausweg soll künftig die so genannte „integrierte Versorgung" bringen. Damit sollen die Verbindungen zwischen den unterschiedlichen Akteuren im Gesundheitswesen verbessert werden. Angesetzt wird dabei vor allem bei chronisch Kranken. Für sie sollen eigene Behandlungs- und Betreuungswege definiert werden, die für alle Einrichtungen gelten. In Wien wurde ein Pilotprojekt gestartet, bei dem so genannte Entlassungsmanager in den Kliniken eingerichtet wurden. Sie kümmern sich vor allem um ältere Patienten und sorgen dafür, dass diese nach dem Klinikaufenthalt zu Hause alles Notwendige vorfinden und von Beginn an optimal betreut werden. Zudem sollen für alle Gesundheitsakteure institutionenübergreifend einheitliche Qualitätsstandards und Leitlinien definiert werden. Das Ziel dabei ist immer, den Übergang von einer Betreuungseinrichtung zur anderen reibungsloser zu gestalten. Das spart nicht nur Geld, sondern bei allen Beteiligten auch viel Zeit und Nerven. In Österreich sind derartige Projekte aber noch das, was sie sind: Projekte und damit Einzelfälle. Hauptproblem ist vor allem die ökonomische Vernetzung aller Akteure, die Abstimmung von Honorierungsverträgen und Abkommen, welche Finanzierungseinrichtung welche Leistungen bezahlt.

Folgen für die Versorgung

Welche Auswirkungen die Privatisierungstendenzen und die Industrialisierung auf die Versorgung und auf die Beschäftigten in den Einrichtungen haben, ist wissenschaftlich noch kaum untersucht worden. Vor allem deshalb, weil die einzelnen Projekte sehr unterschiedlich sind. Die deutsche Ärztekammer hat nicht zuletzt deshalb Anfang 2007 einen Forschungsauftrag ausgeschrieben, der die Auswirkungen der Privatisierungen und Veränderungen in der medizinischen und pflegerischen Arbeitswelt untersuchen soll. Aber auch wenn es noch keine wissenschaftlich fundierten Analysen gibt, sind doch Folgen zu beobachten.

Das Deutsche Ärzteblatt etwa berichtete im April 2007 von so genannten „blutigen Entlassungen." Das bedeutet, dass Patienten aus Kostengründen möglichst rasch aus den Spitälern entlassen werden. Und dabei oft noch nicht völlig fit für eine Rehabilitation sind. Immer früher würden Patienten von der Klinik in die Rehabilitation verlegt. Viele würden dort deshalb auch noch eine intensive medizinische und pflegerische Betreuung benötigen. Basis für die Kritik war eine Studie der Deutschen Rentenversicherung (DRV). Sie hatte mit der Einführung der Fallpauschalen in Deutschland 2004 beim Institut für Krankenhausmanagement in Münster eine Studie über die Auswirkungen dieser Vergütungsform auf die Rehabilitation in Auftrag gegeben (Niermann, Dt. Ärzteblatt, 2007).

„Wenn die Patienten zu uns kommen, sind sie teilweise noch so geschwächt, dass sie nicht sofort voll beansprucht werden können", sagt der Chefarzt einer orthopädischen Rehab-Klinik in dem Bericht. Viele Patienten könnten erst in der zweiten Hälfte des Aufenthaltes mit den Rehab-Maßnahmen beginnen. „Dann bekommen sie die Maßnahmen geballt. Die Rehab ist so zu einem medizinischen Durchlauferhitzer geworden", kritisiert der Orthopäde. Zudem seien Ärzte in der stationären Anschlussheilbehandlung verstärkt mit medizinischen Komplikationen konfrontiert. Bei kardiologischen Patienten etwa war jeder Dritte von medizinischen Komplikationen betroffen. Schon bei jedem zweiten Bypass-Patienten kam es zu Perikard und Pleura-Ergüssen, die meistens medikamentös behandelt, manchmal auch punktiert werden mussten. Der Allgemeinzustand der Patienten nach Bypass-Operationen bei Rehab-Beginn und -Entlassung habe sich einer Studie zufolge deutlich verschlechtert. Bei Patienten nach Myokardinfarkt war eine Herzinsuffizienz die häufigste Folgekomplikation.

Punktuell waren solche Entwicklungen im Jahr 2006 auch in Österreich zu beobachten, als es innerhalb eines Jahres zum insgesamt sechsten Todesfall eines Kindes nach einer Mandeloperation gekommen war. Grund waren in allen Fällen starke Blutungen einige Tage nach dem Eingriff. Die Österreichische Gesellschaft für HNO, Kopf- und Halschirurgie schlug in der Folge Änderungen bei der Behandlung von Kindern unter sechs Jahren und längere Aufenthaltszeiten vor. Die Ärztekammer forderte generell längere Aufenthaltszeiten. Grund dafür ist, dass es nach Angaben der Experten bis zum 14. nachoperativen Tag zu Nachblutungen kommen kann. In ein bis vier Prozent der Fälle können diese schwerwiegend sein. Zuletzt war es aber üblich, Patienten bereits 24 Stunden nach einer derartigen Operation zu entlassen. Wie deutlich die Todesfälle über der statistischen Wahrscheinlichkeit liegen, zeigt ein Zahlenvergleich: Laut HNO-Gesellschaft kommt es in einer von 15.000 bis 50.000 Mandeloperationen zu lebensbedrohlichen Situationen. In Österreich werden pro Jahr 14.000 derartige Operationen durchgeführt. Die Zahl der beschriebenen Todesfälle lag somit mindestens sechsmal höher als der Durchschnitt. Dennoch sind sich die Experten nicht einig darüber, ob es einen Zusammenhang zwischen der Verkürzung der Aufenthaltsdauer und dem Anstieg der Mortalität gibt.[50]

Ursache für die meisten dieser Entwicklungen ist der Druck auf die Kliniken in ganz Europa, die Liegezeiten zu reduzieren. Dieser Druck führt dazu, dass, wie erwähnt, in weniger Betten in kürzeren Zeiträumen mehr Patienten behandelt werden müssen. Und daraus resultiert wiederum eine massive Arbeitsverdichtung. Einen guten Überblick darüber gibt eine Aufstellung der Deutschen Krankenhausgesellschaft. Dabei wird die von den verschiedenen Personalgruppen jeweils versorgte Anzahl von Betten bzw. Fällen nach unterschiedlicher

---

50 Vgl. die Presseaussendung der Gemeinnützigen Salzburger Landeskliniken BetriebsgmbH, Gesellschaft für Hals-Nasen-Ohrenheilkunde, 2.4.2007.

Trägerschaft analysiert. Auffallend dabei ist, dass bei privaten oder gemeinnützigen Trägern (meist Orden) über 25 Prozent mehr Betten bzw. Fälle pro Arzt versorgt werden als bei öffentlich betriebenen Trägern. Ähnliches gilt für den medizinisch-technischen Dienst. Lediglich beim Pflegedienst liegen alle Träger etwa gleichauf (Klauber u.a., 2006). So steigt der Druck auf die Beschäftigten. Die deutsche Bundesärztekammer kommt in einem Bericht, der kurz vor Fertigstellung dieses Buches veröffentlicht worden ist, zu dem Schluss, dass es „nach Privatisierungen zu Personalabbau durch Nichtbesetzung freier Stellen, zu Outsourcing von Service-Leistungen und zu Maßnahmen kommt, deren Folgen eine Arbeitsverdichtung für die betroffenen Berufsgruppen sind" (Bundesärztekammer, 2007, S. 47).

Folge all dieser Entwicklungen ist wiederum, dass die Beschäftigten immer weniger Zeit für ihre Patienten haben. Dabei wäre genau das Gegenteil sehr wichtig für die Behandlungserfolge, vertrat der Freiburger Neurobiologe Joachim Bauer bei den 26. Goldegger Dialogen 2007. Werde ein Gegenüber nicht respektvoll behandelt, so könne sich dies auch negativ auf den Heilungs- und Genesungsprozess auswirken. „Wir haben in unserer modernen Medizin das Problem, dass Ärzte immer weniger Zeit haben, mit den Patienten, die sie behandeln, auch zu sprechen. Damit könnten sie aber herausfinden, wie Krankheitssymptome entstehen und in welchem Zusammenhang sie mit den Lebensumständen eines Patienten stehen. Der Trend in der modernen Medizin geht aber leider dahin, dass die Zeit dafür nicht zur Verfügung steht. Dass wir in den Kliniken immer mehr zu Medizinfabriken werden, wo Menschen bestimmte mechanische Verrichtungen gemacht bekommen und der Arzt eine Art Ingenieur für den Körper des Patienten wird."[51] Diese Entwicklung sei fatal, weil die moderne Neurobiologie zeige, dass die Zuwendung, die der Arzt seinen Patienten gebe, im Körper der Patienten Veränderungen hervorrufe. „Sie kann etwa Schmerzen reduzieren, weil körpereigene Opioide verstärkt gebildet werden, die in einem Menschen somit die Schmerzempfindlichkeit senken. Der Arzt ist somit auch eine Art Droge." Ein guter Arzt sei also immer zweifach wirksam – sowohl fachlich als auch durch seine gute Art, mit den Patienten umzugehen.

Die verkürzte Behandlungszeit wirkt sich aber nicht nur auf der psychischen Ebene negativ aus. Die Wirksamkeit und Ergebnisqualität von Behandlungen und Untersuchungen hängt in hohem Maße von der Untersuchungszeit ab. Dies bestätigte auch eine US-Studie, bei der die Qualität von Darmkrebsfrüherkennung durch so genannte Koloskopien untersucht worden ist und die im renommierten *New England Journal of Medicine* veröffentlicht wurde.

Im Krankenhaus einer kleineren Stadt im mittleren Westen der USA zeigten sich bei erfahrenen Ärzten (alle mit mindestens 3000 Koloskopien) erhebliche Unterschiede bei der Dauer der Untersuchung. Sie schwankte zwischen rund 3 und fast 17 Minuten und zwischen fast 6 und 19 Minuten, wenn Polypen gefunden und entfernt wurden. Langsamer untersuchende Ärzte fanden um zwei- bis

---

51 Radio Ö1, Salzburger Nachtgespräche „Kraft der Beziehung", 13.6.2007.

dreimal mehr verdächtige und weniger verdächtige Wucherungen und Gewächse als ihre schnellen Kollegen (Barclay, 2006).

Es verstärkt sich also eine kuriose Situation: Die Ärzte haben immer weniger Zeit für die Patienten, obwohl sie eigentlich immer länger arbeiten müssen. Und auch diese langen Arbeitszeiten sind gesundheitsschädlich. Welche Auswirkungen Arbeitszeiten von bis zu 100 Stunden pro Woche haben können, belegte etwa 2005 eine Studie aus dem Krankenhaus Steyr (Oberösterreich). Seit 2002 wurden dort alle Operationen auf ihre Qualität durchleuchtet. Dabei wurden vor allem jene Patienten untersucht, die während ihres Spitalsaufenthaltes unvorhergesehen ein zweites Mal operiert werden mussten. Die Anzahl der Folgeeingriffe stieg um ein Drittel, wenn die Dienstzeit des Arztes bei der Erstoperation zwischen 13 und 24 Stunden pro Tag lag. Bei über 24 Stunden stieg sie sogar um 70 Prozent.[52] Dabei müssten Ärzte nur auf Ärzte hören: In der Industrie weisen Arbeitsmediziner seit langem darauf hin, dass bei Arbeitszeiten von mehr als zehn Stunden das Unfallrisiko signifikant steigt und Konzentration und Leistungsfähigkeit nachlassen. Im Gesundheitswesen aber werden komplexe Operationen auch noch nach 36 Stunden Dienst am Stück in Angriff genommen.

Ähnliche Untersuchungen gibt es auch aus anderen Ländern mit zum Teil noch gravierenderen Ergebnissen: Eine zusammenfassende Analyse von US-Studien kommt zu dem Schluss, dass sich 24 Stunden Schlaflosigkeit oder -mangel ungefähr so auswirken wie ein Blutalkoholspiegel von einem Promille. Außerdem verlängert sich die durchschnittliche Reaktionszeit bei Individuen, die 24 Stunden hintereinander wach waren, um das Dreifache, während sich gleichzeitig Aufmerksamkeitsfehler bei jenen Ärzten häufen, die 24 aufeinander folgende Stunden arbeiteten bzw. in Rufbereitschaft waren. Zudem traten Fehler bei den Ärzten, die in einer 30-Stunden-Schicht arbeiteten, doppelt so häufig auf wie bei ihren Kollegen, die 16 Stunden am Stück arbeiteten.[53]

Umgekehrt ist allerdings auch zu beobachten, dass durch die Professionalisierung die Qualität der einzelnen Behandlungsmethoden und -schritte kontinuierlich verbessert werden kann. Allerdings verschwimmen so die Qualifikationen der einzelnen Berufsgruppen innerhalb des medizinischen Apparates. So werden Standards für die Schnittstellen definiert, aber immer weniger für die einzelnen Fachbereiche. Die Deutsche Gesellschaft für Fachkrankenpflege und Funktionsdienste forderte deshalb 2007 einen Fachkrankenpflegestandard für den pflegerischen Anästhesie- und OP-Dienst. Nur so könnten qualitative und quantitative Mindeststrukturen in der stationären Versorgung gewährleistet werden.

Echte Vorteile für die Patienten dürfte allerdings die bessere Koordination zwischen den einzelnen Sektoren im Gesundheitswesen bringen. Selbst wenn die dahinter stehenden Finanzierungsfragen nicht so schnell gelöst werden, so

---

52   Kurier, 3.9.2005, S. 9.
53   National Public Radio [NPR], „Safety of Medical Residents' Long Hours Questioned", 2005.

verbessern die Abläufe selbst sich auf jeden Fall. Ob die Patienten dabei aber eher als bedürftige Menschen wahrgenommen oder schlicht wie am Fließband weitergereicht werden, bleibt abzuwarten. Beobachtet man die aktuellen Entwicklungen, so ist genau das zu befürchten, weil alle Akteure zunehmend nach ökonomischen Gesichtspunkten arbeiten werden. Die Patienten würden zunehmend zu Objekten, die behandelt und schnell entlassen werden müssen, um möglichst geringe Kosten zu verursachen, analysiert der deutsche Ärztepräsident Jörg-Dietrich Hoppe in einem Interview mit der Zeitung *Die Welt*. Die Betriebswirtschaft sei in vielen Krankenhäusern schon wichtiger als die Medizin.[54]

Schwer wird es dabei vor allem für jene, die nicht in die standardisierten Prozessmuster passen. Der wirtschaftliche Druck und die Hebung von Effizienzpotenzialen können zudem dazu führen, dass Leistungen weiter rationiert werden. Es wird in erster Linie darum gehen, die durch bessere Steuerung und Rationalisierungen gesparten Mittel im System zu belassen und damit etwa neue Therapien und Arzneimittel zu finanzieren. Derzeit deutet aber wenig darauf hin. Je knapper die Mittel, desto heftiger das Gerangel darum, analysierte schon 2005 das Magazin *Profil*. „Der Verteilungskampf mit Beißen, Kratzen, Spucken zwischen den Ärzten", so ein Manager seiner Sozialversicherung, habe schon begonnen. „Wer am lautesten schreit, bekommt am Ende das meiste Geld."[55]

Differenziert betrachten muss man auch den Einsatz von Informationstechnologie. Die deutsche Medizinfachzeitschrift *krankenhaus umschau* fragt etwa: „Kann man mit Informationstechnologie Geld sparen?" und gibt die „eindeutige Antwort: Jein". Natürlich würden sich mithilfe von IT viele Prozesse optimieren, Abläufe reibungsloser gestalten, Datentransfers zwischen Abteilungen und Sektoren durchführen und die Verwaltung erleichtern lassen. „Das hilft, Kosten zu sparen. Doch IT kostet auch Geld."[56] Und an der IT selbst könne nicht gespart werden.

Parallel dazu sind immer volkswirtschaftliche Fragen und individuelle Zusammenhänge zu analysieren. So werden etwa bereits sinnvolle Systeme für die telemedizinische Betreuung chronisch kranker Patienten entwickelt. Ziel ist es, die Zahl der Einweisungen ins Krankenhaus zu verringern, Klinikaufenthalte zu verkürzen und das Leben der Patienten mit einer chronischen Krankheit zu erleichtern. Grundlage sind etwa regelmäßige Messungen von Gewicht, Blutdruck und Puls des Patienten. Die Daten werden automatisch erfasst, per Breitband-Internetanschluss in ein Telemedizin-Zentrum geschickt und dort von den medizinischen Partnern überwacht. In einem interaktiven Dialog fragen diese zusätzliche Informationen zum individuellen Gesundheitszustand des Patienten ab. Bei ungewöhnlichen Veränderungen – zum Beispiel bei starker Gewichtszunahme – wird der Hausarzt informiert, um die Therapie zu überprüfen und

---

54   Die Welt, 14.5.2007.
55   Profil 34, 22.8.2005.
56   Krankenhaus umschau, April 2007: „ku-Special IT im Krankenhaus".

anzupassen. Zusätzlich zeigt das System den Patienten an, ob sie ihre Gesundheitsziele erreicht haben und unterstützt sie mit Schulungs- und Informationsvideos im Umgang mit ihrer Erkrankung.

Was auf den ersten Blick vernünftig und vor allem nach einer echten qualitativen Entwicklung aussieht, wirft bei genauerer Betrachtung einige Fragen auf: Welcher Patient will so überwacht werden? Und weiter gefragt im Hinblick auf die Vernetzung der medizinischen Daten: Wollen die Menschen zu gläsernen Patienten werden? Zwar hilft diese Vernetzung im Notfall, amerikanische Untersuchungen haben aber auch negative Entwicklungen herausgefunden. So führt etwa die Furcht, dass Daten missbräuchlich an Stellen übermittelt werden, die außerhalb jeglicher therapeutischer Beziehung stehen, wie Versicherungen oder Arbeitgeber, dazu, dass bereits jeder sechste US-Bürger potenziell nützliche oder notwendige medizinische Untersuchungen vermeidet.[57]

Eine andere Technologie, die aus der Logistik kommt und für die digitale Verfolgung von Containern und Paketen entwickelt worden ist, ist hingegen durchaus sinnvoll. Zwar sind Patienten keine Container, aber wenn sie viel in einem Krankenhaus „herumgeschoben" werden, hat eine elektronische Beobachtbarkeit durchaus Vorteile. Radiofrequenzidentifikation (RFID) nennt sich solch ein System. Es ist ein Verfahren, bei dem so genannte Transponder oder Tags automatisch eine Information aussenden, wenn sie von einem Lesegerät dazu aufgefordert werden. Anders als ein Strichcode-Leser braucht ein RFID-Leser keinen Sichtkontakt zu der Etikette, der Datenaustausch wird über Radiowellen abgewickelt. RFID kann im Vergleich zum Strichcode mehr Informationen speichern und bietet den Vorteil, dass Produkte oder eben Patienten damit schneller auffindbar sind, klar identifiziert und schneller bewegt werden können. In Kliniken eignet sich RFID auch für die Kennzeichnung von Medikamenten oder für Einrichtungsgegenstände. Damit lassen sich Analysegeräte oder Betten schnell lokalisieren. In Deutschland und in den USA erprobt Siemens etwa ein RFID-Armband, das in Krankenhäusern den Patienten angelegt wird. Der Chip enthält die Personalien, nicht aber Krankengeschichte, Röntgenbilder, Laborwerte oder Abrechnungen. Diese vertraulichen Daten bleiben auf den jeweiligen Computer verwahrt. Das RFID-Armband erleichtert aber den Zugang, Ärzte und Pflegepersonal können den Patienten schnell und sicher identifizieren und die entsprechenden Daten auf den Laptop oder ein Lesegerät holen.

Doch auch hier stellt sich die Frage, ob die so eingesparte Zeit und Arbeitskraft dem medizinischen Personal zur Verfügung steht, um sich persönlich mehr um die Patienten zu kümmern. Oder wird dadurch schlicht Personal eingespart? In seinem Bericht „Grenzen der Privatisierung" fordert der Club of Rome, dass die öffentliche Hand sich immer die Frage zu stellen habe, ab welcher Grenze mehr Schaden als Nutzen zu erwarten sei und wie soziale Gerechtigkeits- und Verteilungsfragen gelöst würden. Nicht zuletzt deshalb, weil die Auswirkungen „nicht nur die heute Lebenden, sondern auch künftige Generationen

---

57 JAMA – The Journal of the American Medical Association, 28.6.2006, S. 2882 bis 2885.

zu spüren" bekommen (von Weizsäcker u.a., 2006). Das gilt auch für alle Prozesse, die im Gesundheitswesen von privaten oder öffentlichen Akteuren verändert werden.

Tatsächlich werden diese Fragen aber nicht einmal ansatzweise gestellt. Es geht schlicht ums Geld für die finanzmaroden Kommunen, und es geht um rettende Lösungen für jene teuren Denkmäler, die sich übereifrige Bürgermeister in den vergangenen Jahrzehnten gesetzt haben. Mit den Investitionen versuchen sie der Bevölkerung zu suggerieren, dass ihnen ihre medizinische Betreuuung am Herzen liegt. Die tatsächliche Qualität der Versorgung in den Häusern interessiert sie allerdings kaum. Zudem werden die Auswirkungen der Optimierung von Strukturen und Prozessen kaum analysiert. Fragen, was etwa genau einen Vorteil, einen Nutzen ausmacht, wann er vorliegt und wie Nutzeneffekte zusammenhängen, werden nicht gestellt.

Umworbene Patienten

Im Spätherbst 2006 herrschte in der österreichischen Pharmaindustrie Aufruhr. Grund waren Pläne des Gesundheitsministeriums und der Arzneikontrollbehörde Ages Pharmmed, eine Internetüberwachungsstelle einzurichten. Arzneimittel- und pharmabezogene Informationen im Internet sollen künftig schärfer kontrolliert werden. Die Ages habe die Aufgabe, Täuschungen des Konsumenten im Gesundheits- und Lebensmittelbereich zu verhindern. Man wolle keine Firmen schädigen, sondern illegale und unseriöse medizinische Angebote sowie Arzneimittelfälschungen finden und die Verbraucher warnen, teilte das Ministerium mit.

Die Industrie wiederum fragte, wo die Behörde die Grenze zwischen erlaubter Patienteninformation und verbotener Werbung ziehe. Wenn man mit dem Werben illegaler Anbieter in einen Topf geworfen werde, „stehen wir plötzlich in einer Ecke, die uns überhaupt nicht gefällt", sagte der Generalsekretär der Branchenvereinigung Pharmig, Jan Oliver Huber.[58] Tatsächlich ist die Pharmawerbung gesetzlich klar geregelt. Für rezeptpflichtige Arzneimittel gilt ein Verbot so genannter Laienwerbung. Dahinter steht die Annahme, dass Patienten als Bedürftige durch Werbung zu leicht manipulierbar wären und aufgrund fehlender Fachinformationen nicht beurteilen können, was gut ist und was nicht.

Gerade im Internet erfreuen sich allerdings Seiten mit Inhalten zu Gesundheitsthemen einer immer stärkeren Beliebtheit. Da werden in Foren nicht nur Informationen ausgetauscht, da machen Selbsthilfegruppen mit finanzieller Unterstützung der Pharmaindustrie Druck auf die Politik und da werden natürlich auch neue Produkte und Behandlungsmethoden diskutiert oder gar angeboten. Das Ministerium reagierte Ende 2006 deshalb auch gelassen auf die Kritik der Industrie. Es müsse im Interesse aller sein, jene zu finden, die sich nicht an die Spielregeln halten. Und die Ages schloss dezidiert auch nicht aus, dass man bei

[58] Wirtschaftsblatt, 1.12.2006.

der Suche nach Fälschungen „irgendwelche marktschreierischen Aktivitäten findet und abstellt".[59]

Der Streit ist nur ein Beispiel dafür, dass der Kampf um die Patienten zunimmt. Gerade in Zeiten, wo an allen Ecken und Enden im Gesundheitswesen gespart wird und Strukturen verändert werden, können die Patienten auf vielen Ebenen Verbündete sein. Einerseits legt sich kein Politiker ungern mit aufgebrachten Patienten an, die um eine Einschränkung der Versorgung fürchten oder bestimmte Angebote nicht mehr von den Versicherungen bezahlt bekommen. Parallel dazu sind kranke Menschen aber auch bereit, Behandlungen oder Medizinprodukte aus der eigenen Tasche zu zahlen, wenn sie davon überzeugt sind. Und um diese Überzeugung zu fördern, ist Werbung generell nicht falsch, scheinen viele Anbieter zu denken.

Auf EU-Ebene macht die Pharmaindustrie nicht zuletzt deshalb seit Jahren Druck, um die geltenden Werbeverbote zu lockern. Ihr Argument: Patienten würden mündiger und informieren sich längst im Internet. Deshalb sei es wichtig, hier neue Regeln zu schaffen und auch die Anbieter selbst seriöse Informationen an die Kunden bringen zu lassen. Nicht jede Information sei ja gleich eine Werbung. Man stelle bei diesen Informationen Vor- und Nachteile dar. Und gerade Patienten mit chronischen Krankheiten könnten sehr wohl unterscheiden, was Werbung sei und was eine sachliche Information, argumentiert die Pharmaindustrie. Direkte Werbung für verschreibungspflichtige Medikamente, die sich im Fernsehen oder in Zeitschriften unmittelbar an die Verbraucher richtet, ist in den USA seit etwa zehn Jahren möglich. Für die Pharmaindustrie ist dies von großem Interesse. Im Jahre 2001 hatte ein Wissenschaftler des Dartmouth College berichtet, dass jeder zusätzliche Werbedollar, der für ein Arzneimittel ausgegeben wird, etwa fünf Dollar zusätzlichen Umsatz bringt. Gegner der Industrie kritisieren, dass durch offene Werbung Ärzte in unnötige Konflikte geraten, wenn Patienten eine Verschreibung bestimmter Medikamente fordern.

Doch auch ohne Lockerung der Bestimmungen hat die Industrie in den vergangenen Jahren zahlreiche Methoden entwickelt, um den Patienten näher zu kommen. Eine im *New England Journal of Medicine* veröffentlichte Studie kommt zu dem Ergebnis, dass sich die Marketingausgaben der US-amerikanischen Pharmaindustrie im Zeitraum von 1996 bis 2005 etwa verdreifacht haben und von elf Milliarden auf 30 Milliarden Dollar gestiegen sind. Die Ausgaben für die direkte, an Konsumenten gerichtete Werbung machen zwar insgesamt nur etwa 14 Prozent der Werbeetats aus, allerdings stieg dieser Posten besonders stark an: nämlich um 330 Prozent. Das Marketing durch Sponsoring, Geschenke, Bildungsveranstaltungen u.Ä. für Mediziner und Wissenschaftler stieg im selben Zeitraum von 3,7 auf 6,8 Milliarden Dollar. Den größten Anteil machen allerdings kostenlos verteilte Arzneimittelmuster aus, deren Wert von 6,1 auf 18,4 Milliarden Dollar stieg (Donohue u.a., 2007).

59 Ebenda.

Folgen für die Versorgung

Trotz Werbeverbot erscheinen in den Medien immer wieder Berichte über neue Arzneimittel und Behandlungsmethoden. Dabei werden auch immer wieder Ärzte befragt, die objektiv antworten sollen, tatsächlich aber eng mit dem jeweiligen Hersteller zusammenarbeiten. Der ehemalige Kabinettschef im Gesundheitsministerium, Clemens M. Auer, bezeichnete derartige Experten als nicht immer unabhängig. Für die Gesundheitspolitik werde es immer schwieriger, zwischen richtigen Experten zu unterscheiden und solchen, bei denen es Interessenkonflikte gebe, sagte er in einem Interview.[60] Er schlug vor, Interessenkonflikte offen zu legen. „Nur weil jemand einmal etwas für eine Pharmafirma gemacht hat, muss er kein schlechter Experte sein. Aber er muss es uns sagen."

Parallel dazu wurden in der Vergangenheit auch immer wieder Diskussionen über Geschenke für Mediziner, bezahlte Fortbildungen und Naturalrabatte für Hausapotheken führende Ärzte laut. Ein Blick in die Trickkiste der Pharmawerbung zeigt allerdings, dass Bestechung gar nicht nötig ist. Ein Beispiel lieferte im Herbst 2006 die Österreich-Tochter eines US-Konzerns. Der Name ist unwichtig, das Beispiel symptomatisch für die Branche:

Der Konzern startete eine bewusstseinsbildende Kampagne, um die Bevölkerung für das Thema Depression zu sensibilisieren. Über TV-Spots, Patientenbroschüren und Selbsthilfegruppen sollte gezeigt werden, dass jeder zehnte Österreicher an einer depressiven Erkrankung leide und dass damit nicht zu spaßen sei. 60 Prozent der Erkrankungen würden nicht erkannt und folglich nicht behandelt. So schlimm das für die betroffenen Menschen ist – für die Industrie ist es ein enormes Wachstumspotenzial.

Wie aber bringt man ein Produkt an Patienten, wenn Laienwerbung verboten ist? Es reicht, wenn man die Menschen für die Krankheit sensibilisiert und Ärzte über die Produkte aufklärt. Gegenüber Ärzten ist Werbung der Industrie ja erlaubt. Und diese findet sich dann auch sofort in den Ärztezeitschriften. Bis die verunsicherten Patienten die Ordinationen stürmen, waren die Pharmareferenten des Konzerns schon da und haben den Ärzten das neue Produkt gezeigt.

Mit der Verunsicherung von Patienten lässt sich somit gut verdienen. Heikel wird es erst, wenn die Verunsicherung in Panik umschlägt. Im Zusammenhang mit der Vogelgrippe-Debatte etwa beschäftigte Politiker und Experten nicht nur die Frage, wie real die Gefahr einer Vogelgrippe-Pandemie ist, sondern auch ein Dilemma, das der ehemalige Österreichische Ex-Gesundheitsstaatssekretär Reinhart Waneck (FPÖ) mit „russischem Roulette" verglichen hat. Schätzt man die Gefahr zu gering ein und es passiert doch etwas, ist die Krise perfekt. 2003 hat Waneck in einem ähnlichen Fall gepokert. Aus Angst vor Bioterrorismus empfahlen damals die US-Behörden allen Ländern, für die gesamte Bevölkerung Pockenimpfstoff zu bevorraten. Man fürchtete einen Angriff islamistischer Terroristen mit Viren. Waneck kaufte nur 2,5 Millionen statt acht Millionen Impfdosen, um lediglich den Großraum Wien zu versorgen. Heute lagern die Impfungen gut verstaut in einem Bergstollen des Bundesheeres.

60 Wirtschaftsblatt, 14.3.2006.

Vor 30 Jahren hingegen hat eine Gesundheitspanik den damaligen US-Präsidenten Gerald Ford die Wiederwahl gekostet: Nachdem ein Soldat an einem Virus gestorben war, das jenem der Schweinepest ähnelte, sollten 215 Millionen Amerikaner geimpft werden – damit es nicht zu einer Schweinepest-Pandemie komme, die Millionen Tote forderte wie 1918. Im Hau-ruck-Verfahren wurde ein Impfstoff zugelassen und 45 Millionen Menschen verabreicht, bis das Programm gestoppt wurde. Die Impfung hatte massive Nebenwirkungen und führte zu zahlreichen Todesfällen. Die Pandemie brach nicht aus.

Doch nicht nur die Pharmaindustrie wünscht sich eine Lockerung des Verbots der Laienwerbung, auch von den Ärzten gibt es solche Signale. So trat etwa die Sprecherin der Fachärzte in einer Mitgliederzeitung der Wiener Ärztekammer offen dafür ein, seriöse Werbung zu ermöglichen.[61] Zurzeit ist Ärzten jede Werbung verboten, um zu verhindern, dass kranke Menschen beeinflusst werden. Ebenso ist es Spitälern verboten, mit eigenen Ärzten zu werben. Auch Interviews in Medien, bei denen es um individuelle Diagnoseerstellungen und Therapieanweisungen geht, sind untersagt. Erlaubt ist lediglich, dass Ärzte eigene Patienten durch Broschüren oder per Mailing über ihr Leistungsangebot informieren. Und genau das wird auch kräftig ausgebaut.

Im noblen Wiener Innenstadtlokal „Zum schwarzen Kameel" luden im April 2007 eine Unternehmensberatungsfirma und die erst ein Jahr zuvor gegründete Firma „Medscreen" Ärzte zu einer Informationsveranstaltung. Etwa 30 Mediziner ließen sich dort Methoden zur Umsatz- und Gewinnoptimierung präsentieren und vor allem darüber informieren, wie man mit dem Wartezimmer Zeit sparen und Geld verdienen kann. „Medscreen" ist ein Anbieter von Patienteninformationssystemen in Wartezimmern. Die Firma stellt Ärzten und Kliniken großflächige Plasmabildschirme in die Ordination, über die ohne Ton Gesundheitsinformationen, Nachrichten, Wetter und Unterhaltung geboten werden. Selbstverständlich kann der Arzt einen sieben Minuten langen individuellen Informationsteil auch über sich gestalten lassen. Er kann dort etwa privat zu zahlende Zusatzleistungen offerieren. Das gesamte Programm wiederholt sich dann alle 30 Minuten. Damit soll sich die Wartezeit für die Patienten subjektiv deutlich verkürzen. Die Ärzte zahlen für das System eine monatliche Miete, die Firma kassiert die Werbeeinnahmen.

Das gesamte Feld des Marketing rückt so immer stärker in das Bewusstsein der Ärzte und Kliniken, berichten Experten. Ertragsfördernde Maßnahmen seien längst ständiger Bestandteil der Beratungsgespräche von PR-Experten und Unternehmensberatern mit Medizinern. Die Palette reicht von der Ausgestaltung des Warteraums über die Mitarbeiterausbildung bis zur Gestaltung der Visitenkarte. Der Arzt soll sich so als Marke positionieren und den Patienten abseits der Medizin Gründe liefern, warum sie gerade zu ihm kommen sollen. Laut einer Studie des Düsseldorfer Instituts für betriebswirtschaftliche Studien haben Ärzte, die konsequent auf Marketing als Praxisführungskonzept setzen,

---

61 Wirtschaftsblatt, 7.10.2006.

die größeren betriebswirtschaftlichen Erfolge. Im Schnitt liegt deren Gewinn um 23 Prozent höher als in Praxen ohne Marketingkonzept.[62]

Doch nicht nur die klassischen Gesundheitsdienstleister umwerben Patienten als Kunden. Lebensmittelhersteller und Handelskonzerne versuchen ebenfalls zu punkten, etwa mit Ernährungsinitiativen. Ausgewählte Zielgruppe: Kinder. In Österreich beispielsweise startete 2007 der Handelsriese Spar einen Ernährungswettwerb in Pflichtschulen, bei dem die Schüler unter anderem ihre Jause zusammenstellen konnten. Die Aktion wurde von Ärzten und Pädagogen unterstützt. Bereits im Herbst davor hatte die Rewe-Gruppe Austria (Billa, Merkur) eine „Ja!-Natürlich-Kinderernährungsinitiative" mit Experten und Unterstützung der Stadt Wien gestartet. Angeboten wurden unter anderem Vorträge und Pilotprojekte, die mit Schulen entwickelt wurden. Nestlé wiederum startete mit der Wiener Ärztekammer die Initiative „Das richtige Frühstück für Kinder", mit der man das Bewusstsein von Volksschulkindern schärfen wollte. Im Rahmen eines „spielerischen Vortrags mit einem Ernährungsquiz" wolle Nestlé Kindern erklären, „was zu einem gesunden Frühstück gehört", erklärte der Konzern in einer Presseaussendung.[63]

---

62 Ärztemagazin, 41/2004.
63 Wirtschaftsblatt, 6.3.2007.

Ökonomisierung und Qualität

von Dr. Gerald Bachinger (niederösterreichischer Patientenanwalt)

In den vergangenen Jahren pocht die Gesundheitspolitik mit zunehmender Schärfe (und auch Härte bei der Durchsetzung) auf die Einhaltung der immer beengter werdenden Gesundheitsbudgets. Dies führt zu einer manchmal für einzelne Patienten schmerzhaften, jedenfalls aber deutlich spürbaren Einführung von marktwirtschaftlichen Methoden im Gesundheitswesen. Die Begriffe „ökonomische Vorgangsweise", „Ökonomisierung", „Effizienz" und „Wirtschaftlichkeit" bekommen zunehmend einen größeren Stellenwert.

Das Bewusstsein für effizientes Vorgehen steigt zwar, es ist aber nicht immer und ausschließlich positiv besetzt: Die Erwähnung des Wortes Ökonomie ruft bei einigen Akteuren des Gesundheitswesens reflexartige Abwehr und massiven grundsätzlichen Widerstand hervor. Dabei wird sehr oft ein Gegensatz zwischen Ökonomie und Ethik postuliert, der nicht zu überbrücken sei. Der Begriff Ökonomie wird oft als Synonym für inhumanes Vorgehen verwendet, dem sich die Ethik und ethisches Vorgehen entgegenstellen müssen.

Dabei wird übersehen, dass die Ökonomie und ihre Möglichkeiten „wertfreie" Werkzeuge sind, um die begrenzten Ressourcen des Gesundheitswesens effizient (und hoffentlich effektiv) einzusetzen. Mit anderen Worten: Auch Verschwendung und das nicht zielgerichtete Einsetzen begrenzter Ressourcen muss am ethischen Maßstab gemessen werden und ist letzen Endes als unethisches Vorgehen zu bewerten.

Vergleichbare Reaktionen und reflexartige Ablehnung sehen wir immer wieder auch in Bezug auf die Forderung nach professioneller Qualitätsarbeit, welche die deutsche Bertelsmann-Stiftung so begründet: „Dahinter steckt ein idealistisches Bild vom ärztlichen Handeln – eines, wonach jeder Arzt stets nur die eine, von seiner hohen Ethik und den Regeln seiner Wissenschaft verlangte Diagnostik und Therapie anwendet und diese auch immer optimal erbringt. Wo doch alle wissen, dass man jeden Job besser und schlechter machen kann – auch den ärztlichen."[64]

Aus der Sicht eines Patientenanwaltes ist wirtschaftliches, ökonomisches, effizientes und natürlich auch effektives Handeln im Gesundheitswesen grundsätzlich zu begrüßen. Die beschränkten Ressourcen müssen bestmöglich für die richtige und wirksame Patientenversorgung eingesetzt werden. Die Methoden der Ökonomie können in dieser Hinsicht einen wesentlichen und strukturierten Beitrag leisten. Freilich ist unbedingt und kompromisslos zu beachten, dass die immer wieder betonte hohe Qualität des Gesundheitswesens nicht darunter leiden, ja nicht einmal stagnieren darf (Stagnation bedeutet in diesem Zusammenhang nämlich Rückschritt), sondern kontinuierlich verbessert werden muss. „Österreich hat eines der besten Gesundheitssysteme der Welt" ist immer wieder von der Gesundheitspolitik und den Akteuren des Gesundheitswesens zu hören. Dabei stellt sich aber die wichtige Frage, auf welchen Qualitätsindikatoren und Qualitätsmessungen solche Aussagen beruhen.

Der Begriff „Qualität" ist also ein notwendiges Korrektiv, damit ökonomisches Handeln nicht Selbstzweck, sondern eine dienende und fruchtbare Methode ist und wird. Die Definition von Qualität ist aber noch aus einem anderen Grund wichtig: Effektives (zielgerichtetes) Handeln bekommt im Gesundheitswesen dann einen sinnvollen Inhalt, wenn als eines der grundlegenden Ziele im Gesundheitswesen eben bestimmte Qualitätsziele definiert und regelmäßig überprüft werden. Effektivität im Gesundheitswesen bedeutet eben auch immer, dass die bestmöglich zu erreichende Qualität definiert wird. Welche Qualität ist hier aber gemeint und haben die Patienten in dieser Hinsicht einen Stellenwert?

Patientenorientierung als Selbstverständlichkeit?

Ein wichtiges und richtiges gesundheitspolitisches Ziel ist die Ausrichtung des gesamten Gesundheitswesens nach den Prinzipien der Patientenorientierung. Gemeint ist damit, sich im Rahmen eines therapiekonformen Betreuungsprozesses zu bemühen, die Erwartungen und Bedürfnisse der Patienten kennen zu lernen und zu erfüllen.[65]

Die Leistungen des Gesundheitswesens sind also auf die Bedürfnisse und Erwartungen der Patienten auszurichten. Voraussetzung dafür ist, die Perspektive des Patienten wahrzunehmen, zu erfassen und zu beurteilen. Das bedeutet allerdings nicht, dass die viel beschworene Begehrlichkeit der Patienten gefördert und unbegrenzbare, individuelle Wunscherfüllung ohne Berücksichtigung der beschränkten Ressourcen angestrebt wird. Es bedeutet vielmehr eine Einbeziehung der Bedürfnisse in größtmöglichem Umfang unter Berücksichtigung des gesamten Gesundheitssystems und der begrenzten Ressourcen. Bedürfnisse und Wünsche der Patienten sind tendenziell unbegrenzt und nehmen meist keine Rücksicht auf das nachhaltige Funktionieren und Weiterbestehen des Gesamtsystems. Das ist nur natürlich und nachvollziehbar, wenn es um die eigene Gesundheit oder das Leben geht. Es stellt sich daher die Frage, was die Patienten wirklich brauchen bzw. worauf ein rechtlicher Anspruch bestehen soll.

Die meisten Patienten haben kein Interesse an Strukturen oder Prozessen. Sie wollen vor allem eines, und das ist ein gutes Ergebnis als Resultat der Behandlung oder Betreuung. Dies bedeutet, dass für Patienten nicht die Struktur- oder Prozessqualität, sondern die Ergebnisqualität im Mittelpunkt steht. Qualität bedeutet hier fachliche Qualität und menschlich-kommunikative Qualität. Beides ist wichtig, bedingt und ergänzt einander. Die Vergangenheit zeigt, dass die fachliche (medizinische) Qualität in den Expertendiskussionen und Projekten immer sehr im Vordergrund steht und der für Patienten so wichtigen menschlich-kommunikativen Qualität ein zu geringer Stellenwert eingeräumt wird.[66]

Die modernen Methoden und Maßnahmen des Qualitätsmanagements haben das Ziel, durch die Vorgabe von Standards eine exakte Definition und Messung von Qualität zu ermöglichen und sind damit ein wertvoller und Erfolg versprechender Ansatz zu bestmöglicher, nachvollziehbarer und transparenter Qualität. Als Beispiele seien die bereits in der Praxis bewährten Qualitätsmanagement-Systeme KTQ und JCI[67] hervorge-

---

65 Diese nach wie vor aktuelle Definition aus dem Jahr 1997 hat Eugen Hauke entwickelt (Leitfaden zur Patientenorientierung, Wien).

66 Eine leuchtende Ausnahme ist das Projekt „Medizin mit Seele" der Vinzenz Gruppe.

67 Joint Commission International (JCI), welches speziell für das Gesundheitswesen entwickelt wurde (Erfahrungsbericht im Hinblick auf das LKH Villach auf www.patientenanwalt.com, Expertenletter Fr. Fiausch); KTQ: Die KTQ-Zertifizierung (Kooperation für Transparenz und Qualität im Krankenhaus) ist ein krankenhausspezifisches Zertifizierungsverfahren, das etwa im KH der Barmherzigen Schwestern Ried umgesetzt wird. Qualitätsbericht auf www.proCum-Cert.de allgemein zugänglich.

hoben. Besonders viel versprechend sind auch die laufenden Initiativen zur Erarbeitung von Qualitätsstandards und Leitlinien, die den aktuellen Stand der medizinischen Wissenschaft wiedergeben und damit eine nachvollziehbare Grundlage dessen liefern, was qualitätsvolle Therapie auf dem jeweils aktuellen Stand der medizinischen Wissenschaft bedeutet.

Das Gesundheitsqualitätsgesetz (GQG), das am 1. Jänner 2005 in Kraft getreten ist, versucht hier einen in Österreich vollkommen neuen und umfassenden Ansatz zum Thema Qualität. Das GQG möchte ein gesamtösterreichisches Qualitätssystem schaffen. Freiwillige Qualitätsarbeit wird damit zu verbindlicher Qualitätsarbeit. Und diese soll bundesländer-, sektoren- und berufsübergreifend geleistet werden. Dabei wird grundsätzlich an die Leistungen des Gesundheitswesens selbst und nicht an Organisationsformen oder ausübende Berufe angeknüpft. Die aus Patientensicht besonders wichtige Ergebnisqualität, ebenso wie der Strukturprozess, sind miterfasst. Dabei definiert sich die Ergebnisqualität als Zielerreichungsgrad des professionell eingeschätzten Ergebnisses der Gesundheitsleistung unter Berücksichtigung der subjektiven Zufriedenheit der Patienten und der durch die Leistung gewonnenen Lebensqualität. Qualität wiederum ist definiert als der Grad der Erfüllung der Merkmale von patientenorientierter, transparenter, effektiver und effizienter Erbringung der Gesundheitsleistung. Die zentralen Anliegen in diesem Zusammenhang sind die Optimierung von Strukturqualität, Prozessqualität und vor allem Ergebnisqualität.

Die Leitlinien selbst wiederum sind im neuen Gesetz definiert als „Bundesqualitätsleitlinien: Von der Bundesministerin/vom Bundesminister für Gesundheit und Frauen als Orientierungshilfe empfohlene Standards". Damit ist klargestellt, dass Leitlinien nicht direkt rechtlich verbindlich sind und an die Nichtbefolgung von Leitlinien auch keine direkten rechtlichen Sanktionen geknüpft werden. Freilich ist ein Abgehen von einer validen Leitlinie, die den Stand der medizinischen Wissenschaft darstellt, zu begründen.

Österreich liegt damit mindestens ein Jahrzehnt hinter den Entwicklungen und Erfahrungen in Deutschland. Bis vor kurzem waren das Thema Leitlinien und beweisbasierte Medizin (Evidence-based Medicine, EbM) in Österreich ein „Tabubereich", der (in einigen ärztlichen Kreisen) absolut negativ besetzt war und ist. Er wird vor allem als Einschränkung der so genannten „Therapiefreiheit" des Arztes und als Angriff auf die ärztliche „Kunst" gesehen.

Diese nach wie vor weit verbreiteten Ansichten haben sich vor allem in der Diskussion um neue Qualitätskriterien für den niedergelassenen Bereich gezeigt. Die dort geführten Diskussionen um Leitlinien und EbM können aus meiner Sicht nur als Absurditäten bewertet werden. Als sehr problematisch hat sich auch die Übergabe dieser Aufgaben der Qualitätssicherung und Qualitätskontrolle an eine Gesellschaft für Qualitätssicherung (ÖQMed) herausgestellt. Die direkte Abhängigkeit zur Österreichischen Ärztekammer als gesetzliche Interessenvertretung der Ärzteschaft führt zu Interessenkollisionen. Hier hat sich bis jetzt immer noch die Interessenvertretung der Ärzteschaft als stärker erwiesen als das Interesse an bestmöglicher Qualität.

In Deutschland sieht man dies bereits seit längerer Zeit vollkommen anders. Dort wird der Sinn und Zweck von Leitlinien so definiert: „Leitlinien dienen vorwiegend zur Sicherung und Verbesserung der gesundheitlichen Versorgung der Bevölkerung. Sie sollen zu wissenschaftlich begründeter und ökonomisch angemessener ärztlicher Vorgehensweise motivieren. Außerdem können mittels Leitlinien unnötige Maßnahmen und Kosten sowie unerwünschte Qualitätsschwankungen vermieden werden."[68] Der Präsident der Berliner Ärztekammer, Günter Jonitz, sagt zum Stellenwert von Leitlinien für das Patient-Arzt-Verhältnis: „Gute Medizin wiederum ist jene, die der Patient braucht, die der Arzt beherrscht, und jene, die er wissen könnte. Leitlinien sind daher notwendig, damit der Arzt erkennen kann, was das Richtige für seinen Patienten ist. Aus all den existierenden wissenschaftlichen Informationen müssen die Informationen herausgefiltert werden, die sinnvolle von fragwürdiger Medizin unterscheiden."

Leitlinien sind also systematisch entwickelte Entscheidungshilfen für Leistungserbringer (Ärzte, Krankenversicherungsträger) und Patienten über die angemessene Vorgehensweise bei speziellen Gesundheitsproblemen (Günter Ollenschläger). Leitlinien zielen auf Qualitätsförderung, Transparenz in der Medizin, wissenschaftlich begründete Vorgehensweise unter Berücksichtigung der Bedürfnisse und Einstellungen der Patienten, ökonomisch angemessene Vorgehensweise der Medizin und Empowerment der Patienten, um informierte Entscheidungen zu treffen.

Recht auf Transparenz

„Wo ist das für mich ,beste' Krankenhaus? Wer ist der ,beste' Arzt für mein gesundheitliches Problem?" Das sind Fragen, die täglich von Patienten gestellt werden. Fragen, die berechtigt sind und Fragen, die derzeit nicht seriös beantwortet werden können. Transparenz von Qualitätsdaten und zu veröffentlichende Benchmarks werden die massiven Forderungen der Patientenvertreter in der Zukunft sein.

Der Gesetzgeber hat die Forderungen bereits aufgenommen und im Gesundheitsqualitätsgesetz ein (bisher noch weit gehend unbekanntes) Patientenrecht auf Transparenz der Qualitätsdaten formuliert: §3 Abs. 2 GQG: „Bei der Erbringung von Gesundheitsleistungen ist die Transparenz betreffend Struktur-, Prozess- und Ergebnisqualität gegenüber den Patienten auf deren Nachfrage zu gewährleisten."

Freilich ist hier Vorsicht angebracht, weil eine unqualifizierte Veröffentlichung von Qualitätsdaten zu voreiligen Schlüssen und zu unangebrachter Verunsicherung der Patienten führen kann. Ebenso gefährlich für das Gesamtsystem Gesundheitswesen können „Reaktionen" der Gesundheitsdienstleister werden. Problematisch wäre, wenn Patienten mit großem Risiko nicht betreut werden, um die Statistik nicht zu verschlechtern bzw. zu beeinträchtigen.

In der Vereinbarung zwischen Bund und Ländern über die Neustrukturierung des Gesundheitswesens und der Krankenanstaltenfinanzierung wurde festgelegt, dass die Bundesstrukturkommission dafür zu sorgen hat, unter anderem auf den Gebieten der Information und der Qualitätsberichterstattung erforderliche Aktivitäten zu setzen. Ein diesbezüglich begonnenes Projekt wurde leider nicht weitergeführt, und es ist nicht einmal dazu gekommen, einen ersten Qualitätsbericht zu veröffentlichen. Das Resümee in dieser Hinsicht ist deshalb leider ernüchternd! Ein neuer Ansatz zur Qualitätsberichterstattung wird (hoffentlich) im neuen GQG und im neu einzurichtenden Bundesinstitut für Qualität liegen. Eine der gesetzlich explizit vorgegebenen Aufgaben dieses Instituts wird die jährliche Erstellung eines Qualitätsberichts sein.

---

68 Prof. Dr. Günter Ollenschläger, Leiter des ärztlichen Zentrums für Qualität in der Medizin, Berlin.

Zu einem Qualitätssprung in der Behandlung und in der Transparenz von Qualität kann auch die Zusammenführung von Informationen über die elektronische Gesundheitsakte (ELGA) führen. Die Erfahrungen der Patientenanwaltschaft mit Fehlern und so genannten Beinahe-Fehlern zeigt deutlich, dass vielen negativen Verläufen in der Medizin Informationsmängel zugrunde liegen. Die Information ist nicht zeitgerecht und nicht vollständig dort, wo sie sein sollte. Diese Informationsdefizite führen zu suboptimalen Diagnosen und Behandlungen, die allerdings, wie nachfolgende Überprüfungen immer wieder zeigen, vermeidbar wären.

Die in der derzeitigen Diskussion nahezu ausschließliche Fokussierung auf die „absolute" Einhaltung des optimalen Datenschutzes ist aus Patientensicht vollkommen unverständlich und abzulehnen. Datenschutz ist selbstverständlich ein Element von Qualität und hat einen großen Stellenwert. ELGA wird aber sogar zu einem höheren Datenschutz führen als derzeit, weil Sicherungsmechanismen vorgesehen sind, die über die bestehenden Schutzmechanismen hinausgehen, wie die durchgehende Protokollierung aller Zugriffe, ein detailliertes Konzept, das Rollen und Berechtigungen festlegt, ein Recht des Patienten, Aufzeichnungen über die Zugriffe zu erhalten und nicht zuletzt Widerspruchs- und Zustimmungsrechte der Patienten.

Für die Patienten werden deshalb folgende Kernanwendungen von ELGA eindeutige Vorteile bringen: der elektronische Patienten-Arztbrief, elektronische Labor- und Radiologiedaten, „my ELGA"[69] und ein e-Portal mit qualitätsgesicherter Information.

---

69 „my ELGA" betrifft den persönlichen Zugriff der Patienten auf die eigenen ELGA-Informationen in einem hochsicheren Bereich, der durch Bürgerkartenidentifikation gesichert ist.

> *„Ich habe einmal bestimmte Aspekte der Wirtschaftspolitik mit moderner Kriegsführung verglichen. Man wirft Bomben aus 15.000 Metern, aber man sieht nicht, wo sie landen, man sieht keine Schäden. Genauso ist es in der Wirtschaft: Man redet über Statistiken und nicht über die Menschen hinter diesen Statistiken."*
> Joseph E. Stiglitz, Nobelpreisträger für Wirtschaftswissenschaften[70]

Moderne Fabriksarbeiter

Wir leben demographisch gesehen in einem goldenen Zeitalter. Noch nie waren so viele Menschen im erwerbstätigen Alter. Die Jahrgänge 1950 bis 1970, also jene des Babybooms der Nachkriegszeit, sind heute im besten produktiven Alter zwischen 37 und 57 Jahren. In Deutschland leben heute 82,3 Millionen Menschen. Und die überwiegende Mehrheit davon ist zwischen 20 und 64 Jahre alt. Jeder fünfte Deutsche ist älter als 65. Ein Fünftel ist aber auch jünger als 20. Ähnlich ist die Situation in Österreich: Von 8,2 Millionen Einwohnern waren im Jahr 2006 laut Statistik Austria 15,5 Prozent jünger als 15 und 22,2 Prozent älter als 60. Doch das wird sich in den kommenden Jahren und Jahrzehnten deutlich ändern. Dann nämlich, wenn aus den Babyboomern Pensionisten und später pflegebedürftige Menschen werden.

Im Jahr 2030 werden erstmals 30 Prozent der Bevölkerung älter als 60 Jahre sein, 2050 ist es sogar jeder Dritte. Gleichzeitig steigt in dieser Zeit auch die Lebenserwartung: Bis 2050 von derzeit 76,4 auf 84,3 Jahre für Männer und von 82,1 auf 89,0 Jahre für Frauen. Damit erhöht sich auch die Zahl der über 75-Jährigen in der Bevölkerung. Diese Bevölkerungsgruppe umfasste 2004 noch 621.000 Personen. 2030 wird sie bereits 969.000 betragen, um 56 Prozent mehr als 2004. Bis 2050 steigt ihre Zahl sogar auf 1,44 Millionen an. Oder anders gesagt: In 40 Jahren wird jeder sechste Mensch in Österreich älter sein als 75. Und etwa jeder Fünfte davon wird dement sein oder gar Alzheimer haben.[71] Gleichzeitig steigt mit dem zunehmenden Alter der Menschen auch die Zahl jener, die an chronischen Krankheiten leiden. Und diese benötigen enorme Pflegebetreuung. Rund um die Uhr.

Somit stehen dem Gesundheitssystem sowie allen Arten von Betreuungseinrichtungen für ältere Menschen neue Herausforderungen bevor. Einerseits werden die Ausgaben dafür steigen, andererseits wird es zusätzliche Betreuungs- und Behandlungskapazitäten brauchen. Zum Vergleich: Im Jahr 2002 bezifferte das Gesundheitsministerium die Zahl der Pflegeplätze in Alten- und Pflege-

---

70 In dem Film „Der große Ausverkauf".
71 Vgl. Tragl, Karl Heinz: Ludwig-Boltzmann-Institut für Altersforschung, VITA (Vienna Transdanube Aging)-Studie.

heimen auf 49.000 (Riedel/Hofmarcher u.a., 2002, S. 55). Dem standen etwa 83.000 Menschen gegenüber, die an Demenz litten.

Diese Zahlen erklären, warum laut Schätzungen rund 40.000 illegale Pflegekräfte und Heimhilfen vor allem aus Osteuropa in Österreichs Pensionistenhaushalten arbeiten. 2050 wird es aber etwa 250.000 Demenzkranke geben – also dreimal so viele wie jetzt. Und für diese werden dann bei weitem nicht mehr genügend billige Arbeitskräfte aus dem Osten zur Verfügung stehen. „Nirgendwo ist nämlich der Geburtenrückgang so dramatisch wie in den Ländern des ehemaligen Ostblocks", schreibt die *Zeit*-Journalistin Elisabeth Niejahr. Osteuropa wird zum Altersheim der Welt, analysiert sie. „Auf der Liste der Nationen mit den niedrigsten Geburtenraten werden die ersten Plätze von osteuropäischen Ländern belegt." (Niejahr, 2005, S. 18) Zudem werden diese Länder wirtschaftlich so aufgeholt haben, dass die Menschen dort kein Interesse mehr daran haben werden, bei uns zu arbeiten. Sie werden lieber zu Hause bleiben und ihre Landsleute pflegen. Dort verdienen sie 2050 sicher auch gut.

Derartige Prognosen sind es, die Gesundheitsexperten immer wieder fordern lassen, dass das Gesundheitssystem effizienter gestaltet werden müsse. Sie sind überzeugt, dass sich nur mit einer Industrialisierung der Versorgung die Qualität verbessern und gleichzeitig die Menge der zu behandelnden und betreuenden Menschen erhöhen lasse. Gleichzeitig wird, wie beschrieben, schon jetzt massiv gespart im Pflege- und im Gesundheitswesen. Und es werden neue Managementmethoden, Prozesse und Technologien eingesetzt. Doch was bedeutet das alles für die Gesundheitsarbeiter? Werden sie zu den neuen Fabriksarbeitern? Werden die Krankenhäuser und Pflegeheime noch mehr zu Produktionseinheiten, als sie es schon jetzt sind?

Bei den meisten Berufsgruppen und Tätigkeiten im medizinischen und im Pflegebereich ist die Motivation des Helfens stark ausgeprägt und weit verbreitet. Dabei ist es unerheblich, ob es sich um freiwillige, ehrenamtliche Mitarbeiter handelt oder um Erwerbstätige. Es besteht ebenfalls kaum ein Unterschied zwischen stationärem und niedergelassenem Bereich. Selbst im höher technisierten Akutbereich ist diese Motivation stark ausgeprägt, wenngleich mit neuen Berufsgruppen wie Technikern, Forschern oder Betriebswirten zunehmend auch andere Interessen hinzutreten.

In keinem anderen Bereich ist auch das Burn-out-Syndrom so oft anzutreffen wie im Gesundheits- und Pflegebereich. Und es werden nirgends so wenige Präventivmaßnahmen dagegen gesetzt wie hier. Supervision, die in anderen Arbeitswelten längst angeboten wird, ist vor allem im Gesundheitsbereich nach wie vor eine Seltenheit. Dabei begleitet Supervision sowohl Einzelne als auch Teams, Gruppen und Organisationen bei der Reflexion und Verbesserung ihres beruflichen, aber auch ihres ehrenamtlichen Handelns. Supervision kann ein Arbeitsteam bei der Rollenfindung unterstützen, Führungskräfte auf die Übernahme neuer Funktionen vorbereiten oder den strukturellen Wandel eines Betriebes begleiten. Vor allem aber kann Supervision helfen, Spannungen aufzulösen und die Energien wieder auf die beruflichen Aufgaben zu konzentrieren.

Die nicht zuletzt aufgrund des Spar- und Reformdrucks steigenden Belastungen für die Beschäftigten werden auf diese Weise nicht gelöst und meist dem Einzelnen überlassen. Weil tendenziell zu erwarten ist, dass der Personalbedarf zunimmt, gute Leute aber weggehen oder generell zu wenig Personal ausgebildet wird, steigen vor allem die Arbeitszeiten. Im Sommer 2007 warnte die Wiener Ärztekammer vor einer geplanten Flexibilisierung der Arbeitszeit. Sollte ein zu diesem Zeitpunkt geplantes Gesetz beschlossen werden, befürchten die Ärztevertreter ein erhöhtes Unfallrisiko sowie den Anstieg von Krankheitsfällen bei den Betroffenen.

Der Gesetzesentwurf zur Arbeitszeit-Flexibilisierung sah vor, die Normalarbeitszeit von acht auf zehn Stunden zu erhöhen sowie die Höchstarbeitszeit auf zwölf Stunden täglich und 60 Stunden wöchentlich anzuheben. Aus arbeitsmedizinischer Sicht sei das strikt abzulehnen, sagte Ärztekammerpräsident Walter Dorner. Das Unfallrisiko steige mit längeren Arbeitsschichten exponenziell.

Der Ärztevertreter sprach dabei allerdings von der normalen Arbeitswelt und nicht von jener im Gesundheits- und Pflegebereich. Dort gibt es – entsprechende Betriebsvereinbarungen vorausgesetzt – theoretisch Dienste, die am Wochenende bis zu 49 Stunden am Stück dauern dürfen. Unter der Woche sind es 32 Stunden. In der Einzelwoche sind insgesamt 72 Stunden erlaubt, bei einer längeren Durchrechnung darf man allerdings maximal auf 60 Stunden kommen. Auf eine 72-Stunden-Woche sollte also eine 48-Stunden-Woche folgen. Zum Vergleich: In Österreich gilt eine Normalarbeitszeit von 40 Stunden in der Woche, in den meisten Fällen sind in den Kollektivverträgen allerdings 38,5 Stunden festgeschrieben.

Im Gesundheitswesen sind 49-Stunden-Dienste derzeit vor allem noch in kleinen Krankenhäusern am Land üblich, weil es dort zu wenig Personal gibt. Laut Ärztekammer entfallen darauf aber immerhin 25 Prozent aller Spitäler. In großen Kliniken und dort vor allem in den Bereichen Anästhesie und Notfallmedizin würde allerdings meist „nur noch" 24 Stunden am Stück gearbeitet. Das Problem dabei sei, dass das Einkommen gerade der jungen Ärzte stark davon abhänge, wie viele Dienste sie machen.

Ein Spitzenvertreter der Ärztekammer, der allerdings nicht namentlich genannt werden möchte, schildert die Folgen so: „Man hat kein Problem, bis zum Alter von 30 oder 35 Jahren lange Nachtdienste mit wenig Schlaf und vielen Unterbrechungen zu machen. Ab 40 wird es aber immer unerträglicher. Es gibt viele Spitalsfachärzte, die mit 40 bis 50 Jahren in allgemeinmedizinische Kassenordination ausweichen. Dagegen wehren sich wiederum die Allgemeinmediziner. Sie wollen nicht, dass ihnen ausgebrannte Spitalsmediziner den Job wegnehmen." Verstärkt werde das Problem durch den medizinischen Fortschritt. Kombiniert mit der steigenden Lebenserwartung bedeute das natürlich nicht nur steigende Kosten, sondern auch Mehrarbeit. „Irgendjemand muss heute natürlich den 80- und 90-Jährigen die künstlichen Hüftgelenke einbauen."

Jene, die keine Chance sehen, aus dem System auszusteigen, zerbrechen wie beschrieben daran. So begingen etwa 2006 allein an drei Vorarlberger Krankenhäusern fünf Intensivmediziner und Anästhesisten Selbstmord. Österreichweite Zahlen über das Gesamtproblem besitzt die Ärztekammer nicht. Die Dunkelziffer sei aber hoch, sagt der Kammervertreter. Genauso wie die Zahlen von Drogenmissbrauch in Krankenhäusern. „Die Leute haben ja nicht nur einen leichteren Zugang, sie wissen auch, was sie brauchen."

Gleichzeitig ändern sich die Strukturen im Gesundheitsbereich. Und damit entstehen neue Berufe, aber auch neue Beschäftigungsformen. Die Zeit, in der Gesundheitsarbeiter entweder Freiberufler waren oder bei Einrichtungen von Gemeinden, Städten oder Ländern nach den jeweiligen Beamtenschemata beschäftigt waren, ist vorbei. Künftig wird es, wie in allen anderen Bereichen auch, alle möglichen neuen Beschäftigungsmodelle geben – gut bezahlte und prekäre. Parallel dazu wird sich für jene, die weiter direkt mit Patienten zu tun haben, Grundlegendes ändern. Weil ihnen Spezialisten Arbeit abnehmen, werden sie zwar mehr Zeit für die kranken oder pflegebedürftigen Menschen haben, sie werden aber auch nicht mehr für alles verantwortlich sein.

Gesundheitsarbeiter werden wichtiger

Im Jahr 1989 startete an der Wiener Krankenanstalt Rudolfsstiftung das WHO-Pilotprojekt „Gesundheit und Krankenhaus". Daraus entwickelte sich ein internationales WHO-Netzwerk gesundheitsfördernder Krankenhäuser, an dem zwischenzeitlich tausende interessierte Spitäler aus 24 Staaten beteiligt sind. Ziel war es, die Situation der Patienten und der Beschäftigten zu verbessern. Der Hauptfokus lag allerdings bei allen Einzelprojekten auf den Patienten. Im Jahr 2003 analysierte das Ludwig-Boltzmann-Institut für Medizin- und Gesundheitssoziologie insgesamt 865 Gesundheitsförderungsprojekte aus diesem Netzwerk. 488 oder 56,4 Prozent dieser Projekte zielten auf Gesundheitsförderung für Patienten ab. Regionale Gesundheitsförderung für die Bevölkerung vor Ort erfolgte in 142 Projekten (16,4 Prozent). Für die Beschäftigten selbst wurden lediglich 235 oder 27,2 Prozent der Projekte durchgeführt (Pelikan u.a., 2003, S. 12). Diese Zahl nimmt sich noch dramatischer aus, wenn man bedenkt, dass hier nur jene Häuser untersucht worden sind, bei denen überhaupt schon ein Bewusstsein dafür existiert, dass Gesundheitsförderung für die Mitarbeiter notwendig wäre.

Mitte Juni 2007 – kurz vor Fertigstellung dieses Buches – präsentierte das Market-Institut eine in diesem Zusammenhang interessante Umfrage zur Versorgungsqualität im Gesundheitswesen. Nur 27 Prozent der Befragten waren mit dem österreichischen Gesundheitswesen sehr zufrieden. Rund 64 Prozent ärgerten sich über große Qualitätsunterschiede zwischen Krankenhäusern – und hier vor allem beim Personal und in der Betreuung. Gefragt nach den Patientenbedürfnissen, zeigte sich, dass diese sehr stark vom Personal abhängen. An oberster Stelle stehen Information und Aufklärung der Patienten (91 Prozent), das Einhalten der Hygienestandards (90 Prozent), gut ausgebildete Mitarbeiter (89 Prozent), der sorgsame Umgang mit Patientendaten (89 Prozent), freundliche

Mitarbeiter (85 Prozent) und das Eingehen auf Patientenbedürfnisse (84 Prozent).[72]

Spardruck und Personalmangel einerseits und wachsende Ansprüche der Patienten andererseits lassen die Bedeutung der Beschäftigten steigen. Der bisher kaum entwickelte Umgang mit den so genannten Human-Ressourcen im Gesundheitswesen wird immer wichtiger. Denn jede qualitätsfördernde Maßnahme, jede technologische Investition und jede organisatorische Verbesserung bleibt erfolglos, wenn sie nicht von den Mitarbeitern getragen wird. Nicht zuletzt deshalb, weil es sich beim Gesundheits- und Pflegebereich um einen Dienstleistungssektor handelt. Das zeigt sich auch daran, dass rund 60 bis 70 Prozent der Kosten, in manchen Bereichen sogar mehr, Personalkosten sind. Menschen arbeiten für Menschen am Menschen.

Beim immer wichtiger werdenden Personalmanagement ist deshalb nicht das Fachwissen das entscheidende Kriterium, sondern das entsprechende Bewusstsein. Und das wirkt sich in der Folge auch auf die Versorgung der Patienten aus. Deutlich wird der bestehende Mangel, wenn wir die Fachsprache näher betrachten. Weder dem viel gepriesenen Patienten noch den eigenen Kollegen und Mitarbeitern wird mit entsprechender Wertschätzung begegnet. Worte wie „Patientengut", „Pflegehelfer", „niederspritzen", „fixieren" und andere sind Ausdruck einer systemimmanenten Einstellung und der Belastung der Beschäftigten. Was den geregelten Ablauf stört, ist der Patient.

Auch die hohe Burn-out-Rate ist ein klarer Beweis für den zynischen Umgang mit den menschlichen Ressourcen im System. Keine andere Branche könnte es sich leisten, dass bis zu einem Fünftel aller Mitarbeiter permanent krank ist, das heißt, sich im Burn-out befindet. Weil diese Krankheit aber nicht beachtet wird, arbeiten die Leute dennoch, allerdings mit einer deutlich reduzierten Leistung. Zusätzlich zu den Kosten der mangelnden Besetzung von Planstellen, dem Effizienzverlust und zusätzlichen Organisationsaufwand kommen die Kosten für die medizinische Versorgung und Lohnfortzahlung für die betroffenen Mitarbeiter dazu. Ebenfalls alarmierend ist der Motivationsgrad des vorhandenen Personals.

Die Ursachen liegen zumeist in grundlegenden Mangelerscheinungen: Erstens findet sich in den Pflegeberufen eine überdurchschnittlich hohe Zahl von Personen, die ihren Beruf als Berufung sehen und gerne helfen. Dabei sind sie bereit, über ihre Grenzen hinaus für andere da zu sein. Die Abgrenzung als Eigenfürsorge ist deshalb, wie schon beschrieben, schwach ausgeprägt. Der Weg endet in der physischen und psychischen Erschöpfung. Oder man weicht quasi aus Notwehr in Zynismus und Gefühlskälte aus.

Eine weitere Ursache für den Mangel ist die strukturell bedingte chronische Unterbesetzung im System. Laut einer Studie des Österreichischen Bundesinsti-

---

72 Presseaussendung Vinzenz Gruppe, 20.6.2007, market-Institut: „Qualität im österreichischen Gesundheitssystem", telefonische Befragung unter der österreichischen Bevölkerung ab 18 Jahren, 1000 Interviews, Erhebungszeitraum: 26. Februar bis 8. März 2007.

tuts für Gesundheitswesen (ÖBIG) sind bis zu zwölf Prozent der Stellen für diplomiertes Pflegepersonal unbesetzt (ÖBIG, 2006). Dies führt, auch beim ärztlichen Personal, zu verlängerten Dienstzeiten, entsprechenden Arbeitsbelastungen und Stress. Dass damit eine massive Verschlechterung der medizinischen und pflegerischen Versorgung einhergeht, ist offensichtlich. In Deutschland zeigen sich durch eine ähnlich angespannte Personalsituation im Pflegebereich erste Risiken und Einschränkungen in der Versorgungsqualität. In einer Umfrage des Deutschen Instituts für angewandte Pflegeforschung kritisierten Pflegekräfte, dass etwa die Mobilisation bei Patienten nicht mehr ausreichend durchgeführt werden könne. Lediglich 6,5 Prozent gaben an, dass es hier keine Probleme gebe, und nur ein Drittel meinte, dass die grundpflegerische Versorgung (morgendliche Körperpflege) und eine regelmäßige Lagerung der Patienten vollständig gewährleistet werden können (Isfort/Weidner, 2007, S. 6).

Auch bei den Ärzten kommt es durch Unterbesetzungen zu belastenden Situationen. Ein steirischer Spitalsarzt, der namentlich nicht genannt werden möchte, schildert den Alltag so: „Junge Turnusärzte werden am Vormittag nur für einfachste Tätigkeiten herangezogen, dürfen kaum qualifizierte Tätigkeiten verrichten und leisten Handlangerdienste für den Oberarzt. Wissensvermittlung findet kaum statt. Sie sollen möglichst keine Belastung darstellen, wenn der größte Andrang von Patienten herrscht. Ab 14 Uhr ist der Oberarzt weg und die Turnusärzte sind allein auf der Station. Als oft einziger Arzt auf der Station ist man dann plötzlich für alles verantwortlich. Die Überforderung ist evident." Bei Unsicherheit oder telefonischen Rückfragen beim Oberarzt, sofern dieser erreichbar ist, komme es schon mal vor, dass man angeschnauzt werde. So beginnen das Leid, die Ausbeutung und die Überforderung der Ärzte schon bei der Ausbildung.

Die Betroffenen helfen sich, indem sie Patienten abweisen oder schlicht länger als medizinisch nötig auf der Station behalten. Pflegefehler, erhöhte Unfallgefahr, das Risiko von Fehlentscheidungen sowie Diagnose- und Behandlungsfehler ergeben sich von selbst, auch wenn sie von den Berufsvertretungen immer wieder heruntergespielt werden. Erst mit neuen Mitteln und Methoden der Personalplanung und mit neuen Lösungsansätzen wird man die Situation nachhaltig verbessern.

Ein weiteres Problem sind Führungsmängel bzw. Führungsfehler im oberen und mittleren Management. Den Führungskräften fehlen die entsprechenden Strukturen, Werkzeuge, Entwicklungsprogramme und Unterstützungen der Organisationseinheiten, um Führung zu lernen und zu leben. Führungspositionen werden nach bisherigen medizinischen Leistungen vergeben oder nach Fachleistungen, wie etwa der Zahl wissenschaftlicher Publikationen. Ob die Person zum Führen geeignet ist, wird wenig berücksichtigt. Im Gesundheitsbereich haben noch immer die wenigsten leitenden Angestellten – egal ob Ärzte oder Pflegepersonal – eine Managementausbildung. Wenn aber jemand ein fachlich guter Arzt ist, bedeutet dies noch lange nicht, dass er auch der beste Chef sein muss. Entwicklungsprogramme für Führungskräfte entstehen erst langsam. Doch in der Ausbildung finden sich noch kaum managementrelevante Inhalte. In der Fort- und Weiterbildung wird ausschließlich auf Fachwissen gesetzt. Kommunikation, Organisation, Delegieren, Fordern und Fördern, die Entwicklung sozialer Fähigkeiten und betriebswirtschaftliche Kenntnisse fehlen oft schmerzlich.

Mehr Personal spart Kosten

Wie sich das auswirkt und welche Lösungsmöglichkeiten sich hier anbieten, zeigt ein Rechenbeispiel. Mit ihm möchten wir zeigen, dass es in Summe für das System billiger kommt und gleichzeitig die Beschäftigten entlastet, wenn man die fehlenden Arbeitskräfte nachbesetzt. Ausgangsbasis ist, dass im Gesundheitsbereich in Österreich etwa 400.000 Menschen beschäftigt sind und die Personalkosten bis zu 70 Prozent der Gesundheitsausgaben ausmachen. Bei rund 22 Milliarden Euro sind das also immerhin Lohnkosten von etwa 15 Milliarden Euro. Nun fehlen im Gesundheitsbereich nach Schätzungen von Experten in Summe bis zu zehn Prozent an Personal. Das führt dazu, dass die bestehenden Mitarbeiter Überstunden leisten müssen, um die Arbeit zu bewältigen, und es führt nicht zuletzt auch zu hohen Burn-out-Raten.

Im Bereich der Personalentwicklung gehen Profis davon aus, dass generell etwa 50 Prozent der fehlenden Arbeitskräfte durch Überstunden kompensiert werden müssen. Und diese kosten aufgrund der nötigen Zuschläge wiederum 50 Prozent mehr als normale Stunden. Bei Personalkosten von insgesamt 15 Milliarden Euro kosten die Überstunden also etwa 1,125 Milliarden pro Jahr.[73] Auch die Ärztekammer schätzt übrigens, dass Ärzte allein in Kliniken pro Jahr rund sechs Millionen Überstunden leisten, die nicht ausbezahlt werden.

Dazu kommen die Kosten, die durch Burn-out entstehen. Tatsache ist, dass durch die Erkrankung jeder Betroffene Leistungskraft einbüßt, die jedoch bezahlt wird. Wie viel persönliches Leid, aber auch Kosten ließen sich also sparen, wenn es gelingen würde, die Burn-out-Raten zu reduzieren? Dazu muss man zuerst fragen, welche Kosten im System von Burn-out verursacht werden. Die Berufsverbände der Ärzte und Pflegefachkräfte schätzen, dass ungefähr 18 Prozent oder knapp jeder Fünfte unter Burn-out leidet. Wenn jeder Betroffene nur ein Drittel seiner Leistungskraft dadurch einbüßt (in der Praxis wird es wohl mehr sein), ergibt sich daraus, dass das Gesundheitssystem ungefähr 900 Millionen Euro an Lohnkosten aufwendet, ohne den entsprechenden Gegenwert zu realisieren.[74] Oder dass es, anders gesagt, eben 900 Millionen sparen könnte,

---

[73] Zehn Prozent fehlen. Das würde 1,5 Milliarden kosten. Wenn wir 50 Prozent durch Überstunden kompensieren, sind das 750 Millionen. Da diese aber 50 Prozent mehr kosten, müssen insgesamt 1,125 Milliarden aufgewendet werden.

[74] 18 Prozent leiden an Burn-out und leisten damit ein Drittel weniger. Wir geben also sechs Prozent der gesamten Lohnkosten aus, ohne eine Gegenleistung dafür zu erhalten.

wenn es kein Burn-out gäbe. Dazu kommen die Kosten, die entstehen, wenn andere Beschäftigte für ihre ausgebrannten Kollegen einspringen und Überstunden leisten müssen. Auch hier kann man von 50 Prozent ausgehen, für die wiederum 50 Prozent Überstundenzuschlag zu zahlen ist. In Summe sind das noch einmal 675 Millionen Euro – zusammengerechnet also 1,575 Milliarden Euro.

Burn-out und fehlendes Personal kosten das Gesundheitswesen also pro Jahr 2,7 Milliarden Euro. Zum Vergleich: Das Defizit in der Krankenversicherung soll nach Schätzungen des Hauptverbandes[75] im Jahr 2007 rund 274 Millionen Euro betragen. Das dicke Ende kommt allerdings noch: Würde man nämlich tatsächlich die fehlenden zehn Prozent an Beschäftigten einstellen, würde dies 1,5 Milliarden Euro kosten. Dadurch ließen sich die erwähnten Überstunden in Höhe von 1,125 Milliarden Euro einsparen und zumindest ein Teil der Burn-out-Kosten. Wir möchten nicht so tun, als ob mehr Personal das Burn-out-Problem gänzlich lösen könne, aber selbst wenn diese Einsparungen nur ein Drittel der Burn-out-Kosten senken würden, wären das 525 Millionen Euro.

Die Rechnung zeigt, wie kontraproduktiv die restriktive Aufnahmepolitik im Gesundheitsbereich ist. Durch die chronische Überbelastung des gesamten Personalsektors – und dies gilt für jeden Bereich, egal ob im Krankenhaus, in der mobilen Pflege oder im niedergelassenen Bereich – entstehen wesentlich höhere Belastungen, als man durch die Personalkürzungen einspart. Oder umgekehrt gesagt: Würde man 1,5 Milliarden Euro in mehr Personal investieren, brächte dies Kostenvorteile, die mit 1,65 Milliarden Euro sogar höher liegen würden als die Investitionen. Investieren wir dann auch noch den Teil der somit erreichten Einsparung von rund 150 Millionen Euro in Maßnahmen zu Erhaltung und Ausbau der Leistungsfähigkeit der Mitarbeiter, wie etwa Supervision, Führungskräfteentwicklung, Erweiterung der Fähigkeiten, Aus- und Weiterbildung abseits von Fachwissen, Selbstorganisation, Teambildung etc., können wir eine Gesamt-Leistungssteigerung von beträchtlichem Ausmaß erzielen – bei gleichen Ausgaben und verringerten Kosten pro Patient und Behandlung.

Das Beispiel zeigt, dass die Frage nicht lautet, ob wir genügend Geld für unser Gesundheitssystem haben, sondern wie wir es verwenden. Statt Mitarbeiterbindung haben wir Berufsflucht und beklagen dies auch noch laut.

Personalmanagement als Lösungsansatz

Der Kostendruck, der demographisch bedingte wachsende Personalbedarf und die Suche nach neuen Strukturen werden in den kommenden Jahren dazu führen, dass strategisches Personalmanagement, wie es sich in vielen Bereichen der Industrie schon lange bewährt hat, auch im Gesundheitswesen verstärkt eingesetzt wird. Und das angeführte Rechenbeispiel zeigt, dass diese Industrialisierung des Gesundheitswesens für Beschäftigte und Patienten durchaus Vorteile

---

[75] Schätzung basierend auf den Zahlen vom Mai 2007.

haben kann. Dafür braucht es aber eine Kultur der uneingeschränkten Wertschätzung gegenüber den Mitarbeitern. Erst diese Art von Wertschätzung bringt jene Motivation, die wiederum zu Spitzenleistungen führt.

Was für das Gesundheitswesen revolutionär klingt, ist in anderen Bereichen der Wirtschaft nichts Neues. Was unter dem Titel „Change Management" im Gesundheitsbereich langsam diskutiert wird, geht als Veränderungsmanagement auf die Organisationsentwicklung in den USA der 30er-Jahre des 20. Jahrhunderts zurück. Die Wissenschaftler Fritz J. Roethlisberger und Elton Mayo führten damals im Rahmen von Forschungen zur Leistungssteigerung Experimente in den Fabriken der Western Electric durch. Sie entdeckten, dass die Leistungsfähigkeit der Mitarbeiter stärker von der Aufmerksamkeit beeinflusst wurde, die ihnen die Kollegen entgegenbrachten, als durch Änderungen der Arbeitsbedingungen. Wie ein derartiges strategisches Personalmanagement im Gesundheitsbereich aussehen kann und in Zukunft wahrscheinlich auch wird, möchten wir im Folgenden kurz skizzieren:

Zentrales Ziel ist immer, dass die im Unternehmensleitbild festgeschriebenen Ziele nicht einfach erreicht werden, sondern für alle Mitarbeiter nachvollziehbar und verständlich sind. Führungskräfte haben dabei die Aufgabe, die Erreichung dieser Ziele nachweislich sicherzustellen. Ausgehend vom Leitbild und den zu dessen Erreichung gewählten Strategien werden zuerst Führungs- und Sachaufgaben definiert. Dabei muss gerade im Gesundheitswesen zwischen Führungs- und Sachaufgaben klar unterschieden werden. Die größte Herausforderung dabei ist die Überschneidung von Sachaufgaben mit dem entsprechenden medizinischen Fachwissen und den Führungs- und Organisationsaufgaben. Die jeweiligen Aufgaben werden dann Funktionen wie Stationsleitung, Einkauf, Qualitätsmanagement, ärztliche Leitung und Reinigung zugeordnet und auf Basis von Prozessen definiert und beschrieben. Derzeit sind Funktionen, die mit Ärzten besetzt sind, in der Regel höher bewertet als etwa reine Führungsfunktionen. Der Wert einer Funktion ist aber aus strategischer und nicht aus organisatorischer oder gar hierarchischer Sicht zu definieren. Im Gesundheits- und Pflegebereich werden deshalb Kriterien wie Qualitätssicherung oder Führung sicherlich aufgewertet werden müssen. So wird etwa für den künftigen Erfolg in der medizinischen Versorgung die Wichtigkeit des Schnittstellenmanagements massiv steigen. Und diese Funktionen werden sicherlich nicht mehr zwingend mit Ärzten besetzt sein. Der Beitrag zum Gesamtprozess wird jedoch strategisch so wichtig sein, dass er rein medizinischen Funktionen mindestens gleichwertig und aus ökonomischer Sicht vielleicht sogar höher einzuschätzen ist. Gleiches gilt für Führungsaufgaben generell. Auch und vor allem wenn neue Ausbildungsformen und Berufsbilder entstehen.

Das Fraunhofer-Institut hat zu Beginn dieses Jahrhunderts in einer Studie festgestellt, dass der Großteil der Berufe, die in den folgenden zehn Jahren ausgeübt würden, zum damaligen Zeitpunkt noch unbekannt seien. Dies gilt mit Sicherheit auch für das Gesundheitswesen, wo abseits des medizinischen und technischen Fortschritts die Ökonomisierung und die neuen Strukturen sowie die entstehende Arbeitsteilung die Entwicklung bestimmen werden. Wie diese neuen Berufe aussehen könnten, werden wir im vierten Kapitel skizzieren.

Klar ist, dass man für jede Funktion die entsprechende fachliche Kompetenz benötigt. Allerdings ist die formelle Ausbildung noch kein Garant für die qualitative und quantitative Erfüllung der Anforderungen. Auch das Ergebnis der Arbeit wird messbar und sichtbar gemacht werden, um die Leistung tatsächlich bewerten zu können. Voraussetzung dafür ist allerdings eine klare Beschreibung der Aufgaben im Vorfeld. Diese wird dann klare, messbare und nachvollziehbare Zielvorgaben beinhalten und sich nicht mehr in einer reinen Aufgabenbeschreibung erschöpfen. Jedoch ist die funktionale Erwartungshaltung ganz klar zu unterscheiden von der individuellen Zielvereinbarung mit dem Funktionsträger. Bei einem Einkäufer etwa besteht die funktionale Erwartungshaltung in der möglichst kostengünstigen Beschaffung der benötigten Materialien bei bester Qualität. Das individuelle Ziel könnte beispielsweise sein, durch entsprechende Vertragsgestaltung mit den Lieferanten die Lagerkosten um 20 Prozent zu senken. Zentral dabei ist, dass die Erwartungshaltung von der Führungskraft gegenüber den Beschäftigten auch klar kommuniziert wird.

Für viele Beschäftigte im Gesundheitswesen werden derartige Erwartungen und Ziele etwas gänzlich Neues sein. Allerdings ist etwa in Deutschland, wo derartige Entwicklungen bereits umgesetzt werden, zu beobachten, dass viele Beschäftigte froh darüber sind. Die deutsche Bundesärztekammer etwa erklärt, dass bis weit in die 90er-Jahre des 20. Jahrhunderts der Zustand der Krankenhausorganisation extrem unbefriedigend war. „Die Modernisierung durch klare Unternehmensziele, klare Entscheidungsstrukturen, rationales Personalmanagement und Personalentwicklung, klare Aufbau- und Ablaufssteuerung, rationale Definition des Verhältnisses zur Umwelt (etwa zu niedergelassenen Ärzten) konnte erhebliche Kreativitäts- und Produktivitätspotenziale heben". (Bundesärztekammer, 2007, S. 24)

Gekoppelt an die Ziele ist auch die Leistungsbewertung, die allerdings primär der betriebswirtschaftlichen Steuerung dient. Sie ist nicht die Basis für persönliches Lob oder Tadel für die Mitarbeiter. Im Rahmen von Mitarbeitergesprächen wird kommuniziert, inwieweit die definierten Ziele erreicht werden. Diese Zielerreichung hängt dabei natürlich stark von Fähigkeiten, Kenntnissen und Wissen ab. Führungskräfte und Mitarbeiter erstellen gemeinsam ein Stärken-Schwächen-Profil. So lassen sich etwa auch Überforderungen feststellen, die sich mit entsprechenden Entwicklungs- und Schulungsplänen beheben lassen. Auf diese Weise kann man allerdings auch Unterforderungen orten, die zu unzufriedenen Mitarbeitern führen. Nicht nur ökonomisch ist es nämlich ineffizient, qualifizierte und deshalb teurere Mitarbeiter Arbeiten erledigen zu lassen, die von weniger qualifizierten und daher billigeren Mitarbeitern erledigt werden könnten. Oft verlassen unterforderte, wertvolle Mitarbeiter nämlich auch frustriert eine Organisation und suchen eine für sie adäquatere Beschäftigung. Die Folgen dieser Fluktuation sind dann auch neue Kosten für die Rekrutierung von neuem Personal.

Während nämlich etwa in der Industrie leitende Mitarbeiter gezielt auf ihre Aufgabe vorbereitet und weitergebildet werden, ist dies im Gesundheitswesen kaum der Fall. Dabei ist gerade Führungsarbeit auch für die Zufriedenheit der Beschäftigten enorm wichtig. Nichts kann mehr frustrieren als ein unfähiger Chef.

Personalentwicklung als kontinuierlicher Prozess bedeutet aber auch, Leistungsdefizite durch Weiterbildung zu beheben. Die Vermittlung von Wissen, Fähigkeiten und Kenntnissen wird auch im Gesundheitswesen nicht zuletzt aufgrund des medizinisch-technischen Fortschritts immer wichtiger. Man unterscheidet hier zwischen funktional und persönlich indiziertem Entwicklungsbedarf. Funktionaler Bedarf entsteht etwa durch geänderte Rahmenbedingungen, Änderungen im Angebot oder in der Nachfrage oder auch durch eine Änderung der strategischen Ausrichtung. Individueller Bedarf entsteht durch die Abweichung der funktionalen Anforderung von persönlichen Kenntnissen und Fähigkeiten sowie von persönlichem Wissen. Während Ersteres zentral gesteuert werden kann, muss Letzteres dezentral durch die jeweilige Führungskraft sichergestellt werden.

Kommen wir zum letzten Bereich der Personalentwicklung, der Entlohnung. Hier gilt für viele vielleicht überraschend: Geld als Anreiz besitzt keine langfristige Motivationskraft. Die individuelle Arbeitszufriedenheit wird vielmehr von den non-monetären Benefits eines Dienstverhältnisses geprägt. Fragen wie Unternehmenskultur, persönliche Entwicklungsmöglichkeiten und Freiräume beeinflussen das Wohlbefinden weit mehr als eine Gehaltserhöhung von drei Prozent. Dabei ist natürlich klar, dass mit der Entlohnung ein gesichertes Auskommen möglich sein muss. Dies ist gerade in einem Sektor wie dem Gesundheitswesen wichtig, der einen überdurchschnittlich hohen Anteil an weiblichen Beschäftigten aufweist. Das durchschnittliche Brutto-Einkommen im Gesundheitswesen liegt quer über alle Berufsgruppen gerechnet – also inklusive der Spitzenverdiener unter den Ärzten – bei etwa 2300 Euro. Innerhalb einer Organisation aber ist die absolute Höhe der Entlohnung als Ausdruck der Wertschätzung weniger wichtig als das Verhältnis der Gehälter verschiedener Funktionen zueinander.

In diesem Zusammenhang ist davon auszugehen, dass durch ein modernes Personalmanagement auch die Entlohnungssysteme transparenter werden. Sie werden den strategischen Funktionswerten entsprechen, aber auch genügend Platz für Flexibilität lassen, um individuelle Leistungsunterschiede zu berücksichtigen oder auch geographische Unterschiede und Arbeitsmarktsituationen abbilden zu können.

Managementprofis fördern das Personal

Um strategisches Personalmangement im Gesundheitswesen einzusetzen, werden gerade in großen Einrichtungen wie Kliniken oder Krankenhausgruppen verstärkt auch Verantwortungsträger für diesen Bereich geholt. Damit bringt man Spezialwissen in die Organisation und die personelle Ausstattung, um die Prozesse auch umzusetzen. Bei dezentralen Strukturen, wie sie bei den großen Trägerorganisationen vorliegen, besteht die Herausforderung in der richtigen Platzierung dieses Wissens und der Ressourcen. Nicht alles kann zentral abgewickelt werden, nicht alles muss vor Ort passieren. Abhängig von der Strategie und der Unternehmenskultur kann es zu sehr unterschiedlichen Lösungsansätzen kommen. Generell ist zu beobachten, dass im Gesundheitswesen hier in vielen Fällen Nachholbedarf besteht. In vielen Trägerorganisationen und Häusern fehlt strategisches Personalmanagement noch völlig.

In der Folge gilt dies natürlich auch für die Personalbedarfsplanung. Der politische Einfluss auf den Gesundheitsbereich hat in den letzten 30 Jahren dazu geführt, dass Politiker nur darauf bedacht waren, möglichst viele Menschen im Gesundheitswesen zu beschäftigen. Das brachte Wählerstimmen und suggerierte der Bevölkerung eine gute Versorgung. Jetzt wird versucht, durch Ausgliederungen, Privatisierungen oder das Nicht-Nachbesetzen von Abgängen die Personalkosten in den Griff zu bekommen. Künftig wird es zwar weiter grobe Vorgaben der Politik geben, Stellenpläne, Qualifikationserfordernisse und Ressourcenbedarf werden aber primär von dezentralen Einheiten erstellt werden.

Im Sommer 2007 entbrannte nicht zuletzt aufgrund des Mangels an professionellen Strukturen eine Debatte in den Vorarlberger Landeskrankenhäusern. Primarärzte am LKH Feldkirch forderten den Einsatz von professionellen Dienstplangestaltern. So könne die Anhäufung von tausenden Überstunden verhindert werden. Man müsse in die Organisation der Krankenhausstruktur, besonders im Ärztebereich, investieren. Entsprechend geschulte und eigens dafür abgestellte Mitarbeiter sollten für die Organisation der Mediziner-Arbeitszeit verantwortlich sein. Das durchaus überraschende Argument der Primarärzte: Ärzte könnten von ihrer Ausbildung her nicht wissen, wie man einen Krankenhausbetrieb managt.[76] Das werde im Studium nicht gelehrt. Zweites hätten die Ärzte ihren Kopf nicht für die Organisation des Tagesplanes frei, wenn sie etwa mit einem schwierigen Fall oder einer Operation beschäftigt seien.

Die Antwort des zuständigen Landesrates – und nicht etwa jene der Klinikleitung – kam postwendend: Die Dienstplangestaltung und auch die Überstundenanordnung sei Aufgabe des Primararztes. Dieser müsse solche Aufgaben auch wahrnehmen. Man wolle sich der Personalfrage aber nicht generell verschließen. Wo es wirklich mehr Ärzte brauche, sei die Landesregierung gesprächsbereit.

Eine der größten Herausforderungen und Kernprozess für jedes Management von Human-Ressourcen werden Personalrekrutierung und -auswahl sein. Gerade in Dienstleistungsbereichen – und zu diesen gehört der Gesundheitsbereich – hängt der Erfolg von vielen verschiedenen Fragen ab. Gibt es einen funktionierenden Arbeitsmarkt? Wie attraktiv sind die einzelnen Arbeitgeber? Gibt es genügend Arbeitskräfte in der benötigten Qualifikation? Welcher Mitarbeiter

---

76 ORF-Vorarlberg, 24.7.2007.

passt auf welchen Arbeitsplatz und wie lässt er sich finden? Fehlrekrutierungen verursachen enorme Kosten und Belastungen für alle Beteiligten. Es bedarf großer Erfahrung und fundierten Wissens, um hier effizient tätig zu sein.

Im Gesundheitsbereich war die Suche nach Personal lange das Ergebnis von Zufällen, persönlichen Vorlieben und Sympathien. Die Industrialisierung des Gesundheitswesens wird auch eine Professionalisierung des Managements generell und des Personalmanagements im Besonderen mit sich bringen. Das ist die gute Nachricht für die Beschäftigten. Entscheidend ist allerdings die konkrete Umsetzung. Wird Personalentwicklung missverstanden, passieren Dinge, die derzeit nicht nur in deutschen Kliniken zu beobachten sind: Auszubildende werden für einfache Arbeiten eingesetzt, eine praktische Ausbildung findet faktisch nicht mehr statt. Aufgrund von Personalmangel häufen sich Überlastungsausfälle. Kranke Beschäftigte werden vom Rest des Teams kompensiert, was sich in massiven Überstundenzahlen manifestiert. Welche Entwicklungen sich da in den konkreten Bereichen abzeichnen und was auf die Gesundheitsarbeiter sonst noch zukommt, beschreiben wir auf den folgenden Seiten.

Teamarbeit ist Führungsaufgabe

von Dr. Andreas Reifschneider (Regionalmanager Waldviertel der Niederösterreichischen Landeskliniken-Holding; Geschäftsführer der Psychosomatisches Zentrum Eggenburg GmbH)

Im Zusammenhang mit den künftigen Entwicklungen des Gesundheitswesens stellt sich die Frage, wie weit die Einrichtungen des Gesundheitswesens, insbesondere die Kliniken und Rehab-Zentren, aus der Sicht eines öffentlich-rechtlichen Betreibers tatsächlich als Unternehmen betrachtet werden können. Sind hier unternehmerische Grundsätze und betriebswirtschaftliche Maßstäbe anzulegen? Gelten hier die Grundsätze der Privatwirtschaft, die sich an Marktanteilen, Gewinn und Verlust bzw. Shareholder Value orientieren? Oder ist nicht vielmehr eine gesamt- bzw. volkswirtschaftliche Betrachtungsweise angebracht, die sich an anderen Parametern als an den oben erwähnten marktwirtschaftlichen Kriterien ausrichtet? Bei all diesen Fragestellungen bleibt für mich außer Streit, dass moderne Managementmethoden der Privatwirtschaft im Gesundheitsbereich in vielen Bereichen absolut sinnvoll sind und auch künftig verstärkt zum Einsatz kommen werden. Die Personal- und Organisationsentwicklung etwa ist so ein Bereich.

Flachere Organisationsstrukturen mit deutlich größerer Flexibilität, Denken in gesamthaften Prozessen und vor allem Teamarbeit sind in diesen Themenbereichen ein absolutes Gebot der Stunde. Während der derzeitige Medizinbetrieb sich nach wie vor sehr stark an den Ausbildungsvorschriften der Ärzte orientiert und durch verschiedene Prozesse hindurch vielfach unverändert ein sehr starkes Abteilungsdenken besteht, wird es durch eine Stärkung der Patientenrechte und einem neuen Patientenselbstverständnis immer essenzieller, die einzelnen Organisationen an den Patienteninteressen auszurichten. Damit gilt es, zum einen Schnittstellen zwischen einzelnen Abteilungen oder Bereichen in den Krankenhäusern, zum anderen die Schnittstellen zwischen den Krankenhausorganisationen und den extramuralen Einrichtungen neu zu ordnen und gut miteinander zu vernetzen. Dies erfordert ein hohes Maß an organisatorischer und persönlicher Flexibilität, und nicht zuletzt Mut zu Veränderungen.

Starke, gewachsene, stabile Strukturen

Ein besonderes Charakteristikum des Gesundheitswesens stellt das enorm ausgeprägte berufsständische Denken dar. Es gibt meines Erachtens keine andere Branche mit ähnlichen Phänomenen. In einzelnen Fällen war schon zu beobachten, dass die Loyalität gegenüber dem Berufsstand wichtiger war als jene gegenüber dem eigenen Arbeitgeber. Eine solche Situation ist in Betrieben, die betriebswirtschaftlich orientiert sind, einfach undenkbar.

Dieses Phänomen, dieses Problem ist aber nicht nur der Ärzteschaft zuzuordnen. Die Mitarbeiter der Pflegeberufe, aber ebenso auch die medizinisch-technischen Berufe und die Therapeuten, die im Übrigen selbst in mehrere berufsständische Einheiten zerfallen, folgen dem Beispiel der Ärzte und übernehmen die berufsständischen Muster mit Begeisterung. Sie tragen damit das Ihre dazu bei, Strukturen einzuzementieren und notwendige Veränderungen zu blockieren. Besser wäre es, in den Ausbildungsstätten, den

Schulen, Akademien und Fachhochschulen anzusetzen. Im klinischen Betrieb wird dies oft schmerzlich sichtbar, wo, wie beispielsweise in einem physikalischen Zentrum, Ärzte und verschiedenste Therapeuten zu einer gemeinsamen Dienstleistung verpflichtet sind und sich in berufsständischem Kleinkrieg täglich aufreiben.

Es ist gar nicht auszudenken, welche Erfolge in multidisziplinären Teams erzielt werden könnten, die in der Privatwirtschaft oft sehr bewusst und „handverlesen" gemeinsam aufgebaut und trainiert werden, um Spitzenleistungen zu erbringen. Von diesem Ansatz – ich denke da an OPs genauso wie an die langfristige Betreuung chronisch Kranker – sind wir im Gesundheitswesen bedauerlicherweise vielfach noch weit entfernt.

Umgang mit Fehlern

Was in privatwirtschaftlichen Organisationen einfach mit dem „Todesurteil Konkurs" sanktioniert wird, ist im Gesundheitswesen ein in unseren Breitengraden nahezu exotisches Thema. Dem Umgang mit Fehlern, einer modernen, offenen und um Lernen bemühten Fehlerkultur und den in der Privatwirtschaft so forcierten kontinuierlichen Verbesserungen wird heute nur in seltenen Fällen ausreichendes Augenmerk geschenkt. Bedauerlicherweise herrscht in der Gesundheitswelt vielfach noch eine Atmosphäre, in der es „keine Fehler gibt". Und weil es keine Fehler geben darf, müssen offenbar auch keine Fehler zugegeben werden. Die Schlussfolgerung für viele Leistungserbringer lautet demnach nicht anders als diese, dass die Qualität ohnehin schon auf allerhöchstem Niveau ist, die Leistungen unübertreffbare Resultate erzielen und demnach keine wesentlichen Verbesserungen mehr nötig sind. Gegensteuerungsmaßnahmen wie Patientenombudsstellen und Patientenanwälte leisten Großes. Sie sichern ex post medizinische und pflegerische Qualität. Echte Qualitätssicherung mit besserem Outcome und Wirkungsgrad sollte die einzelnen Betreuungs- und Behandlungsschritte jedoch begleiten und tunlichst von vornherein erfolgen. Der Vergleich mit der Automobilindustrie drängt sich auf. Natürlich wird auch der fertig produzierte Pkw am Ende des Montagebandes noch einmal überprüft und gecheckt, nur sind während des gesamten Produktentwicklungsprozesses, der Vorfertigung, dem Zusammenbau der einzelnen Produktteile alle eingebundenen Maschinen und Mitarbeiter mit höchsten Anforderungen und Qualitätskriterien konfrontiert. Von der nicht unmaßgeblichen Zulieferindustrie und den Zulieferern der Zulieferer gar nicht zu sprechen.

Anders als in vielen anderen Sektoren ist in der Tat der Hauptprozess des Gesundheitswesens, nämlich die Verbesserung des gesundheitlichen Zustandes, ja selbst das Gesund- bzw. das Kranksein, schwer definier- und messbar. Meines Erachtens ist das Gesundheitssystem in vielen Punkten bedauerlicherweise dermaßen komplex, dass die industriellen Ansätze in diesem Zusammenhang zum Scheitern verurteilt sind. Viel versprechende Ansätze gibt es zwar in Abläufen wie der Labordiagnostik, der Pathologie oder der Radiologie – um nur einige zu nennen – sowie bei speziellen, ausgewählten operativen Eingriffen, die nach klaren, vorbestimmten Prozessrichtlinien durchgeführt werden können. Wo man in die Grenzbereiche vordringt und teilweise an die Grenzen des Lebens stößt, findet die Anwendbarkeit so mancher Managementinstrumente aber ein jähes Ende.

Die Niederösterreichische Landeskliniken-Holding, die mit Jänner 2008 sämtliche Krankenhausbetriebe des Bundeslandes Niederösterreich für das Land betrieblich führt, hat sich in den vergangenen Monaten und Jahren sehr intensiv mit der Entwicklung der Themenfelder Qualitätsmanagement, Personalentwicklung, Informationstechnologie auseinander gesetzt. Die Implementierung dieser Stellen – zugegebenermaßen vornehmlich Stabs- und Servicestellen – hat längst begonnen. Über anfänglich zentrale Prozesse und eine Vereinheitlichung erfolgt im nächsten Schritt das Roll-out in die einzelnen Organisationsteile durch das Hinunterbringen der Verantwortung in die einzelnen operativen Einheiten. Das sind eben die Spitäler, die Abteilungen, die Stationen, die Häuser, in denen diese Systeme und dieses neue Denken mit Leben erfüllt wird. Dass dies ein langsamer, viel Geduld erfordernder Prozess ist, ist selbstredend. Die bestehenden starren und starken gewachsenen Strukturen nehmen dieses neue Gedankengut nur sehr zögerlich und behäbig auf.

Diese hierarchischen Organisationsstrukturen haben insbesondere in der Laufbahn der Mediziner hohe Abhängigkeitsverhältnisse zwischen Arzt und Abteilungsvorstand bzw. Primararzt geschaffen. Als Ausbildungsverantwortlicher übt er größten Einfluss auf die Entwicklungsmöglichkeiten des Jungmediziners aus, ohne sein Placet gibt es kaum eine Chance auf eine herzeigbare Karriere.

Karriere, Fortbildung und Bezahlung

In der Privatwirtschaft ist es fast klassisch, das ursprüngliche Stammgebiet, das man möglicherweise studiert bzw. in dem man zu Beginn der Karriere reüssiert hat, bald zu verlassen. Maßgeblich bleibt, sich zu verbreitern über Projektarbeit, über multidisziplinäre, möglicherweise internationale Themenstellungen sich vielschichtige Expertise zu verschaffen, diverse Managementerfahrungen auch in Nichtstammberufen zu sammeln, um dann den Weg in die obersten Etagen zu schaffen. Demgegenüber geht der karriereorientierte Mediziner einen gänzlich anderen Weg. Hier sind Fachwissen, Spezialistentum, Expertise, wissenschaftliche Arbeit gefordert, um einen möglichst geradlinigen Weg an die Spitze der Hierarchie zu nehmen.

Die daraus resultierenden Defizite: Der Mangel an Breite, an Teamerfahrung, an wirtschaftlichem Know-how ist oft eklatant. Wenn es um die Umsetzung von Projekten oder Veränderungsarbeit geht und ein Out-of-the-box-Denken, ein Denken über den eigenen Tellerrand hinaus, gefragt ist, wenn die bisherigen Lösungsversuche alle scheiterten, fehlt dieser breite Background im Gesundheitsbereich. Damit entgehen manchen Organisationen wahrlich große Entwicklungsperspektiven.

Die Fortbildungsfrage im Gesundheitswesen ist ein weiterer Themenbereich, der sich doch sehr deutlich von der Praxis der Privatwirtschaft unterscheidet. Während privatrechtlich organisierte Betriebe sehr gezielt in die Fortbildung ihrer Mitarbeiter und Führungskräfte investieren und dieses Training idealerweise durch professionell designte Personalentwicklungsprozesse steuert, ist es im Gesundheitswesen im Allgemeinen nach wie vor anderen Kräften und Einflussfaktoren wie z.B. der Pharmaindustrie überlassen, nicht nur die Teilfinanzierung zu übernehmen, sondern vielmehr auch die Schwerpunkte und Inhalte der fachlichen Fortbildungsprogramme maßgeblich zu bestimmen. Die vordergründig kostengünstigen Fortbildungen werden über die Marketingbudgets und damit über die Arzneimittelpreise getragen – ein für das Gesamtsystem eher nachteiliger Entwicklungsschritt.

In der freien Wirtschaft ist es für den Arbeitgeber eher nebensächlich, welche Ausbildung Nachwuchsführungskräfte genommen haben. Vielmehr legt man Wert auf die

Entwicklung, die erfolgreichen Projekte und Prozessschritte und darauf, welche Jobs erfolgreich erfüllt wurden, um daraus die Karrierepfade zu entwickeln. Das Gesundheitswesen ist – vermutlich durch die starke öffentlich-rechtliche Komponente – vielfach noch der personaladministrativen Linie verhaftet, vornehmlich auf die Ausbildungsabschlüsse und die Zeugnisse zu schauen und möglicherweise die Weiterentwicklung des Einzelnen auszublenden. Teamorientierung, Teamfähigkeit sind selten Kriterien – weder für die Honorierung noch für die Karriere. Karrierefördernd sind stattdessen fachliche Traditionen und Rituale der einzelnen Berufsgruppen. Erste Versuche, Managementkapazitäten bei der Besetzung leitender Positionen verstärkt zu bewerten, sind bereits erkennbar. Durchschnittliche Führungsqualifikation kann durch hervorragende Fachexpertise mit Leichtigkeit kompensiert werden.

Die Instrumente einer Job-Rotation bzw. einer Bereicherung des Jobs finden in den Laufbahnplanungen der Verantwortlichen im Gesundheitswesen nur ganz selten Anwendung. Diese in der Privatwirtschaft bewährten Werkzeuge würden meines Erachtens eine deutliche Qualitätsverbesserung und enorme Bereicherung in der Laufbahnplanung bedeuten.

Im Allgemeinen bekommt man das, wofür man bezahlt. Doch bei der Honorierung der Mediziner gibt es ein interessantes Phänomen: Bei kaum marktkonformen Grundgehältern wird ein maßgeblicher Teil des Einkommens aus den Sonderklassegeldern privat versicherter Patienten lukriert. Diese manchmal selbst für den Arbeitgeber intransparente und unbefriedigende Situation fördert alles andere. Weder unternehmerische noch gesundheitspolitische Zielsetzungen lassen sich damit sinnvoll und klar fokussiert verfolgen. Von der notwendigen Implementierung von Veränderungsprozessen, von Personalentwicklung oder Qualitätsmanagement, vom Entwickeln einer modernen Fehlerkultur – gesteuert über das Remunerations- und Bezahlungssystem – kann daher nur in wenigen Betrieben die Rede sein. Hauptkriterium für die Gehaltspolitik ist wesentlich die Seniorität. Die Herausforderung liegt meines Erachtens allerdings im Selbstverständnis des Managements der Kliniken bzw. der Gesundheitseinrichtungen, selbst Anreiz- und Honorierungssysteme zu entwickeln, die diese Möglichkeiten miteinschließen. Sanktionsmechanismen für den Fall des Zuwiderhandelns, für nachhaltiges Fehlverhalten, für die Weigerung, sich allein oder gemeinsam mit dem Team weiterzuentwickeln und transparent zu kommunizieren, sind vornehmlich nur in den privatwirtschaftlich ausgerichteten Organisationen innerhalb des Gesundheitswesens vorhanden.

Personalentwicklung muss Menschen helfen

Im Gesundheitswesen sind auffallend viele Beschäftigte in besonderem Maße davon beseelt, anderen Menschen zu helfen und für andere tätig zu werden. Viele Beschäftigte definieren ihre gesamte Existenz über ihre berufliche Erwerbstätigkeit. Dabei kommt nicht selten eine Art Helfersyndrom hinzu, und eben dieses lässt den einen oder anderen leicht in ein Extrem kippen und die Mitarbeiter ausbrennen. Es ist die Aufgabe der Führung und auch der Personalentwicklung, Rahmenbedingungen zu schaffen, um die Beschäftigten zu unterstützen und zu begleiten, um die vielfach emotional stark belastende Arbeit zu bewältigen.

In meiner gesamten Zeit als Personalverantwortlicher in der Privatindustrie habe ich weder in industriellen noch technischen noch kaufmännischen Organisationen so viele

Raucher und Kaffeetrinker gesehen wie im Gesundheitswesen. Extreme Stresssituationen drängen Mitarbeiter nicht selten zu Suchtmitteln, wobei Alkohol- und Medikamentenmissbrauch ganz besonders im Gesundheitswesen heikle Themen mit hohen Dunkelziffern geworden sind. Als Antwort ist besonders in den Grenzbereichen des Lebens – sei es in der Palliativmedizin, in der intensiv- oder unfallchirurgischen Versorgung, die ich hier nur beispielhaft nennen kann – eine starke supervisorische Begleitung und Betreuung sicherzustellen. Auch Rotation für die besonders exponierten Beschäftigten wäre eine Möglichkeit, den besonderen Belastungen zu begegnen. Dabei geht es um viel mehr als nur darum, Burn-out zu verhindern.

Wie wäre nun das Gesundheitswesen dazu zu bringen, bewährte Instrumente der Privatwirtschaft und des Managements wie beispielsweise Personalentwicklung zu übernehmen?

Das fehlende Bewusstsein, der Sinn für die Dringlichkeit von ständigen, kontinuierlichen Veränderungen und Weiterentwicklungen und der oftmals fehlende Mut, neue Wege zu gehen, wird der Gesellschaft mittel- und langfristig einen hohen Preis abverlangen. Die Herausforderungen der Zukunft in diesem Themengebiet sind riesengroß. Es täte dem Gesundheitswesen gut, ein bisschen wissenschaftsfundierte Selbstkritik zu üben. Wäre eine solche Kritik möglich, könnte ein riesiger Sprung zu noch mehr Qualität und Patientenorientierung erfolgen, der meines Erachtens das gesamte System noch effizienter – nicht im Sinne von billiger oder sparsamer, sondern wirksamer und damit ausgerichtet auf die Bedürfnisse der Gesellschaft – werden ließe. Andernfalls werden wir statt den 10,2 Prozent Gesundheitsausgaben, gemessen am Gesamtbruttoinlandsprodukt, in Bälde schon 14 oder gar 16 Prozent akzeptieren – und auch finanzieren müssen.

Wer versorgt die Alten?

Die steigende Lebenserwartung und die damit verbundene wachsende Zahl älterer Menschen ist nicht nur eine Herausforderung für unser Sozial- und Gesundheitssystem. Wir werden zur Bewältigung der Situation völlig neue Strukturen benötigen. „Der demographisch bedingte Morbiditätswandel führt zu einer Abnahme des Bedarfs an kurativen Leistungen in den höchsten Altersstufen, während pflegerische Leistungen vermehrt nachgefragt werden", diagnostizierte der Sachverständigenrat für die konzertierte Aktion im Gesundheitswesen in Deutschland bereits 1996 in einem Sondergutachten (SVR, 1996, S. 29). Der demographische Umbau führe kurz- bis mittelfristig zu einem leicht höheren Versorgungsbedarf in der kurativen Betreuung, Rehabilitation und Pflege für die ältere Bevölkerungsgruppe.

Gleichzeitig müsse das aber nicht zwingend auch höhere Kosten bedeuten, schreiben die deutschen Gesundheitsexperten. Der Grund liegt darin, dass statistisch gesehen die höchsten Kosten in den letzten Lebensmonaten eines Menschen anfallen. Ob jemand nun 70 oder 90 Jahre alt wird, ändert daran im Wesentlichen nichts. In den letzten Lebensmonaten wird am meisten für Pflege und medizinische Behandlungen ausgegeben. Absolut betrachtet macht es allerdings schon einen Unterschied, in welchem Alter wir versterben. 60-Jährige etwa produzieren 20-mal so hohe Kosten wie Gleichaltrige, die nicht versterben. Bei 80-Jährigen hingegen ist der Unterschied nur noch sechsmal so hoch. Mit zunehmendem Alter gibt man für die Menschen also wieder weniger aus. Das ist verständlich, wenn man bedenkt, dass Menschen, die jünger versterben, vorher meist schwer krank waren.

Was aus Sicht der Betroffenen recht unmenschlich klingt, hat gesellschaftlich eine überraschende, enorme Wirkung, sagen die Sachverständigen: Die steigende Lebenserwartung verursacht *kaum* zusätzliche Kosten im Gesundheitssystem, sie spart vielmehr Ausgaben. Und zwar 15 bis 20 Prozent. Die steigenden Ausgaben werden dadurch verursacht, dass immer mehr Menschen alt werden – aufgrund der geburtenstarken Jahrgänge, die in den kommenden Jahren in Pension gehen. Der Mehrbedarf steigt dadurch um 23 Prozent. „Durch die steigende Lebenserwartung kann somit der rechnerische Mehrbedarf der geburtenstarken Jahrgänge zum größten Teil kompensiert werden." (SVR, 1996, S. 27) Wenn also die Menschen in Summe älter werden, gibt es zwar insgesamt immer mehr Hochbetagte. Doch diese waren in der Lebensphase zwischen 60 und 80 deutlich fitter als die Menschen früherer Generationen.

Allerdings, und das wird das Entscheidende sein: Die Kosten fallen nicht mehr dort an, wo wir es bisher gewohnt waren. Sie werden sich vielmehr verschieben. Von Krankenhäusern in Pflegeheime und von dort in so genannte Hospize. Und es wird neue Versorgungsstrukturen brauchen. Der Grund liegt sicherlich darin, dass viel mehr ältere Menschen allein leben werden. Gleichzeitig steigt die Anspruchshaltung der Menschen an die Medizin und die geriatrische Pflege.

Überforderte Familie

Der Großteil der alten und pflegebedürftigen Menschen wird heute noch immer von Familienmitgliedern und hier vor allem von Frauen – Töchtern, Schwiegertöchtern und Ehefrauen – betreut. Laut Sozialministerium werden mehr als 80 Prozent der Hilfsbedürftigen von Angehörigen gepflegt. In absoluten Zahlen: 426.000 Menschen pflegen 465.000 Angehörige.[77] Und selbst dort, wo Kinder oder Partner nicht aktiv pflegen, organisieren sie zumindest die Betreuung ihrer Familienmitglieder.

Hintergrund für die Zahlen ist nicht zuletzt die Tabuisierung des Themas und eine tief verwurzelte Werthaltung, die vorgibt, dass eine Generation für die vorhergehende Obsorge zu tragen hat. Hier gilt sie noch, die tradierte Achtung vor dem Alter. Doch oft geht sie auch mit einem schlechten Gewissen einher. Kaum jemand will Angehörige in ein Heim geben. 63 Prozent haben Schuldgefühle, ergab 2004 eine Umfrage in Deutschland. Mit steigender Lebenserwartung steigt allerdings die Zahl der Pflegefälle. Die Wahrscheinlichkeit, hochbetagt in den letzten Lebensjahren zum Pflegefall zu werden, steigt mit dem Alter. Schon heute sind 20 Prozent der 80- bis 85-Jährigen Pflegefälle, bei den 90- bis 95-Jährigen sind es 61 Prozent.[78] Und somit steigt die Belastung finanziell und innerfamiliär. Bevor er zum Pflegefall wird, möchte fast jeder dritte Deutsche sein Leben lieber selber beenden, besagt eine andere Umfrage. Man will sich nicht hilflos fühlen und den anderen nicht zur Last fallen.

Kinder und Eltern sind in dieser Situation gleichermaßen hilflos. Dazu kommt, dass sich die traditionellen Versorgungsstrukturen zunehmend auflösen. Familien haben immer weniger Möglichkeiten, erkrankte oder hochbetagte Angehörige zu pflegen. Eine der Ursachen dafür ist die veränderte Arbeitswelt. Arbeitgeber fordern von ihren Beschäftigten zeitliche und räumliche Flexibilität. Gleichzeitig ändert sich auch die Bevölkerungsstruktur. Durch die zunehmende Zahl der Singlehaushalte, die zunehmende Berufstätigkeit beider Partner sowie die starke Abwanderung junger Menschen aus manchen Regionen verschärft sich das Problem. Die Journalistin und Demographie-Expertin Elisabeth Niejahr ist überzeugt, dass der Bevölkerungsrückgang in den westlichen Industriestaaten nicht nur dazu führt, dass immer weniger Junge eine wachsende Zahl von Rentnern finanzieren müssen, sondern dass sich auch die Familienverhältnisse ändern. „Es wird häufiger vorkommen, dass sich ein Einzelkind gleich für vier alte, hilfsbedürftige Menschen verantwortlich fühlen muss: zwei geschiedene Eltern und ihre Lebenspartner." (Niejahr, 2005)

Viele alte Menschen wollen nämlich auch künftig nicht in ein Pflegeheim, sondern lieber von Angehörigen gepflegt werden. Die Politik suggeriert den Menschen durch ihr Verhalten, dass dies auch möglich ist, auch wenn es aufgrund der geänderten Arbeitsverhältnisse immer weniger funktioniert. Und so landen die Menschen statt im Pflegeheim immer öfter im Krankenhaus, das auf ihre

---

77 APA0831 vom 17.8.2006.
78 Focus, 7/2007.

Betreuung nicht ausgerichtet ist. Wenn nämlich die häusliche Pflege problematisch wird oder die Angehörigen am Ende ihrer Kräfte sind, werden die Pflegebedürftigen zur Entlastung der Pflegenden zumindest für kurze Zeit ins Krankenhaus geschickt. So werden Probleme im Altenpflegebereich plötzlich zu Problemen des Gesundheitswesens. Umgekehrt führt dort der Rückgang der Aufenthaltsdauer in den Kliniken zu einem wachsenden Bedarf an Pflege außerhalb der Spitäler. Allerdings fehlen draußen wiederum die entsprechenden Betreuungseinrichtungen – etwa im Bereich der Schlaganfall-Rehabilitation oder der orthopädischen Nachsorge.

Ende 2005 wurden in Hamburg bei einer Konferenz die Ergebnisse des von der Europäischen Union geförderten Projekts „Eurofamcare" vorgestellt, das vom Institut für Medizin-Soziologie des Universitätsklinikums Hamburg-Eppendorf koordiniert worden war. Interviews mit rund 6000 pflegenden Angehörigen aus sechs Ländern sowie Hintergrundberichte aus 23 Ländern zeigen Unterschiede und Gemeinsamkeiten in der Situation pflegender Angehöriger auf. Insgesamt beklagen die Experten den Mangel an gesellschaftlicher Anerkennung familiärer Pflege.

Die meisten Pflegebedürftigen werden dabei von ihren selbst schon betagten Partnern oder von ihren Kindern und Schwiegerkindern betreut. Mehr als die Hälfte der Betreuer lebt mit den Betreuten zusammen in einem Haushalt. Die körperlichen, seelischen und finanziellen Belastungen der Pflegenden sind hoch. Hauptbetreuungsgründe sind körperliche Erkrankungen. Obwohl die Angehörigen bei fast der Hälfte der Betreuten von Gedächtnisproblemen berichten, nennen sie diese nur selten als Hauptbetreuungsgrund. Neben der schweren körperlichen Pflege verursachen aber die nicht zuletzt durch Demenz entstandenen Verhaltensprobleme die größte Belastung. Zu diesen psychischen Belastungen, wenn etwa ein Pflegling seine Gattin zeitweise nicht mehr erkennt oder sich von der Tochter nicht waschen lassen will, kommen finanzielle Belastungen. Von den berufstätigen Angehörigen mussten immerhin 15 Prozent ihre Berufstätigkeit einschränken und finanzielle Einbußen hinnehmen. Dennoch nimmt von den so belasteten Angehörigen nicht einmal ein Drittel einen Entlastungs-, Beratungs- oder Informationsdienst in Anspruch.

Graue Märkte bei mobiler Pflege

Aus all diesen Gründen führen die psychische und oft auch physische Belastung von pflegenden Angehörigen und die Lücken in der professionellen Versorgung immer wieder zum Entstehen neuer grauer Märkte. Am Rande der Illegalität werden Leistungen angeboten, die eine kostengünstige Betreuung der Menschen ermöglichen sollen. Im Sommer 2006 platzte in Österreich medial eine Bombe. Mitten im Sommerloch berichteten die Medien von bis zu 40.000 Menschen, vorwiegend aus Osteuropa, die in Österreich illegal Pflegebedürftige teilweise sogar rund um die Uhr betreuen. Es folgten, bedingt durch den gerade beginnenden Nationalratswahlkampf, ein Aufschrei, eine monatelange politische

Debatte und endlich sogar Gesetzesänderungen, um die Situation zumindest vorübergehend zu legalisieren und die Kunden der illegalen Pflegekräfte zu entkriminalisieren.

Neu war das Thema nicht. Immer wieder hatten Pflegeverbände und Experten auf den grauen Markt hingewiesen. Längst wird die illegale Betreuung professionell über Vereine organisiert, die nicht selten sogar im Internet offen um Kunden werben. Diese Vereine vermitteln Pflegekräfte aus der Slowakei, Tschechien oder Polen und organisieren sogar wechselnde Dienste für sie. Meist kümmern sich zwei bis drei Betreuerinnen im Abstand von zwei bis drei Wochen um einen Pflegebedürftigen und wohnen in dieser Zeit auch bei ihm. Die Kosten dafür liegen deutlich unter dem, was man in Österreich für eine 24-Stunden-Betreuung ausgeben muss. Doch die Kosten sind oft gar nicht das vorrangige Problem. Vielmehr gab es bis zur gesetzlichen Neuordnung in Österreich schlicht kein vergleichbares Angebot, weil dies nicht zuletzt an Arbeitszeitverordnungen und anderen Gesetzen scheiterte. Die Politik wusste von diesem grauen Markt, blickte jedoch verstohlen zur Seite und versuchte die Situation so lange wie möglich zu ignorieren.

Mit der Gesetzesänderung 2007 wurde dann die 24-Stunden-Hausbetreuung gesetzlich geregelt. Damit wird nicht zuletzt die Betreuung durch Kräfte aus dem EU-Ausland auf eine legale Ebene gestellt und überhaupt eine Möglichkeit geschaffen, für 24 Stunden eine Betreuung zu beschäftigen. Generell läuft die mobile Pflege und Betreuung in Österreich länderweise recht unterschiedlich über Sozialhilfeverbände, Hilfsorganisationen, öffentliche Verbände und Einrichtungen wie den Fonds Soziales Wien sowie über kleine Vereine, die sich vor allem der mobilen Hauskrankenpflege widmen. Auch die Tarife, Zuschüsse und Finanzierungen sind länderweise recht unterschiedlich geregelt und schwer vergleichbar. In Deutschland begann deshalb im Jahr 2007 eine breite Diskussion über öffentliche Bewertungen, aber auch über Qualitätsrichtlinien für Pflegeanbieter. Politiker forderten sogar, dass nur jene Anbieter und Heime öffentliche Mittel bekommen sollten, die ihre Bewertungen durch Heimaufsichten und Pflegekassen veröffentlichen.

Wenig Transparenz gibt es auch im Personalbereich. Während die großen Einrichtungen ihr Personal anstellen, arbeiten viele Kräfte eigentlich selbstständig. Ursprünglich durfte nur diplomiertes Krankenpflegepersonal seine Dienste freiberuflich anbieten. Nach der 2007 beschlossenen Gewerberechtsnovelle zur Personenbetreuung können künftig aber auch andere Personen so genannte einfache Dienste anbieten. Weil die Vereine und die so genannten Pooldienste wirtschaftlich oft nicht ausreichend potent sind, arbeiten sie mit solchen Freiberuflern. Sie vermitteln die Kräfte und heben das Honorar der Freiberufler ein. Aufgabe des Vereins ist es somit, Kunden zu finden und für die Abwicklung zu sorgen. Dafür verlangt er eine gewisse Provision. Das wirtschaftliche Risiko liegt aber bei der ausführenden Pflegekraft. Bekommt nämlich der Verein oder Pooldienst von einem Kunden kein Geld, entfällt auch für die Pflegekraft die Bezahlung. Man bestellt also bei einem Verein eine Betreuungs- oder Pflegekraft, bekommt aber eine Freiberuflerin. Das hat auch rechtliche Auswirkungen im Bereich des Konsumentenschutzes.

Nicht zuletzt deshalb werden in den kommenden Jahren hier sicherlich noch Änderungen kommen und wird eine Qualitätsdebatte starten, ähnlich jener, die langsam in der Medizin beginnt. Hier wird vor allem auf kleinere Vereine der Druck steigen, sich zu professionalisieren, was wohl zu einer Konzentration führen wird. Es werden also neue, größere Anbieter entstehen. Die neue Gewerbeordnung zementiert derzeit Bestehendes aber noch und lässt keinen Freiraum für Neues. Pflegehelfer, die aufgrund ihrer Qualifikation derzeit zwischen diplomiertem Personal und Hausbetreuern angesiedelt sind, werden von der Regelung nicht erfasst. Diese Berufsgruppe wird allerdings kaum in die „Niederung" der Personenbetreuung gehen, um selbstständig arbeiten zu können. Anzunehmen ist zudem, dass die Personenbetreuer, vor allem jene aus Osteuropa, in einigen Jahren nicht mehr für diese Aufgaben zur Verfügung stehen werden. Grund ist nicht zuletzt, dass durch den ökonomischen Aufholprozess in den ehemaligen Ostländern die Personenbetreuer zu den gebotenen Gehältern keine 24-Stunden-Dienste mehr werden leisten wollen.

Die neuen und bestehenden Anbieter werden also nicht nur im Wettbewerb um die bessere Qualität stehen, sondern auch bei der Suche nach qualifiziertem, aber gleichzeitig günstigem Personal. Das geht nur, wenn im mobilen und ambulanten Bereich neue Arbeits- und Betreuungsformen entstehen. Denkbar ist etwa eine verstärkte Zusammenarbeit zwischen mobilen Diensten und Ärzten. Die Mediziner könnten pflegebedürftigen Menschen nach einer Entlassung aus dem Spital eine gute Betreuung zu Hause zukommen lassen. Gleichzeitig könnten sie von den Pflegekräften Informationen über die Betreuung des Pfleglings erhalten. Die laufende medizinische Behandlung kann dann wiederum darauf abgestimmt, die Behandlungszeit reduziert und dennoch die Qualität erhöht werden. Kommt der Hausarzt zum Patienten, kann er anhand der Pflegedokumentation gleich sehen, ob und wo es Probleme gibt. Das erfordert allerdings ein Umdenken bei den Ärzten, die sich mit dem Thema Pflege bisher weder persönlich noch in ihrer Ausbildung auseinander gesetzt haben.

Parallel dazu werden schon jetzt neue Wohn- und Betreuungsformen entwickelt und ausgebaut. Die ambulante Betreuung etwa über Tageszentren wird zunehmend wichtiger. Sie ist nicht nur günstiger als stationäre Einrichtungen, sondern kann auch flexibler auf die Bedürfnisse von Menschen, die zu Hause betreut werden (wollen), und auf die Wünsche ihrer Angehörigen reagieren. Parallel zur Individualisierung der Lebensformen werden sich auch die Heimbetreiber der Zukunft individuellem und privatem Wohnen immer mehr annähern. In Zukunft wird es mehr Mischformen von ambulanter und stationärer Betreuung und fließende Übergänge geben. Wohngemeinschaften von älteren und hochbetagten Menschen, bei denen die noch rüstigen Rentner ältere Menschen betreuen, sowie betreutes Wohnen werden ausgebaut.

Weil Senioren keineswegs als „alt" abgestempelt werden wollen, werden sie sich auch gegen Bezeichnungen wie Seniorenresidenz oder betreutes Wohnen wehren und diese allein schon aus begrifflichen Gründen ablehnen. Es wird deshalb neue Bezeichnungen geben. Gleichzeitig werden aber die bestehenden und neuen Anbieter schlicht neue Serviceangebote machen müssen, die den betagten Menschen ein möglichst langes Leben in den eigenen vier Wänden ermöglichen. Wie diese Angebote aussehen werden, wird im vierten Kapitel ausführlich skizziert.

Private übernehmen Alten- und Pflegeheime

Wie im Spitalsbereich ist auch im Bereich der stationären Pflege seit einigen Jahren ein Privatisierungstrend zu beobachten. Bei der Altenpflege ist er allerdings wesentlich stärker. Ursache ist, dass aufgrund des wachsenden Bedarfs überall neue Heime gebaut werden. Weil aber den Gemeinden dafür zunehmend das Geld fehlt, springen private Betreiber in die Bresche. Es werden somit keine bestehenden Heime privatisiert, sondern neue private gebaut. So gibt es bereits deutlich mehr private Pflegeheime als private Spitäler. Und der Anteil steigt weiter. Die Spreizung von Qualität, Ausstattung und Kundenorientierung ist aber enorm.

„Wir sind in einem Markt, wo wir uns keine Sorgen ums Geschäft machen müssen. Das Volumen ist enorm, und es wird weiter wachsen", sagt Gerhard Moser, Chef der privaten Kräutergarten-Gruppe (Rümmele, 2005). Er ist wie andere Betreiber überzeugt, dass nur Private und die öffentliche Hand gemeinsam den Mehrbedarf der kommenden Jahre bewältigen können. Von den rund 850 österreichischen Alten- und Pflegeheimen werden etwa 150 von privaten Unternehmen geführt. Mehr als 100 davon sind Kleinstheime mit maximal 25 Betten. Die Qualität kann hier nur schwer kontrolliert werden. Oft handelt es sich dabei um Tourismusbetriebe, die mangels gesetzlicher Regelungen in so genannte „Pflegepensionen" umgerüstet worden sind. „Vor solchen muss man in vielen Fällen die alten Menschen retten. Außerdem fügen solche Anbieter der Branche schwere Imageschäden zu", sagt Rudolf Öhlinger, Geschäftsführer des privaten österreichischen Anbieters Senecura Kliniken- und HeimebetriebsgesmbH. Er achtet nicht nur auf das Image privater Unternehmen, sondern hat im Frühjahr 2004 auch begonnen, den Konzentrationsprozess in der Branche zu forcieren. Übernommen wurde etwa der Kärntner Mitbewerber AIS Brauchart Pflegeheim GmbH. AIS betrieb in Kärnten und der Steiermark vier Heime mit insgesamt 290 Pflegebetten und 45 betreuten Wohneinheiten. Senecura entwickelt Finanzierungsmodelle zur Entlastung der öffentlichen Budgets für den Bau und den Betrieb öffentlicher Einrichtungen. Mit eigenen Betriebsgesellschaften am Standort der Einrichtung, die als 100-prozentige Tochterunternehmen geführt werden, übernimmt Senecura auch den Betrieb von Gesundheits- und Sozialeinrichtungen. Das Unternehmen ist 1998 entstanden und führte im Sommer 2007 bereits knapp 30 Häuser in ganz Österreich.

Ein anderer Heimbetreiber ist die erwähnte Kräutergarten-Gruppe. Das Unternehmen gehört dem Ex-FPÖ-Nationalratsabgeordneten Harald Fischl und dem ehemaligen Voest- und Kages-Manager Gerhard Moser. Das PPP-Modell der

Gruppe sieht vor, dass sie ein Heim baut und an eine Betriebsfirma verpachtet. Diese Betriebsfirma gehört der Gemeinde, die ihrerseits die Kräutergarten-Gruppe via Managementvertrag mit der Führung beauftragt. Kräutergarten führt auf diese Weise acht Häuser in Österreich. Moser und Fischl sind übrigens nicht die einzigen Pflegeheimbetreiber mit Politikbezug. Ex-Bautenminister Heinrich Übleis (SPÖ) betreibt als Chef der ProSenior Betreuungs GmbH Heime in Niederösterreich. Das Unternehmen hat keine Verbindungen zum großen deutschen Heimbetreiber Pro Seniore, der über 120 Einrichtungen mit mehr als 17.000 Betten in Deutschland verfügt. Direkt einem deutschen Unternehmen gehört der private Betreiber Kursana. In derzeit 80 Domizilen und Residenzen pflegt und betreut Kursana in Deutschland 10.500 Senioren. Eigentümer der Gruppe ist der Reinigungs- und Dienstleistungskonzern Dussmann.

Ebenfalls eine deutsche Mutter hat die gemeinnützige St. Anna-Hilfe GesmbH. Sie gehört der süddeutschen Stiftung Liebenau und betreibt Alten- und Pflegeheime sowie Tageszentren in Vorarlberg und Oberösterreich. Während in Vorarlberg vor allem Häuser für Gemeinden geführt werden, hat die St. Anna-Hilfe in Oberösterreich drei Heime des Ordens der Borromäerinnen übernommen. Noble Seniorenresidenzen betreibt zudem der Spitalsbetreiber Humanomed über die Schwesterfirma Humanocare.

Solange es sich nicht um Betreiber von Residenzen handelt, agieren die meisten dieser privaten Unternehmen als gemeinnützige GmbH. Zu schlecht wäre die öffentliche Meinung bezüglich gewinnorientierten Unternehmen. Noch stärker als im Spitalsbereich fürchten sie, dass man ihnen unterstellt, die Notsituation alter Menschen auszunutzen. Wie bei selbstständigen Pflegekräften gibt es aber Möglichkeiten, dennoch zu Gewinnen zu kommen. Selbstständige gründen etwa Vereine und zahlen sich am Ende die Gewinne schlicht als variablen Gehaltsanteil aus. Unterm Strich bleibt auf diese Weise kein Gewinn. Private Betreiber arbeiten ähnlich, nämlich mit Managementverträgen. Sie bekommen für die Führung der öffentlichen Häuser, die selbstverständlich nicht gewinnorientiert arbeiten, ein Honorar. Der Gewinn steht so schon im Vorhinein fest.

Unterschiedliche Kollektivvertragsstrukturen zwischen kommunalen und privaten Heimen führen dazu, dass zunehmend auch Gemeinden versuchen, ihre Häuser in privatrechtliche Strukturen auszulagern. Ein Beispiel: Nehmen wir eine diplomierte Gesundheits- und Krankenschwester mit zehn Vordienstjahren, die Vollzeit tätig ist und pro Monat durchschnittlich fünf Nachtdienste und zwei Dienste an Sonn- oder Feiertagen macht. Je nach Arbeitgeber bekommt sie unterschiedliche Zulagen und ein anderes kollektivvertragliches Grundgehalt. In Summe verdient sie aber bei einer privaten Wiener Klinik, die sie nach dem Kollektivvertrag für private Krankenanstalten Österreichs bezahlt, 2.032,77 Euro brutto pro Monat. Arbeitet sie bei einer Hilfsorganisation oder dem Kuratorium Wiener Pensionistenheime, die nach dem Kollektivvertrag BAGS – Berufsvereinigung von Arbeitgebern für Gesundheits- und Sozialberufe – zahlen, verdient sie 2.277,54 Euro. Arbeitet sie beim Land Niederösterreich in einem der Landeskrankenhäuser, kommt sie auf 2.604,85 Euro.

Zudem ist zu beobachten, dass sowohl in öffentlichen als auch in privaten Häusern das Personal recht knapp eingesetzt wird. Im Sommer 2007 kam es in Vorarlberg zu einer recht kuriosen Entwicklung: Die Bezirkshauptmannschaft Bludenz verlangte von den St.-Anna-Pflegeheimen in Nüziders und Schruns, mehr diplomiertes Pflegepersonal einzustellen. Man verhängte sogar einen Aufnahmestopp für Pflegebedürftige. Die Heime rechtfertigten sich damit, dass auch in den öffentlichen Häusern nicht mehr Personal beschäftigt sei. Zentrale Frage: Muss rund um die Uhr, also auch in der Nacht, diplomiertes Personal vor Ort sein? Die Antwort des zuständigen Landesrates: An Vorarlberger Pflegeheimen müsse *nicht* rund um die Uhr diplomiertes Personal zur Verfügung stehen. Dies hänge von Größe und Art des Pflegeheimes ab.[79]

Anders formuliert: Was Qualität bedeutet, bestimmen Politiker, die ihrerseits in den Kommunen auch wieder Träger der Häuser sind. Muss gespart werden, passt man die Strukturen an. Weil es überall zu wenig diplomiertes Personal gibt, werden viele Tätigkeiten von Pflegehelfern verrichtet, obwohl dies nicht erlaubt ist. Nicht zuletzt deshalb rufen private Betreiber und Hilfsorganisationen ähnlich wie in Deutschland nach einheitlichen Kriterien.

Eine deutsche Untersuchung zeigt, dass sich das Personal in Pflegeheimen mit jedem einzelnen Bewohner im Schnitt etwa 80 Minuten pro Tag – zuzüglich 50 Minuten für indirekte Leistungen – beschäftigt. 14 Minuten entfallen auf psychosoziale Betreuung und emotionale Zuwendung. Der Rest der Zeit ist mit Körperpflege, Hilfe beim Essen und ähnlichen Tätigkeiten ausgefüllt. In vielen Heimen finden außerdem kaum Aktivitäten statt, die den Bewohnern Spaß machen. Es wird zwar oft gebastelt oder Sport getrieben. Die alten Menschen werden aber selten gefragt, ob sie überhaupt Lust dazu haben. Dabei weisen Geriatrieexperten immer wieder darauf hin, dass bei ausreichender Betreuung auch ein alter Mensch seine körperlichen oder geistigen Fähigkeiten durchaus verbessern kann.

Es ist allerdings zu beobachten, dass gerade private Betreiber, um ihr Image zu verbessern, auch Alternativen entwickeln. Und die öffentliche Hand versucht wiederum, günstigere ambulante Betreuungsformen auszubauen. Zudem wird die Personalknappheit im Pflegebereich die Situation für die Beschäftigten selbst sicherlich verbessern.

Der Kampf ums Personal wächst

Gerade im Pflegebereich wird das beschriebene Personalmanagement immer wichtiger. Während sich im Gesundheitsbereich die Mediziner um Jobs, Kassenverträge und Turnusplätze anstellen, sind Pflegekräfte schon jetzt gesucht. Und in den kommenden Jahren wird sich diese Situation wie beschrieben verschärfen. Zukünftig wird der „war for talents", den wir aus anderen Wirtschaftssektoren bereits kennen, auch im Pflegebereich ausbrechen. Die Situation gleicht

---

79 ORF-Vorarlberg, 24.7.2007.

beinahe jener in der IT-Branche in den Jahren 1998 und 1999 im Hinblick auf das Jahr-2000-Problem. Auch im Pflegebereich wird jeder genommen, selbst jemand, der – ähnlich wie im Medizinbereich – offensichtlich bereits unter einem Burnout-Syndrom leidet oder Alkohol- oder Medikamentenmissbrauch betreibt. Die Knappheit wird enorm steigen.

Um gute Leute zu bekommen, werden sich die Arbeitgeber deshalb überlegen müssen, was sie dem Personal bieten. Öffentliche und private Betreiber werden um die besten Kräfte konkurrieren. Es ist davon auszugehen, dass private Anbieter hier die Maßstäbe setzen werden. Die öffentliche Hand wird auf dieser Seite unter Druck kommen, weil sie nicht genug Personal finden wird. Durch die Abschaffung des Beamtenstatus für viele neue Beschäftigte und ihre Anstellung als normale Vertragsbedienstete verliert die öffentliche Hand als Arbeitgeber zudem an Attraktivität. Die Knappheit wird sich deshalb auch auf das Gehaltsniveau auswirken. Allerdings wird im Einzelfall nicht die Höhe des Gehalts den Ausschlag geben. Jede Organisation, jede Einrichtung und jedes Haus wird sich als attraktiver Arbeitgeber positionieren müssen, oder es wird zurückfallen. Die Zwei-Klassen-Medizin wird über die Qualität und die Motivation der Mitarbeiter ausgetragen werden. Mit zunehmender Professionalisierung wird auch der Anspruch der Mitarbeiter an ihren Arbeitgeber steigen. Nicht nur die Patienten werden mündiger.

Damit tut sich allerdings ein neues Spannungsfeld auf. Aufgrund knapper Mittel im System steigt der Druck auf Leistung und Qualität. Gleichzeitig nutzen die Träger die Möglichkeit günstigerer Kollektivverträge außerhalb des öffentlichen Bereichs. Wer von den Beschäftigten nicht mitmacht, wird schlicht durch jene ersetzt, die bereit dazu sind oder sich nicht wehren (können). Weil dadurch aber viele qualifizierte Leute in die Selbstständigkeit ausweichen oder attraktivere Jobangebote suchen, verschärft sich die Personalknappheit. Für jene, die bleiben, steigt somit der Druck.

Die Anbieter von Pflegeleistungen, und hier vor allem die öffentlichen, werden zudem versuchen, der Situation durch die stärkere Einbindung von ehrenamtlichen Helfern Herr zu werden. Auch Angebote wie das freiwillige soziale Jahr werden in der einen oder anderen Form sicherlich ausgebaut. Ein Beispiel für die Entwicklung ist zudem die Debatte über Studiengebühren in den österreichischen Regierungsverhandlungen im Frühjahr 2007. Die diskutierten Pläne sahen vor, dass sich Studierende die Gebühren mit sozialer Arbeit ersparen können sollten. Zwar wurde der Plan wieder verworfen, er zeigt aber die Richtung, in die der Zug fährt: Auch schlecht oder wenig ausgebildete Kräfte werden eingesetzt, um Kosten zu sparen.

Das wiederum erhöht den Druck auf die Beschäftigten und nicht zuletzt auf die schon jetzt geringe gesellschaftliche Anerkennung des Pflegeberufes. Durch soziale Jahre, ehrenamtliche Kräfte oder gar Studierende wird der Öffentlichkeit suggeriert, dass quasi jeder diese Arbeit machen könne. Gleichzeitig gibt es aber auch Arbeitgeber, die immer mehr Wert auf Personalentwicklung und sicher auch auf Leistungsanerkennung legen. Häuser, aber auch mobile Dienste werden versuchen, sich als Marke zu positionieren. Und zwar nicht nur, um bei Pflegebedürftigen zu punkten, sondern auch, um in der Öffentlichkeit beim Personal als attraktiver Arbeitgeber positiv besetzt zu sein. Eine wünschenswerte Folge dieser Entwicklung könnte darin bestehen, dass die Anerkennung für Pflegeberufe wächst. Lange gab es etwa für den mobilen Bereich keinen eigenen Kollektivvertrag. Erst 2006 wurde eine einheitliche Lösung gefunden. Und wie beschrieben gibt es auch kaum ein Berufsfeld, in dem die Kluft zwischen den hohen Anforderungen und den Arbeitsbedingungen so groß ist wie im Bereich Pflege und Betreuung.

Änderungen werden auch die neuen Versorgungsstrukturen bedingen. Durch sie werden neue Berufsbilder und Aufgaben für die Beschäftigten im Pflegebereich entstehen. Und nicht zuletzt neue Qualifikationen. In Deutschland etwa baut die Philosophisch-Theologische Hochschule Vallendar bei Koblenz eine pflegewissenschaftliche Fakultät auf. Dabei handelt es sich bundesweit um die erste Fakultät dieser Art im Universitätsrang. Spätestens im Jahr 2008 soll ein Promotionsprogramm hinzukommen, in dem studierte Pflegekräfte ihre Doktorarbeiten anfertigen können. Dem medizinischen Doktor wird dann plötzlich ein pflegerischer gegenüberstehen. Die promovierten Absolventen sollen – so die deutsche Universität – dann insbesondere in der Forschung, Entwicklung, Beratung und der wissenschaftlichen Lehre im Pflege- und Gesundheitsbereich eingesetzt werden können. Die Hochschule versteht diese Angebote als Antwort auf die gestiegene Nachfrage für Innovationen im Pflegebereich.

Zusammenfassend gesehen wird also das berufliche Spektrum breiter. Es entstehen neue Qualifikationsformen innerhalb des Pflegberufs und neue Formen der Beschäftigung. Manche werden besser sein, andere weniger. In Summe eröffnet das den Beschäftigten aber mehr Wahlmöglichkeiten. Vor allem deshalb, weil bei steigendem Pflegebedarf auch zusätzliche Pflegekräfte benötigt werden. Und diese Lücke lässt nicht ausschließlich mit billigem, wenig qualifiziertem Personal füllen, auch wenn es zum Teil sicher versucht werden wird.

Verstärkt wird diese Entwicklung nicht zuletzt durch die Liberalisierung nicht nur bei den stationären Einrichtungen, sondern auch im Bereich des mobilen Pflegemarktes. Hier werden künftig wohl auch gemeinnützige Wohlfahrtseinrichtungen und Hilfsorganisationen stärker mit privaten Anbietern zusammenarbeiten. Und gemeinsam werden sie den schon jetzt wachsenden Druck zu einer Vereinheitlichung der Finanzierungs- und Verrechnungsstrukturen erhöhen. Derzeit müssen sich die betroffenen Familien selbst um Zuschüsse und die Finanzierung kümmern. Sie müssen sich mit Anträgen für Pflegegeld und andere Förderungen herumschlagen. Auf Dauer ist dieser Zustand sicher nicht zu halten. Es ist künftig durchaus denkbar, dass es, ähnlich den ärztlichen Leistungen, eine Direktverrechnung von Pflegeleistungen mit den Krankenversicherungen oder anderen Finanziers geben wird.

Die Zukunft der Pflege(-finanzierung)

von Alexander Bodmann (Generalsekretär der Caritas der Erzdiözese Wien)

Jeder Mensch kann durch Krankheit, Unfall oder altersbedingt pflegebedürftig werden. Das Ausmaß der Pflege- und Betreuungsbedürftigkeit im Alter, insbesondere auch die Abhängigkeit von der Hilfe Dritter oder der öffentlichen Hand, kann vom Einzelnen bedingt mitbeeinflusst werden. Wie in der Medizin muss auch hier der Grundsatz „präventiv vor kurativ" gelten.

Dabei müssen mehrere Dimensionen der Vorsorge persönlich und gesellschaftlich beachtet werden. Etwa die finanzielle Vorsorge für Bereiche, die über die Grundversorgung hinausgehen, oder die Vorsorge im Wohnbereich. Altersgerechtes, barrierefreies Bauen muss sowohl im öffentlichen als auch im privaten Wohnbau stärker berücksichtigt werden. Die Realisierung des Wunsches vieler Menschen, in den eigenen vier Wänden alt werden zu können, wird vielfach dadurch erschwert, dass die baulichen Gegebenheiten auf die Situation im Alter keine Rücksicht nehmen. Zu beachten ist auch der Bereich der persönlichen Vorsorge. Es ist heute nicht notwendig, dass sich eine öffentlich zu unterstützende Betreuungsnotwendigkeit allein deshalb ergibt, weil jemand mit den grundlegenden Anforderungen des Führens eines Haushaltes nicht fertig wird. Der Grundsatz des lebenslangen Lernens gilt nicht nur für den beruflichen Bereich, sondern auch für das sich schnell entwickelnde Feld der Haushaltsführung. Zur (kollektiven) sozialen Vorsorge gehört wiederum die eigene Familie sowie die Mobilisierung ehrenamtlichen Engagements für die Altenbetreuung. Zentral ist in der Diskussion auch das Wissen über altersbedingte körperliche und geistige Entwicklungsprozesse, über die Krankheitsbilder im Alter, über alle Aspekte der fachgerechten Versorgung, Aktivierung etc. sowohl auf Seiten des Pflegebedürftigen als auch auf Seiten der Angehörigen. Dieses kann, wenn es umgesetzt wird, die Pflegesituation erleichtern und verbessern. Die rechtzeitige, fallnahe Beratung der Pflegebedürftigen und ihrer Angehörigen ist daher auch ein wesentlicher Präventionsbeitrag.

Menschen haben immer und damit auch im Alter das Recht auf ein erfülltes, sicheres und aktives Leben. Insbesondere wenn Menschen von Betreuung und Pflege durch andere abhängig werden, ist ein hohes Augenmerk auf die Selbstbestimmtheit und damit die individuelle Lebensqualität der Betroffenen zu richten. Ein funktionierendes, transparentes, leistbares und verlässliches Betreuungs- und Pflegeangebot für alte und hochbetagte Menschen gehört zu den ganz großen Herausforderungen an unsere Gesellschaft.

Aufgrund des Charakters und des Ausmaßes des Lebensrisikos „Pflegebedürftigkeit" im Alter ist daher eine ähnliche solidarische Absicherung wie für die Bereiche Krankheit, Unfall oder Arbeitslosigkeit notwendig und gerechtfertigt.

Die Pflegedebatte, die im Vorfeld der Nationalratswahlen 2006 ausgelöst worden ist, hat dazu geführt, dass breit über die Zukunft der Pflege, über Rahmenbedingungen und Strukturen diskutiert wurde und wird. Das ist durchaus zu begrüßen. In ihrem Regierungsübereinkommen hat die große Koalition von SPÖ und ÖVP auch Pläne festgeschrieben, die positiv stimmen: „Durch den rechtzeitigen und vorausschauend planenden Aufbau einer leistungsfähigen und intelligent differenzierten Versorgungslandschaft sollen humane Bedingungen für ein würdiges Altern gesichert und die größtmögliche Wahlfreiheit für

Betroffene und Angehörige geschaffen werden", heißt es da etwa.[80] Entscheidend wird vor allem sein, mit welchen konkreten Maßnahmen und Reformen diese Ziele erreicht werden.

Viele Köche verderben den Brei

Ein zentrales Problem, das dabei zu lösen sein wird, ist sicherlich der bestehende Kompetenz-Wirrwarr bei der Steuerung und Finanzierung von Betreuungs- und Pflegeleistungen. Für die Pflege sind in Österreich primär die Länder zuständig, in Bezug auf medizinische Leistungen der zuständige Krankenversicherungsträger.

Im Jahr 1993 hat sich der Bund in einer so genannten §-15a-Vereinbarung (auf Basis der Bundesverfassung) ebenfalls für zuständig erklärt. Seit diesem Zeitpunkt gibt es auch das Pflegegeld, also eine frei verfügbare Geldleistung für jeden Pflegebedürftigen – abhängig vom Ausmaß der Betreuungs- und Pflegebedürftigkeit – mit insgesamt sieben Stufen. Gleichzeitig verpflichten sich in diesem Abkommen die Länder dazu, die Versorgungsstrukturen in ihrem Einzugsbereich auf- und auszubauen. Die Länder finanzieren – soweit die jeweiligen Kosten das Einkommen des Einzelnen inklusive Pflegegeld übersteigen – über ihre Sozialhilfemittel die Pflegeheimplätze oder stundenweise mobile Betreuung, in viel zu geringem Ausmaß auch andere Betreuungssettings.

Im ungünstigsten Fall müssen Betroffene somit bei vier öffentlichen Zahlern um Unterstützung ansuchen: Beim Bund, beim Land, bei der Gemeinde – wenn die Beihilfen nicht ausreichen – und bei der Krankenversicherung für die medizinischen Leistungen, die sich aus der Pflege ergeben. Das ist für den Betroffenen ebenso mühevoll wie für die Organisationen, die Betreuungsleistungen anbieten.

Gerade die Zugangsbarrieren für Sozialleistungen sind in vielen Fällen recht hoch. Die Sozialhilfe etwa war ursprünglich für die Ärmsten der Armen gedacht. Mittlerweile gibt es allein weit über hunderttausend Menschen, die nur aufgrund ihrer Pflegebedürftigkeit von der Sozialhilfe abhängig sind.

Das Europäische Zentrum für Wohlfahrtspolitik hat untersucht, dass rund 62 Prozent der Menschen 40 bis 55 Prozent der Sozialhilfemittel, die ihnen zustehen, nicht beanspruchen. „Menschen schämen sich ihrer Armut und sichtbaren Abhängigkeit, vor allem in Dörfern und kleinen Gemeinden am Land."[81]

Dazu kommt, dass es aufgrund der Sozialhilfekompetenz der Länder österreichweit völlig unterschiedliche Regelungen gibt. Anschaulich sind die Unterschiede beispielsweise beim Zugriff auf das Vermögen der Betroffenen zur Deckung der Kosten. Inwieweit und bis zu welchem Datum einer etwaigen Schenkung auf Vermögen zugegriffen wird, hängt in erster Linie davon ab, in welchem Bundesland man wohnt. Auch die so genannten Regressforderungen an die Kinder sind davon abhängig, in welchem Bundesland man betreut oder gepflegt wird. In manchen Ländern wie Wien oder Salzburg gibt es gar keine Regressforderungen, in anderen müssen die (erwachsenen) Kinder sehr wohl mitzahlen. Auch die Höhe der Übernahme von Kosten ist unterschiedlich: Der Selbstbehalt für mobile Betreuung oder Pflege macht etwa im Burgenland einen deutlich höheren Betrag aus als in Wien. Deswegen ist natürlich das System im Burgenland noch nicht schlechter. Es gibt möglicherweise in anderen Bereichen bessere Leistungen.

---

80 Regierungsprogramm, 2007, S. 103.
81 Bernd Marin, „Sozialhilfe, nein danke?" In: Der Standard, 29.8.2007.

Einheitliche Finanzierung – regional angepasste Versorgung

Angesichts dieser Tatsachen ist eine einheitliche Steuerung und Finanzierung im Bereich der Pflege ein Zeichen der Zeit. Die Caritas schlägt in diesem Zusammenhang einen Pflegelastenausgleichsfonds vor – einen Topf, in dem die verschiedenen Mittel gebündelt werden und von dem beispielsweise die Förderkriterien ausgehen. Das bedeutet eine neue Verteilung von Kompetenzen: auf der einen Seite die Finanzierung und die dazugehörigen Kriterien, auf der anderen Seite die Versorgung und damit die Leistungserbringung. Die Länder sind hier insbesondere gefragt, die Versorgungssicherheit zu garantieren.

Administrativ könnte ein derartiger, neu zu schaffender Fonds beispielsweise bei den Sozialversicherungsträgern angesiedelt werden. Es ist somit gar nicht notwendig, ein neues Konstrukt zu schaffen, vielmehr könnte der Fonds mit *einer* bestehenden Struktur verknüpft werden. Wie eine solche einheitliche Finanzierung am Ende genau aussehen kann, ist sicherlich zu diskutieren. Tatsache ist, dass sie dringend notwendig ist.

Immer wieder taucht im Zusammenhang mit der Finanzierungsfrage der Pflege auch die Einführung einer Pflegeversicherung in der Diskussion auf. Generell gibt es hier zwei Zugänge: eine private Pflegeversicherung oder eine öffentliche.

Private Pflegeversicherungen existieren ja bereits. Sie können zur Finanzierung von Zusatzleistungen sinnvoll sein, wenn diese klar definiert sind. Voraussetzung ist allerdings, dass es überhaupt einen einheitlichen Standard für die Pflege in Österreich gibt. Viele orientieren sich heute an den Pflegegeldeinstufungen und zahlen im Pflegefall zusätzliche Geldleistungen aus – mit der Unsicherheit, dass die Kriterien für die Pflegegeldeinstufung in den Zeiträumen, um die es geht, durchaus verändert werden könnten (Stichwort Demenz). Die Finanzierung der pflegerischen Grundleistungen ist in einem Wohlfahrtsstaat aber eine solidarische und daher staatliche Aufgabe.

Die öffentliche Pflegeversicherung birgt zwei große Probleme. Da ist zum einen die lohnnebenkostenerhöhende Wirkung. Wirtschaftpolitisch ergibt das wenig Sinn, weil, wie in der Krankenversicherung, erneut die unselbstständig Beschäftigten und deren Dienstgeber belastet werden und sich damit auch der Faktor Arbeit für die Unternehmen verteuert. Das zweite Problem ist jenes, das auch die schwer defizitäre deutsche Pflegeversicherung hat: Bis der Topf der Pflegeversicherung durch die Beiträge gefüllt ist, werden bereits viele Menschen pflegebedürftig. Was passiert mit den 80-Jährigen, die pflegebedürftig werden, aber erst wenig in den Topf einbezahlt haben? Würde man diese Versicherung allerdings nicht über die Lohnnebenkosten, sondern über Steuern finanzieren, wäre das wiederum nichts anderes als der bereits beschriebene Pflegelastenausgleichsfonds.

Die grundsätzliche Frage, die diesen Überlegungen zugrunde liegt, ist, inwieweit der Staat für Sozialleistungen oder Pflege generell zuständig ist. Wenn er dafür zuständig ist, so muss er diese Leistungen auch finanzieren können. Im Vergleich mit anderen OECD-Staaten gibt Österreich derzeit verhältnismäßig wenig für Betreuung und Pflege aus – in einem Vergleich aus dem Jahr 2002[82] etwa wendet Dänemark knapp drei Prozent des Bruttoinlandprodukts (BIP) für Langzeitpflege auf – Österreich nicht einmal ein Prozent. Finanzierungspotenzial scheint daher vorhanden – ob aus dem bestehenden Steuertopf oder durch zusätzliche Steuereinnahmen, ist eine Abwägungsfrage.

Eine weitere Frage in diesem Zusammenhang ist, was mit jenen pflegebedürftigen Menschen passiert, die über Vermögen verfügen. Zuletzt wurde im Bereich der Pflege-

---

[82] IMF Country Report, 02/183, August 2002.

heime, aber auch im Bereich der Rund-um-die-Uhr-Betreuung viel über Vermögensgrenzen diskutiert. Generell sollten Menschen, die Vermögen haben, dieses sehr wohl auch für Pflege und Betreuung verwenden, wenn sie diese benötigen. Der Zugriff auf Vermögenswerte sollte jedoch einheitlich geregelt sein, wobei es zu einer Gleichbehandlung des mobilen und stationären Bereichs kommen sollte. Dabei ist auch eine Rückverfolgung legitim. Verjährungsfristen von drei oder fünf Jahren für den Zugriff auf Vermögenswerte haben problematische Auswirkungen und sollten daher deutlich verlängert werden. Auf der anderen Seite könnte dies aber etwa auch zu einer Steuererleichterung bei Vererbung oder Schenkung führen. Alternativ können auch eine reformierte Erbschafts- oder Schenkungssteuer oder ähnliche Mechanismen zu einer besseren Finanzierung der Pflege beitragen. Eine steuerfinanzierte Form der Pflegefinanzierung würde jedenfalls alle Einkommensarten und eben auch Einkünfte aus Kapital gleichmäßiger treffen als eine zusätzliche Versicherungsprämie. Problematisch scheint in diesem Zusammenhang auch die Regressforderung an Kinder von Pflegebedürftigen. Der Zugriff ist in erster Linie kein Zugriff auf Vermögen, sondern auf das laufende Einkommen der Kinder.

Generell ist es wichtig, an einer Gesellschaft zu arbeiten, die Chancengleichheit schafft und allen Menschen eine ausreichende Versorgung ermöglicht.

Mehr innovative Angebote sind nötig

Angebotsseitig gibt es im Betreuungs- und Pflegebereich zu wenig Innovation. Es wird nach wie vor zu viel in den Kategorien stationärer und mobiler Pflege gedacht. Die Angebote, die zwischen diesen beiden großen Welten liegen, wie Tagesbetreuung, Urlaubspflege, wohnraumnahe Wohngemeinschaften, Nachtbereitschaft, engermaschige Beratung und Betreuung von Angehörigen im Sinne von Supervisions- oder Angehörigengruppen, Trainings für Angehörige usw. fehlen meist. Der Grund liegt vor allem darin, dass es zuwenig Anreize für solche Innovationen gibt.

Die Caritas hat deshalb vorgeschlagen, im Bereich der Pflege Forschungs- und Entwicklungsförderung zu betreiben. Einerseits gibt es sehr wenige Daten über Pflege und Betreuung in Österreich, und eine Erhebung über die derzeit tatsächlich vorhandene Versorgung wäre deshalb generell wichtig. Andererseits hängt die Entwicklung von neuen Angeboten und Produkten sehr stark von der ökonomischen Kraft der einzelnen Einrichtungen und Träger ab. Wenn etwa die Caritas Neues entwickelt und probiert, so macht sie das ausschließlich mit eigenen Mitteln und auf eigenes Risiko. Die Gründung eines Vereins, der jetzt auch diese Rundum-Zuhause-Betreuung anbietet, war eine solche Kraftanstrengung. Es wäre aber zu begrüßen, wenn es einen Fördertopf gäbe, bei dem man Projekte einreichen und wie in der Wirtschaft üblich dann eine Startfinanzierung bekommen könnte.

Der Nachteil vieler gemeinnütziger Organisatoren ist, dass sie es wagen müssen, auch wirtschaftlich selbstständig zu handeln. Doch selbst die wachsende Zahl privater Investoren im Pflegebereich interessiert sich vor allem für Standardprodukte wie Pflegeheime. Der Anreiz, innovativ zu sein, ist gering, weil Marktmechanismen zum Teil unwirksam sind: Zahler und Nutzer sind oft unterschiedlich, es fehlt an Transparenz etc. Meist funktioniert es deshalb nur über Eigenmotivation, die etwa in einem Leitbild fußt, das den Antrieb dafür darstellt, für zu pflegende Personen oder deren Angehörige Angebote zu entwickeln, die eben nicht Standard sind. Natürlich gibt es Kommunen, die Innovationen fördern und mit Trägern entwickeln. Die nicht zuletzt demographisch bedingten Herausforderungen verlangen aber bei den jetzigen Angeboten ein Umdenken in großem Stil.

Ein zentrales Thema ist dabei sicherlich die stark zunehmende Demenz. Diese altersbedingte Erkrankung wird aufgrund der steigenden Lebenserwartung auch in Zukunft stark zunehmen. Diese Menschen brauchen viel und aufwändige Betreuung. Um dieses Problem zu bewältigen, braucht es eine breite „Plattform gegen das Vergessen". Diese kann dazu beitragen, das Leid der Betroffenen und Angehörigen sichtbar zu machen und sowohl die medizinisch-technische wie die betreuerisch-pflegerische Weiterentwicklung im Sinne der Betroffenen und in Zukunft Betroffenen zu forcieren.

Der zweite Themenbereich ist die Palliativmedizin und die Frage, wann wir Menschen eigentlich gehen lassen können. Wo sind die Grenzen der kurativen Medizin? Wann soll man, wann darf man mit der Heilbehandlung aufhören? Hier wird es künftig nötig sein, nicht nur die Ausbildungen von Ärzten und Pflegepersonal entsprechend anzupassen – was bisher noch nicht oder viel zu wenig passiert –, sondern als Gesellschaft insgesamt JA zum Leben bis zum Tod in Würde zu sagen. Es geht darum, dass die Menschen an der Hand und nicht durch die Hand eines anderen Menschen sterben dürfen.

Derzeit sind über 70 Prozent der Pflegegeldbezieher in den Pflegestufen eins und zwei und damit noch relativ selbstständig. Dennoch brauchen sie Betreuung zu Hause. Viele dieser Menschen werden von Angehörigen betreut. Die meisten pflegenden Angehörigen sind die Lebenspartner. Die zweithäufigste Gruppe stellen dann die Töchter dar. Diese Menschen benötigen in vielen Bereichen professionelle Unterstützung. Das Ziel dabei sollte nicht sein, den Angehörigen alles abzunehmen, sondern sie so zu unterstützen, dass sie die Betreuungsleistungen erfüllen können. Viele Überforderungen kann man durch gezielte Maßnahmen verhindern. Es gibt zwar bereits Angebote für Angehörige, jedoch weitaus zu wenige, nicht flächendeckende und meist mit hohen Zugangsbarrieren versehene.

Konkret benötigen die Pflegenden Angebote, damit sie auch einmal auf Urlaub fahren oder einzelne Tage für sich haben können, damit sie in Gruppen und in das Sozialleben eingebunden sind und einen Austausch oder gar Supervision in Anspruch nehmen können. Sie benötigen Beratung und die Möglichkeit, in der Nacht auch einmal nicht da sein zu müssen. Kurz: Wir müssen die Möglichkeit schaffen, dass diese Menschen den Auftrag, den sie sich auch oft selbst geben, wirklich gut erfüllen können. Parallel dazu gibt es viele alte Menschen, die eine Aufgabe suchen, und viele Sozialorganisationen versuchen, mit ihnen gemeinsam eine ehrenamtliche Arbeit aufzubauen. Es gibt etwa schöne Beispiele von Tagesbetreuungsstätten, die von Ehrenamtlichen betrieben werden und für viele Menschen eine sinnvolle Aufgabe darstellen.

Für das hauptberufliche Pflegepersonal lautet die Herausforderung, künftig Lösungen zu finden, damit die Fluktuationsraten sinken und die Pflegenden auch im Beruf verbleiben. Wir müssen danach trachten, dass Menschen, die diesen Beruf heute ergreifen, ihn auch noch in 15 bis 20 Jahren gern ausüben. Das beginnt bereits mit einer entsprechenden Ausbildung. Beispielsweise lernen diplomierte Gesundheits- und Krankenpflegepersonen derzeit wenig über Altenpflege. Wie eine mobile Betreuung oder Pflege aussieht und welche Bedürfnisse die Betroffenen hier haben, kommt in den derzeitigen Ausbildungen überhaupt kaum vor.

Wichtig ist aber auch die Gesundheitsförderung von Mitarbeitern. Die Caritas hält als Anbieterin von mobiler und ambulanter Betreuung sowie als Trägerin von Pflegeheimen die Möglichkeit bereit, dass Beschäftigte von mobiler zu stationärer Pflege wechseln können. Viele Beschäftigte, die zehn Jahre in der mobilen Pflege gearbeitet haben, wollen auch einmal in einem Team und nicht ständig allein arbeiten. Derartige Möglichkeiten müssen auch in anderen Bereichen geschaffen werden.

In Kirchschlag am Wechsel hat die Caritas Wien im Frühjahr 2007 ein Pflegeheim eröffnet, das die Durchlässigkeit der beiden Sektoren und damit sowohl Kunden- als auch Mitarbeiterzufriedenheit fördern soll. Alle Mitarbeiterinnen, die dort arbeiten, betreuen und pflegen bis zu 100 Menschen zu Hause genauso wie jene 36 Bewohner im Heim. Somit werden alle Menschen von den gleichen Mitarbeitern betreut, und diese wiederum können sowohl mobil als auch stationär arbeiten. Das hat den Vorteil, dass sie die Betroffenen durchgehend betreuen und daher ihre Bedürfnisse und Vorlieben bereits kennen. Ob das Projekt erfolgreich ist, wird sich in einigen Jahren zeigen. Es ist jedenfalls ein Versuch, Neues zu entwickeln.

Ist die Medizin noch zu retten?

Nicht nur im Bereich der Altenbetreuung werden sich zahlreiche neue Strukturen entwickeln, auch in der medizinischen Versorgung stehen in den kommenden Jahren massive Umbrüche an, die sich schon jetzt abzeichnen. Parallel zur demographischen Entwicklung verändert sich nämlich auch die Art der Erkrankungen. Während die Neugeborenenmedizin und damit auch Teile der Gynäkologie zurückgehen, werden vor allem die Aufwände für Psychiatrie und Gerontopsychiatrie (die altersbedingte psychiatrische Erkrankungen wie Demenz behandelt), Herz-Kreislauf-Behandlungen, Neurochirurgie, Rehabilitation, aber auch Präventivmedizin stark zunehmen (SVR, 1996, S. 23).

Zu beobachten ist dies bereits sehr stark in der Spitalsstruktur. Betten und Stationen für Neugeborenenmedizin und Gynäkologie werden von Vorarlberg bis Wien reduziert und im Gegenzug vor allem orthopädische und neurologische Kapazitäten aufgebaut. In Wien wird zudem für rund 450 Millionen Euro im Norden der Stadt ein neues Krankenhaus gebaut. Dort befand sich das Stadtentwicklungsgebiet der 70er-Jahre, wovon auch zahlreiche riesige Gemeindebauten zeugen, die fast an Satellitenstädte erinnern. Damals wohnten dort junge Familien mit Kindern, und deshalb gab es in der Gegend einen hohen Bedarf an Kinderbetreuungsplätzen und Schulen. Heute leben in den Wohnungen bereits vorwiegend Pensionisten. Die Kinder sind längst selbst Eltern und wohnen teilweise in anderen Gegenden der Stadt. In ihren alten Heimatbezirken steigt der Bedarf an medizinischer Versorgung. Die Stadt verlegt deshalb auch ganze Stationen aus westlich gelegenen Bezirken in das neue Krankenhaus nördlich der Donau.

Viel stärker als das Umfeld werden sich aber auch Arbeit und Aufgaben der Beschäftigten im Medizinbetrieb ändern. In Deutschland ist das aufgrund der kostenbedingten Umstrukturierungen und Privatisierungen bereits jetzt zu beobachten. Wie sich dabei die Lage in vielen Krankenstationen verschlechtert hat, zeigt sich anhand simpler Zahlen: In den vergangenen zehn Jahren etwa ist die Zahl der Schwestern und Pfleger in den Kliniken um 50.000 auf rund 300.000 gesunken. Die Zahl der Ärzte steigt zwar, das hat aber mit einer Kürzung der Arbeitszeit und einem aus diesem Grund steigenden Personalbedarf zu tun.

Hintergrund für die Entwicklung ist vor allem die beschriebene Reduktion der Liegezeiten. Sie führt auch dazu, dass immer mehr Patienten in kürzerer Zeit behandelt und in der Folge gepflegt werden müssen. Gleichzeitig steigt aber auch generell die Zahl der Patienten. Zwischen 1995 und 2005 erhöhte sich ihre Zahl um immerhin rund fünf Prozent. Die Folge: Musste im Jahr 1995 eine Pflegekraft „nur" 48 Fälle betreuen, waren es zehn Jahre später schon 59 (Isfort/Weidner, 2007).

In Deutschland haben deshalb Ende 2006 die Berufsgenossenschaft für Gesundheitsdienst und Wohlfahrtspflege und die Deutsche Angestellten-Krankenkasse einen Krankenpflegereport vorgelegt, in dem die Situation des Personals untersucht wird. Mehr als ein Drittel der befragten Pflegekräfte geben darin an, sehr oft unter Zeitdruck zu leiden. 29 Prozent haben sehr oft keine Möglichkeit, Pausen einzulegen. Über ein Viertel aller Befragten leistet durchschnittlich mehr als zehn Überstunden im Monat, bei den Pflegekräften mit Leitungsfunktionen waren es sogar über 40 Prozent. Neben der Zunahme des Arbeitstempos wurde auch der wachsende Aufwand für Dokumentations- und Verwaltungsaufgaben beklagt.

In Österreich protestierte zur selben Zeit der Ärztekammertag gegen die Arbeitsbedingungen für Ärzte an den medizinischen Universitäten. In der einstimmig verabschiedeten Resolution heißt es wörtlich: „Die Arbeitsbedingungen und Arbeitsverträge der Ärzte sind geprägt durch fehlende Karriereaussichten, schlechte Bezahlung und erschwerte Weiterbeschäftigung. Dadurch werden der Output in der wissenschaftlichen Leistung und der medizinische Fortschritt gefährdet."[83] Zudem würden ausreichend Fachärzte fehlen, um die Ausbildung gewährleisten zu können.

Und auch an den normalen Kliniken steigt, ähnlich wie bei den Pflegeberufen, der Druck auf die Ärzte. Mitte Juli 2007 ging diesbezüglich eine recht überraschende Nachricht über die Agenturen. Die Vorarlberger Landeskrankenanstaltengesellschaft erklärte sich nach langem Streit bereit, rund 70 Ärzten im Landeskrankenhaus Feldkirch ihre insgesamt 28.000 ausstehenden Überstunden zu bezahlen. Der zuständige Vorarlberger Arbeitsinspektor schilderte die Ausgangssituation so: Es habe jedes Jahr Kontrollen und immer wieder auch Beanstandungen gegeben. Danach hätten sich die Bedingungen für die Belegschaft abteilungsweise jeweils kurzfristig verbessert. Aber im folgenden Jahr seien dann in anderen Abteilungen Probleme aufgetaucht. Diese hätten vor allem die Arbeitszeiten der Ärzte betroffen. So seien etwa bei einem 16-Stunden-Bereitschaftsdienst nur zehn Stunden bezahlt worden, obwohl die Ärzte keine einzige Ruheminute gehabt hätten. Bei vielen Ärzten sei allerdings auch die Stundenaufzeichnung nicht vollständig gewesen, und viele hätten sich nicht getraut, Anzeige zu erstatten, da sie negative Folgen für ihre Karriere befürchteten.[84]

Die Hierarchie wird geknackt

In der Ausbildung zeigt sich ein seit ewigen Zeiten kaum verändertes hierarchisches System, an dem jedoch bereits gekratzt wird und das in den kommenden Jahren wohl völlig zerbrechen wird. „Bürokratie, nichtärztliche, unterqualifizierte Aufgaben, überlange Arbeitszeiten, Isolation und die gleichsam rechtlose Stellung zwischen Stammärzten, Pflegepersonal und den vermeintlichen Zwängen des Spitalsbetriebes bestimmen den Alltag der Turnusärzte. Es mangelt an Ressourcen, Ansprechpartnern und – trotz extremen Arbeitsein-

---

83 Presseaussendung der Österreichischen Ärztekammer, 15.12.2006.
84 ORF-Vorarlberg, 24.7.2007.

satzes – vor allem an Zeit für Patienten und für das Lernen. Österreichs junge Mediziner sind die Lückenbüßer des Systems." So beschreibt die Ärztekammer selbst die Situation der Lehrärzte.

Tatsächlich gibt es kaum einen Bereich, der so hierarchisch – ja sogar militärisch – organisiert ist wie ein Krankenhaus. Es herrscht dort ein hohes Maß an persönlicher Abhängigkeit, aber auch an Intransparenz in der Leistungsbeurteilung. Zum einen hat das damit zu tun, dass Ärzte rasch und klar Entscheidungen treffen müssen. Da bedarf es auch einer entsprechenden Struktur, sodass diese genauso rasch und präzise umgesetzt werden. Zum anderen wird hier aber auch an Strukturen festgehalten, an denen bisher kaum gerüttelt worden ist. Fast scheint es, als wäre alles, was etwa die Managementliteratur in den vergangenen 40 Jahren hervorgebracht hat, am medizinischen Apparat spurlos vorübergegangen. Und fast scheint es, als sei zwischen den Ärzten der 2400 Jahre alte hippokratische Eid nach wie vor das einzige Leitmotiv.

Der hippokratische Eid, ein zeitgebundenes Dokument der Medizingeschichte, das heute als Eid allerdings nicht mehr herhalten muss, ist bereits um 400 v. Chr. entstanden. Benannt ist der Kodex nach Hippokrates von Kos (460–377 v. Chr.), der vermutlich allerdings gar nicht selbst der Autor war. Der Eid bot normierende, rational und pragmatisch motivierte Leitlinien für die Medizinerausbildung, das Arzt-Patient-Verhältnis, den ärztlichen Beruf und dessen Handlungsstrategie an. Die erste Passage beschreibt nicht nur die Hierarchien, wie sie auch heute noch gelebt werden, sondern auch den Zusammenhalt der Ärzte untereinander: „Ich werde den, der mich diese Kunst gelehrt hat, gleich meinen Eltern achten, ihn an meinem Unterricht teilnehmen lassen, ihm, wenn er in Not gerät, von dem Meinigen abgeben, seine Nachkommen gleich meinen Brüdern halten und sie diese Kunst lehren, wenn sie sie zu lernen verlangen, ohne Entgelt und Vertrag. Und ich werde an Vorschriften, Vorlesungen und aller übrigen Unterweisung meine Söhne und die meines Lehrers und die vertraglich verpflichteten und nach der ärztlichen Sitte vereidigten Schüler teilnehmen lassen, sonst aber niemanden." Wer geht heute noch mit seinen Vorgesetzten so um – außer eben Ärzte?

Der Pflegedienst als zweite große medizinische Berufsgruppe war lange vor allem das Tätigkeitsgebiet von kirchlichen Einrichtungen und Orden und entstand schon im Mittelalter. Dabei stand die Pflege primär unter dem Eindruck der christlichen Nächstenliebe, der „caritas". Später kam die kirchliche Armen- und Krankenfürsorge dazu. Sehr früh etablierte sich auch schon die Hierarchie, innerhalb derer Pflegeschwestern primär dem Arzt zu gehorchen hatten. Erst ab der Mitte des 19. Jahrhunderts bildete sich ein eigenes Selbstverständnis heraus. Zur ordensüblichen Organisation trat nun auch eine stark militärisch geprägte hinzu, nicht zuletzt durch die Britin Florence Nightingale als Pionierin der Pflegeforschung. Sie schrieb ihre Hauptarbeit vor allem unter dem Eindruck der Missstände in britischen Lazaretten im Krimkrieg. Bis heute geben allerdings die Ärzte den Takt vor. Das Pflegepersonal übernimmt neben der Betreuung der Patienten gleichzeitig die Organisation der Abläufe auf den Stationen. Im informellen Machtgefüge hat die Pflege damit sehr wohl die Chance, eigene Ziele durchzusetzen.

Dennoch wächst, ebenso wie im medizinischen Bereich, der Druck. Weil es zudem kaum Karriere-, aber auch kaum persönliche Entwicklungsmöglichkeiten gibt und neue Herausforderungen nach einigen Dienstjahren, aber auch die Anerkennung der Leistungen und vor allem der Expertise und Qualifikation fehlen, gibt es schon seit langem enorme Fluktuationszahlen in der Pflege. In wenigen Berufen sind die Ausstiegsquoten so hoch wie im Pflegeberuf. Qualifizierte Leute bleiben oft nur wenige Jahre. Vor kurzem erreichten in Wien etwa nur zwei Prozent der Pflegefachkräfte das reguläre Pensionsalter. Der Rest war schon vorher aus dem Beruf ausgestiegen. Die höchsten Burn-out-Raten wiederum sind in der Zeit zwischen dem ersten und dem dritten und dann wieder zwischen dem achten und dem zehnten Berufsjahr zu beobachten. Jene qualifizierten Fachkräfte, die nicht vorzeitig weggehen, sondern innerhalb der Pflege Karriere machen, ziehen sich ebenfalls aus der direkten Patientenbetreuung zurück, und zwar in Funktionen wie Lehre und Leitung (Danzinger/Kloimüller, 2003).

Der Grund liegt unserer Meinung nach auch darin, dass das hohe persönliche Engagement, die Hingabe und die soziale Einstellung, welche die Beschäftigten im gesamten medizinischen Bereich nach wie vor haben, durch das hierarchische System, dem sie sich unterwerfen müssen, oftmals konterkariert wird. Das ist sicher einer der Hauptgründe für die große Fluktuation, aber auch für das Mobbing und das Leid, das sich in diesen Berufen abspielt. Es wird kommandiert und nicht geführt. Wichtig wäre hier, dass Personalexperten verstärkt mit Führungskräften arbeiten, um neue positive Entwicklungen in Gang zu bringen. Dafür benötigt es nicht zuletzt das Verständnis, dass der beste Verkäufer nicht unbedingt der beste Verkaufsleiter ist. Der beste Chirurg ist, wie gesagt, ebenfalls nicht unbedingt der beste Stationsleiter oder Primar. Und die beste Pflegekraft ist nicht die beste Pflegeleitung. Derzeit ist zu beobachten, dass die Beschäftigten fachlich hervorragend ausgebildet sind. Aber sie werden in ihrer Ausbildung nicht auf soziale Kompetenz, Management, Selbstorganisation und Zeitmanagement vorbereitet. Sie müssen dies während der Arbeit lernen und sind dabei oftmals sich selbst überlassen. Geordnete Ausbildungspläne fehlen diesbezüglich noch völlig.

Die alte hierarchische Ordnung bricht durch die neuen Strukturen und Organisationsformen langsam auseinander. Das hat Vorteile, schafft jedoch auch neue Aufgaben und Verantwortungsbereiche. Der medizinische Fortschritt führt zu einer wachsenden Spezialisierung. Damit aber gewinnt berufs- und abteilungsübergreifendes Handeln stark an Bedeutung, um die Versorgungsqualität nicht nur aufrechtzuerhalten, sondern zu verbessern. Zwar nimmt einerseits die Arbeitsteiligkeit zu, andererseits wird aber eben immer stärker ein gesamtes Team, das aus einzelnen Spezialisten besteht, auch für das Gesamtergebnis verantwortlich.

Im Schnittstellenbereich Aufnahme und Entlassung wie bei der Gestaltung von Therapiekonzepten ist die Zusammenarbeit verschiedener Disziplinen eine notwendige Voraussetzung, um Patienten optimal betreuen zu können. Bei Entlassungen wird die Kooperation mit ambulanten Betreuungen, niedergelassenen Ärzten, Sozialarbeitern oder Heimhilfen in Zukunft noch viel stärker gefragt werden als bisher. Probleme bei dieser Zusammenarbeit ergeben sich insbesondere dann, wenn die Ziele der Beteiligten unterschiedlich aussehen, wenn sehr viele verschiedene Berufsgruppen beteiligt sind oder nur wenige Regeln der Kooperation oder der Kommunikation festgelegt wurden.

Von Spezialistentum und Arbeitsteiligkeit wird das Personal in den Krankenhäusern derzeit aber nahezu überrollt. Man kämpft immer noch darum, die alte Situation aufrechtzuerhalten und pocht auf die eigene Fachkompetenz. Im Pflegebereich versteift man sich auf die Forderung nach einer universitären Pflegeausbildung, weil man zunehmend Aufgaben an so genannte medizinisch-technische Dienste (MTD) oder beispielsweise Physiotherapeuten abgeben muss. Doch genau diese Ausbildung führt dazu, dass das Pflegepersonal künftig selbstständiger Entscheidungen treffen wird müssen und dafür auch gerade zu stehen haben wird. Gleichzeitig müssen die Ärzte lernen, gewisse Kompetenzen abzugeben, wenn sich künftig Arbeitsbereiche stärker überlappen.

Umgekehrt werden die diplomierten oder später akademischen Pflegekräfte eben nicht mehr alles selbst machen. Sie werden andere anleiten, koordinieren oder in komplizierten und hochwertigeren Bereichen tätig sein. Sie bekommen also vor allem eine Steuerungsfunktion. Gleichzeitig werden unter ihnen neue Berufe entstehen – ob sie diese nun zulassen oder nicht. Und diese Berufe werden viele der jetzigen Tätigkeiten der diplomierten Pflegekräfte übernehmen. Für die so entstehenden Lücken wird man in Zeiten der Spezialisierung und Technologisierung neue Kräfte benötigen. Allein schon aus Kostengründen werden Spitalsmanager die hoch qualifizierten Pflegekräfte nicht mehr jeden Handgriff verrichten lassen wie etwa Betten machen, waschen, anziehen, das Essen verteilen oder auch dem Arzt im Operationssaal Geräte reichen.

Die Spezialisierung wird dazu führen, dass die Top-Pflegeleute sortierte Medikamente zwar kontrollieren, sie auf der Station aber nicht mehr selbst sortieren. Sie werden Patienten in kritischem Zustand zwar vielleicht noch füttern, das Essen verteilen werden sie aber nicht mehr. Weil es in der Hierarchie unterhalb der diplomierten Kräfte derzeit nur die Pflegehelfer gibt, wird künftig zwischen diesen beiden Berufsgruppen ein riesiges Loch klaffen, das sicherlich durch eine neue Qualifikationsschiene und damit durch neue Berufsbilder gefüllt werden muss. Denkbar ist auch, dass die unteren Bereiche aufgewertet werden und wiederum darunter neue Berufe entstehen. Das diplomierte Personal sollte hier nicht den Fehler machen und diese unteren Qualifikationen als billige Konkurrenz ansehen, die ihnen Macht und Jobs wegnimmt. Sie bieten vielmehr die Chance, sich freizuspielen und auch von oberen Bereichen – in diesem Fall von den Ärzten – einzelne Verantwortungsbereiche zu übernehmen: Beratung, Steuerung, Führungsfunktionen, die detailliertere Pflegeanamnese, Pflegeprozessplanung oder auch eine individuelle Essensplanung, eventuell auch kombiniert mit Ernährungsberatung. Umsetzen müssen sie es selbst aber nicht mehr.

In Deutschland gehen Wissenschaftler des Deutschen Instituts für angewandte Pflegeforschung nach einer Befragung des leitenden Krankenhauspersonals davon aus, dass das Klinikmanagement sogar versucht, einfache medizinische Aufgaben auf die Pflegekräfte zu transferieren. Jede fünfte der befragten Kliniken in Deutschland habe angegeben, von Pflegekräften heute schon Blut entnehmen zu lassen, sagen die Studienautoren. Auch die Aufklärung von Patienten vor Operationen, das Wund- und das Fallmanagement obliege oft ausgebildeten Krankenschwestern und -pflegern (Isfort/Weidner, 2007). Die Krankenhausverantwortlichen erwarten, dass bis 2012 Pflegekräfte in der Anästhesie und bei kleineren chirurgischen Eingriffen selbstständig handeln und weitere Tätigkeiten übernehmen werden, die bisher von Ärzten ausgeübt wurden.

In den Kliniken werden sich aber auch die Inhalte der Tätigkeiten ändern. Während der Einsatz der Informationstechnologie wie beschrieben zunimmt, ist der Umgang damit bisher kaum Inhalt der Ausbildung. Gerade Beschäftigte, die älter als 40 Jahre sind, können mit EDV kaum umgehen. Allein im Einkauf etwa wird das zum Problem. Kam früher der medizinisch-technische Außendienstmitarbeiter auf die Station, plauderte mit der Oberschwester, füllte ein Formular aus und ließ sich dieses dann unterschreiben, muss die Schwester nun mittels IT selbst Bedarfsmeldungen an den Einkauf verschicken und so neue Medikamente für die Station bestellen. Nicht zuletzt deshalb werden diese Entwicklungen heute primär noch als zusätzlicher Bürokratieaufwand gesehen. Dieser Abstand von der Technologie führt derzeit tatsächlich noch dazu, dass die Gesundheitsarbeiter den IT-Experten das Feld überlassen. Und diese fragen nicht, bei welchen Daten das Speichern tatsächlich sinnvoll ist. So besteht auch die Gefahr, dass in der Folge regelrecht Datenfriedhöfe produziert werden, in denen sich Daten finden, die niemanden interessieren und keinen Mehrwert generieren.

Jüngere Beschäftigte sehen allerdings bereits die Vorteile dieser Veränderung. In einer entsprechenden Befragung unter Pflegekräften gaben zwei Drittel an, dass eine sorgfältige Dokumentation zu einer Aufwertung der Pflegetätigkeit insgesamt beitrage. Und viele sehen die Vielfalt der neuen Arbeitsaufgaben, die steigenden Anforderungen an die eigenen fachlichen Fähigkeiten und die damit verbundene Notwendigkeit, sich weiterzubilden, als positiv.

Durch solche Entwicklungen werden vor allem in der Pflege das eigene Selbstbewusstsein und die Leistungsbeurteilung zunehmen. Bisher führen die wachsenden Ansprüche der Patienten an die Service- und Betreuungsqualität im Krankenhaus zu wachsendem Druck auf das Pflegepersonal, das gleichzeitig darunter leidet, dass es hierarchisch weit unter den Ärzten steht. In einer arbeitsteiligeren Organisation werden sich die Pflegekräfte aber nicht mehr zu „Stewardessen" im Krankenhaus degradieren lassen und für alles zuständig sein wollen. Sie werden ihrerseits stärker als bisher klar definierte Aufgabenbereiche einfordern.

Management und Patienten reden stärker mit

Die Arbeitsteiligkeit und die ökonomischen Zwänge führen dazu, dass künftig immer stärker medizinische, aber auch pflegerische Entscheidungen vom System vorgegeben und vor allem hinterfragt werden. Und es wird vom Management zunehmend analysiert, welche Kosten die einzelnen Behandlungen verursachen. Derartige Kosten-Nutzen-Überlegungen werden dann auch die Beschäftigten selbst betreffen, die sich darüber Gedanken zu machen haben. Viel mehr als bisher werden die Aufgaben nach klaren wissenschaftlichen Erkenntnissen erledigt werden müssen. Schlagworte wie beweisbasierte Medizin (EbM) und beweisbasierte Pflege (EbN – N für den englischen Begriff „nursery") halten derzeit schon überall Einzug.

Kombiniert werden EbM und EbN künftig mit so genannten Behandlungspfaden. Diese legen den Ablauf von Diagnostik, Therapie und Pflege bei bestimmten Krankheitsbildern fest. Unterstützt durch die Informationstechnologie werden Behandlungen auf diese Weise nicht nur transparent und nachvollziehbar, sie werden den Beschäftigten gleichzeitig auch vorgegeben. Meist geht es dabei um nicht weniger als um eine Revolution der Abläufe. Unter Ärzten sind diese Pfade deshalb hoch umstritten. Sie gelten als Wegbereiter einer „Fließbandproduktion". Die Leitlinien vernachlässigen jedenfalls viele Bereiche, die nicht quantitativ erfasst werden können. Der gesamte soziale und emotionale Bereich, der für die Heilung von enormer Bedeutung ist, wird so marginalisiert. Nicht zuletzt deshalb gestaltet sich die Entwicklung dieser Pfade zusammen mit den Beschäftigten schwierig. Weil diese Leitlinien aber helfen, Kosten zu sparen – Unternehmensberater sprechen von bis zu 20 Prozent –, werden sie den Beschäftigten im System vom Management sicherlich aufgezwungen werden. Erst im April 2007 präsentierten Experten der Technischen Universität Dresden die weltweit erste Metastudie, die fast 2400 Einzelstudien zum Nutzen von Behandlungspfaden zusammenfasst: Im Schnitt verkürzt sich die Liegezeit der Patienten um 1,7 Tage.[85] Bei einer derzeit durchschnittlichen gesamten Aufenthaltsdauer von 8,7 Tagen in Deutschland bzw. 6,4 Tagen in österreichischen Akutspitälern ist das enorm viel.

Ein anderer Trend ist – neben den bereits beschriebenen Standardisierungen – die Implementierung von Qualitätsnormen, wie sie in der Industrie längst üblich sind. Dabei geht es nicht um das Festschreiben von Behandlungspfaden, sondern um die Definition ganzer Prozesse. Qualitätsmanagement als Basis von so genannten ISO-9000-Normen bezeichnet die Konzeption und Durchführung von Maßnahmen, die der Verbesserung von Arbeitsabläufen in Organisationen dienen. Wirtschaftswissenschafter sehen Qualitätsmanagement als Teilbereich des funktionalen Managements mit dem Ziel, die Effizienz von Arbeit oder von Geschäftsprozessen zu erhöhen. Dabei sind materielle und zeitliche Kontingente zu berücksichtigen sowie die Qualität von Produkt oder Dienstleistung zu erhalten

---

85 Financial Times Deutschland, 19.04.2007.

oder weiterzuentwickeln. Wichtig dafür sind die Optimierung von Kommunikationsstrukturen, professionelle Lösungsstrategien, die Erhaltung oder Steigerung der Zufriedenheit von Kunden oder Klienten sowie der Motivation der Belegschaft, Standardisierungen bestimmter Handlungs- und Arbeitsprozesse, Normen für Produkte oder Leistungen, Dokumentationen, berufliche Weiterbildung sowie Ausstattung und Gestaltung von Arbeitsräumen.

Die Unternehmen verwenden diese Normen meist als Leitfaden für die Überprüfung und Überarbeitung ihrer Prozesse und bekommen am Ende dafür Sicherheit im Ablauf und Effizienz. Die Standardisierung hat aber auch Schwächen. So führt Qualitätsmanagement nicht automatisch zu einem hochwertigen Produkt, da Qualitätsmanagement nur die Erreichung der vorgegebenen Produktqualität steuert. Daraus folgt, dass der Herstellungsprozess eines Billigprodukts durchaus einem sehr guten Qualitätsmanagement unterliegen kann. Nicht das eigentliche Produkt wird also zertifiziert, sondern nur das Qualitätsmanagement im Herstellungsprozess. Dennoch werden die Normen im Gesundheitswesen verstärkt eingesetzt, um einen Überblick über die Prozesse zu bekommen.

Doch nicht nur die klinischen Kaufleute mischen sich zunehmend in die Medizin ein, sondern auch die Patienten selbst. In der Pflege wie auch in der Medizin sind derzeit sehr hohe individuelle juristische Verantwortungen festgeschrieben, unabhängig davon, ob die Leute angestellt sind oder nicht. Zwar haftet etwa ein Krankenhaus bei gewissen Umständen, es bleibt aber auch eine Individualhaftung bestehen, die hier höher ist als in anderen Berufen. Durch die zunehmend mündigeren Patienten und den Kostendruck werden diese Haftungen künftig zu einer steigenden Zahl von Klagen führen. Fehler, aber auch Verantwortlichkeiten werden stärker als bisher unter die Lupe genommen und vor Gericht abgeklärt. Ist ein Arzt auch dafür verantwortlich, dass ein Patient einer Überweisung Folge leistet? Das ist nur eine von diesen Fragen, die Mediziner und Juristen sehr intensiv beschäftigt.

Aber auch andere Fragen, vor allem im Zusammenhang mit ihrem eigenen Sterben, beschäftigen die Patienten zunehmend. Soll alles, was medizintechnisch möglich ist, auch durchgeführt werden? Welche lebensverlängernden Therapien, Eingriffe oder Maßnahmen sollen noch zur Anwendung kommen und welche nicht? Und wann ist der Punkt erreicht, an dem die verantwortlichen Mediziner mich einfach in Ruhe und würdevoll sterben lassen sollen?, fragen die Patienten. Und sie rütteln damit am Behandlungsmonopol der Ärzte, die bisher allein verantwortlich waren für Diagnosen und Therapien.

Mit 1. Juni 2006 ist in Österreich ein eigens dafür geschaffenes Patientenverfügungsgesetz in Kraft getreten. Dieses Gesetz regelt genau, was mittels solcher Verfügungen abgelehnt werden kann und was nicht. Grundversorgung mit Nahrung darf man dabei beispielsweise nicht ablehnen, und auch Sterbehilfe darf nicht verlangt werden.[86] Die Patientenverfügung, die auch in anderen Ländern

86 Die Presse, Rechtspanorama, 19.6.2007.

diskutiert wird, wirft aber gerade im medizinischen Alltag viele Fragen auf. Wer bestimmt, wann eine Patientenverfügung zur Anwendung kommen soll, wann und wie schließlich jemand sterben darf? Und wie kann man eventuell seine eigene Verfügung widerrufen? Wie lange ist ein Sterbender überhaupt mündig?

In Deutschland, wo ebenfalls über die Einführung einer solchen Regelung diskutiert wurde, zeigte im Sommer 2007 der prominente Münchner Herzchirurg Bruno Reichart in einem Interview mit der *Zeit* die Probleme der Regelungen auf: „Ein Patient liegt in einer schweren Krisensituation auf der Intensivstation. Wir behandeln ihn, solange wir eine Chance sehen, dass dieser Mensch überlebt. Von außen betrachtet, sieht das oft hoffnungslos aus, ist es aber nicht. Wir wissen, was wir tun. Wenn nun ein Angehöriger kommt und sagt, der Patient hat in seiner Verfügung geschrieben, er will nicht abhängig von Maschinen sein, soll ich den Patienten deshalb umbringen? Nein, ich ignoriere das. Schauen Sie, ich habe beides erlebt, Angehörige, die betteln, man solle den Patienten sterben lassen, und Angehörige, die betteln, wir sollen weiterbehandeln, nachdem wir ihnen sagten, es gibt keine Hoffnung mehr. Meine Erfahrung sagt, das lässt sich immer vernünftig klären, wenn man mit den Angehörigen redet" (Kammertöns/ Lebert, in: *Die Zeit*, 24/2007). Tatsächlich tun sich Ärzte auch beim Erstellen von Patientenverfügungen schwer. Laut Patientenanwälten scheuen auch viele Mediziner vor der komplexen Beratung zurück, die notwendig ist, damit jemand überhaupt eine Patientenverfügung aufsetzen kann.

Wie arbeiten die Privaten?

Mit der Übernahme der Klinik Gießen/Marburg durch die private und börsennotierte Rhön-Kliniken-AG ist 2006 in Deutschland die erste Universitätsklinik vollständig privatisiert worden. Bei der Bilanzpressekonferenz des Konzerns zog dessen Vorstandsvorsitzender Wolfgang Pföhler im Frühjahr 2007 Bilanz: „Wir sind nach 16 Monaten zufrieden. Die zuvor fusionierten Universitätskliniken sind erfolgreich privatisiert und geräuschlos in den Konzern integriert worden." Man habe begonnen, den jahrzehntelangen Investitionsstau abzubauen und 2006 Investitionen in der Höhe von mehr als 50 Millionen Euro getätigt. Die Patientenzahlen seien 2006 um drei Prozent gestiegen. Der Jahresfehlbetrag von 15 Millionen Euro sei mit 7,5 Millionen Euro um die Hälfte reduziert und der Break-Even im ersten Quartal 2007 fast erreicht worden.

Wie ist das gelungen? Wie sehen die Methoden eines privaten Managements aus – eine Frage, die nicht zuletzt deshalb interessiert, weil diese zunehmend auch in öffentlichen Kliniken eingesetzt werden? Und welche Folgen hat dies konkret für die Beschäftigten? Ein Beispiel der Universitätsmedizin Göttingen gibt hier Einblick. Ein Unternehmenskonzept zur Kostenreduktion und Spitalsreform sieht folgende Maßnahmen vor:

- Senkung der Personalkosten durch Stellenabbau von 5 bis 20 Prozent in Abhängigkeit von den Berufsgruppen,

- Ausbau des internen Stellenmarktes und Qualifizierungsoffensive,
- Verlagerung berufsgruppenbezogener Aufgaben,
- Neustrukturierung des Pflegedienstes auf Stationen,
- Energiesparmaßnahmen,
- Überprüfung der Anforderungen mittelbarer Behandlungsleistungen,
- Reduzierung der Kosten für Sachmittel,
- Standardisierungen beim Einkauf von Produkten, auch durch eine Einkaufsgemeinschaft,
- „Masterplan Bau": Neubaukonzeption und Abteilungsverlagerungen,
- Flächenverdichtungen und ein Raumentwicklungsplan zur Senkung der Gebäudekosten,
- Kostensenkung beim Arzneimitteleinkauf,
- Bündelung von Großgeräteinvestitionen,
- Ausgründungen in Tochtergesellschaften, Beteiligungen,
- Ausbau von Kooperationen mit regionalen Krankenhäusern und Nutzung von Synergieeffekten,
- stärkere Transparenz bei internen Kostenrechnungen und im Berichtswesen.

Während auf weite Teile bereits eingegangen worden ist, wollen wir noch einmal kurz das Thema Ausgliederungen unter die Lupe nehmen. Wie skizziert lagern private und öffentliche Kliniken zunehmend Bereiche aus, von der Wäscherei über die Küche bis hin zur Sterilisation. Künftig werden Auslagerungen auf alle Bereiche ausgedehnt, die nicht zum medizinischen Kernbereich gehören. Und das betrifft auch Bereiche wie Radiologie, Laboratorien oder Physiotherapie. Für die dort beschäftigten medizinisch-technischen Dienste, für die Therapeuten, aber auch für das gesamte nichtmedizinische Personal bedeutet das in erster Linie neue Gehalts- und Tarifschemata. Mit Übergangsfristen für die oft noch beamteten Beschäftigten bzw. schlechter eingestuften neuen Beschäftigten werden in diesen Bereichen die Personalkosten reduziert.

In der Übergangsphase von etwa 20 Jahren werden innerhalb eines Betriebes zunehmend mehrere Klassen von Beschäftigten in den gleichen Berufsgruppen geschaffen. Da arbeiten dann Vertragsbedienstete mit beamteten Beschäftigten zusammen. Dass diese gut zusammenarbeiten, ist für das Management eine der schwierigsten Aufgaben. Nicht zuletzt deshalb, weil die unterschiedlichen Gewerkschaften, denen die Leute zugeordnet sind, untereinander nicht immer solidarisch agieren. Die Beamtengewerkschaft in Österreich ist beispielsweise ÖVP-dominiert, während die Gewerkschaft der Privatangestellten, zu der die neuen Beschäftigten gehören, der SPÖ nahe steht. Wandern also Mitarbeiter aus der schwarzen in die rote Gewerkschaft, so ist dies der Letzteren sicher nicht ganz recht, verändert es doch die internen Mehrheitsverhältnisse.

Gleichzeitig führt der Spardruck aber eben auch zu offenem Personalabbau. Statt die bereits erwähnten modernen Personalmanagementmethoden einzusetzen, regiert oft der Rotstift. Und der hat, wie bereits gezeigt, auch massive

Nachteile für die Versorgung der Patienten. So führt etwa das Wiener Ludwig-Boltzmann-Institut für Medizin- und Gesundheitssoziologie schon jetzt Qualitätsmängel in der Pflege auf quantitativen, aber auch qualitativen Personalmangel zurück (Krajic u.a., 2005). In Deutschland hat der medizinische Dienst der Krankenkassen im August 2007 einen erschütternden Prüfbericht über die Situation im Pflegebereich vorgelegt. Ergebnis: Jeder dritte Patient wird nicht häufig genug umgebettet und liegt wund, jeder dritte Pflegling bekommt nicht genug zu essen und zu trinken und 30 Prozent der demenzerkrankten Heimbewohner werden nicht vernünftig versorgt. Dass mehr Personal vor allem gesamtwirtschaftlich durchaus sinnvoll wäre, stört viele einzelne Einrichtungen kaum.

Was passiert mit dem Hausarzt?

Die Strukturveränderungen im Gesundheitsbereich betreffen, wie beschrieben, nicht nur die stationären Einrichtungen. Auch im niedergelassenen Bereich zeichnet sich ab, dass kein Stein auf dem anderen bleiben wird. Nicht zuletzt die skizzierten Ausgliederungen werden dazu führen, dass angestellte Spitalsfachärzte verstärkt zu neuen Selbstständigen werden. Sie führen in Eigenverantwortung ausgegliederte Ambulanzen. Oder aber sie sind weiterhin angestellt, aber nicht mehr beim Krankenhaus. Neuer Arbeitgeber ist vielmehr eine Gruppe von mehreren Ärzten oder ein privates Unternehmen, das die Ambulanz oder eine Gruppenpraxis oder ein neues medizinisches Versorgungszentrum (MVZ) betreibt.

Damit werden vor allem die niedergelassenen Fachärzte entweder zu echten Unternehmern, die andere Ärzte anstellen dürfen, oder – wenn sie das nicht tun – zu Angestellten derartiger Unternehmen. Dies schafft vor allem für unzufriedene, überlastete Spitalsärzte und für die zahlreichen Wahlärzte, die einfach keinen Kassenvertrag erhalten haben, neue Perspektiven. In Österreich hat sich die Zahl der Wahlärzte zwischen 1990 und 2006 mehr als verdoppelt. Nicht alle diese Ärzte arbeiten gerne auf eigenes Risiko. Sie sind einfach dazu gezwungen, weil es keine anderen Möglichkeiten gibt. Die Veränderungen werden gerade für sie in den kommenden Jahren aber neue Möglichkeiten schaffen.

Sehr rasch wird auch die Kundenorientierung dieser neuen Organisationsformen zunehmen. Für die Beschäftigten bedeutet dies vor allem, dass sie den Patienten nicht nur mehr Aufmerksamkeit und Zeit widmen müssen, sie werden ihre Leistungen auch besser verkaufen müssen. Eine zentrale Rolle kommt dabei den Ordinationshelferinnen – 90 Prozent davon sind Frauen – zu. Sie werden zahlreichen neuen Herausforderungen gegenüberstehen. Denn sie müssen die Kommunikationsschnittstellen und Organisationsdrehscheiben in den Ordinationen werden. Und das setzt zusätzliche Kompetenzen im technologischen Bereich, aber auch im Umgang mit Menschen voraus. Das jetzige Profil für eine Ordinationshilfe reicht dafür nicht aus.

Die neuen Assistentinnen der Ärzte sind deren Chefsekretärinnen, und sie müssen auch so viele Aufgaben übernehmen wie ihre Berufskolleginnen in Vorstandsbüros von Unternehmen. Sie werden sicherlich viel mehr in Richtung Office-Management und Organisationsmanagement agieren. Denn von ihnen hängt sehr stark ab, wie viele Patienten ein Arzt – gutes Zeitmanagement vorausgesetzt – behandeln kann. Gleichzeitig erhöht es wiederum die Zufriedenheit der Patienten, wenn ihre Wartezeiten sinken und der Arzt mehr Zeit für sie hat. Doch diese neuen Ordinationsmanagerinnen werden wesentlich mehr kosten als bisher. Und sie werden auch ganz andere Ansprüche an ihre Dienstgeber – die Ärzte – stellen.

Derzeit achten viele Ärzte darauf, dass die Ordinationshilfen billig sind. Die Kollektivverträge sehen für insgesamt 40.000 Beschäftigte in Arztpraxen je nach Bundesland ein Einstiegsgehalt zwischen 783,40 und 1098 Euro brutto pro Monat vor. Für die künftigen Anforderungen wird dies sicherlich nicht ausreichen.

Zeitarbeit – unbekanntes Wesen oder bekanntes Unwesen?

von Gerhard Flenreiss[87]

Neben modernen Managementmethoden im Personalbereich gibt es für den betriebswirtschaftlichen Flexibilisierungsbedarf innerhalb der Unternehmen verschiedene Möglichkeiten: Logistik just in time, nachfrageorientierte Kapazitätsanpassungen und für den Personalbereich die Zeitarbeit. Noch immer schwankt die Betrachtung der Zeitarbeit zwischen den Polen „unbekanntes Wesen" und „bekanntes Unwesen". Tatsächlich haften der Zeitarbeit noch immer Vorurteile an. Viele davon stammen aus einer Zeit, wo es noch kein verbindliches Regelwerk für diese Art der Beschäftigung gab. Bezeichnungen wie „Leiharbeit", „Personalleasing", „Leasingarbeiter" stammen von damals.

Heute sind diese Begriffe überholt. Mittlerweile gibt es seit zwanzig Jahren ein Arbeitskräfteüberlassungsgesetz (AÜG) und seit fünf Jahren einen eigenen Kollektivvertrag für Zeitarbeiter. Fast zwei Prozent aller in Österreich Erwerbstätigen sind heute als Zeitarbeiter beschäftigt. Die „Leihfirmen" von früher sind heute Personaldienstleister mit einer breiten Palette von Angeboten. Sie schaffen Arbeitsplätze, bieten soziale Sicherheit, Einkommen und Weiterbildungsmöglichkeiten für die Beschäftigten. Für Unternehmen bieten sie Personal auf Zeit – zur Spitzenabdeckung, z.B. bei Urlauben, Krankenständen oder anderen unvorhergesehen Arbeitsspitzen – ebenso wie Suche und Auswahl von Mitarbeitern, Personalvermittlung, organisatorische Beratungen und vieles mehr.

In meinem Buch „Sicher.Flexibel. Zeitarbeit in Österreich" schreibt der damalige ÖGB-Vizepräsident und Chef der Gewerkschaft Metall-Textil, Rudolf Nürnberger, zum Thema Zeitarbeit Folgendes:

„Unbezahlte Überstunden und Wegzeiten, zu niedrige Löhne, Umgehung des Gesetzes – unter diesen Bedingungen arbeiteten Zeitarbeiter in Österreich. Lohndumping, Abschaffung betrieblicher Sozialleistungen, Verschlechterung der Arbeitsbedingungen etc. waren die ersten Erfahrungen von Gewerkschaften mit dem Phänomen der Arbeitskräfteüberlassung. Auf vergangenen Gewerkschaftskongressen wurden Anträge formuliert und beschlossen, die auch das Verbot dieser „Sklavenarbeit" verlangt haben.

Heute, fast zwei Jahrzehnte später, existiert eine durchaus gut funktionierende Sozialpartnerschaft im Bereich der Arbeitskräfteüberlassung – von Sklavenarbeit spricht mittlerweile niemand mehr. Seit dem Jahr 2001 existiert ein herzeigbarer Kollektivvertrag, der endlich ordentliche Bedingungen schafft. Waren anfänglich Schwierigkeiten mit Teilen der Arbeitgeber vorherrschend, so konnten wir als Gewerkschaft nach einer durchaus erfolgreichen österreichweiten Kampagne diesen Kollektivvertrag gemeinsam mit den Arbeitgebervertretern unterzeichnen.

Zeitarbeit oder „Leiharbeit", wie sie noch vor gar nicht langer Zeit genannt wurde, ist mittlerweile bei geordneten Rahmenbedingungen, auch aus Sicht der Gewerkschaft, aus einer funktionierenden, flexiblen Wirtschaft nicht mehr wegzudenken. Geordnete Rahmenbedingungen – damit meinen wir Gesetze, einen Kollektivvertrag und Betriebsvereinbarungen, die zum Schutz sowohl der überlassenen ArbeitnehmerInnen als auch der Stammbelegschaften vereinbart werden."

[87] Dieser Text entstammt dem Buch „Sicher.Flexibel. Zeitarbeit in Österreich" des Autors und soll einen Überblick über die kontroversiellen Diskussionen zu diesem Thema bieten.

Personaldienstleister sind mittlerweile eine wesentliche, gestaltende Kraft am Arbeitsmarkt. In Österreich sind ungefähr 120.000 Menschen pro Jahr bei einem Zeitarbeitsunternehmen beschäftigt, und noch viel mehr bekommen über Vermittlung durch Personaldienstleister ihren gewünschten Arbeitsplatz. Zeitarbeitsunternehmen sind mittlerweile auch die größten Kunden des Arbeitsmarktservices (AMS). Das manifestiert sich auch in immer mehr gemeinsamen Projekten mit dem AMS zur Integration Arbeitsuchender in den Arbeitsmarkt.

Im medizinischen Bereich gibt es derzeit keinen wirklich funktionierenden, transparenten Arbeitsmarkt. Die öffentlichen Krankenhausträger bilden in ihren Schulen primär für den eigenen Bereich aus. Wer abschließt, tut dies mit einer konkreten Einstellungszusage des Trägers. Ausnahme ist hier der Wiener Krankenanstaltenverbund (KAV), wo die Anzahl der Ausbildungsplätze jene der offenen Stellen übersteigt. Auch gibt es Ausbildungskooperationen zwischen dem KAV und privaten Institutionen. Unter anderem gibt es auch ein gemeinsames Projekt von AMS, KAV und MediCare zur Ausbildung von 20 diplomierten Gesundheits- und Krankenschwestern; davon wurden zehn Ausbildungsplätze im Rahmen des KAV geschaffen.

Im privaten Sektor werden offene Stellen zwar auch ausgeschrieben, meist erfolgt die Rekrutierung neuer Mitarbeiter aber entweder per Mundpropaganda oder es wird aus der Vielzahl an Blindbewerbungen ausgewählt. Vieles funktioniert auf informeller Ebene. Seit der Novellierung des Gesunden- und Krankenpflegegesetzes 2005 ist es auch diplomierten Pflegefachkräften ebenso wie Pflegehelfern erlaubt, ein Dienstverhältnis zu einem Zeitarbeitsunternehmen einzugehen. Davor konnten diese Berufsgruppen nur von Ärzten, Krankenhäusern und anderen Institutionen, die unter ärztlicher oder pflegerischer Leitung stehen, angestellt werden. Viele andere medizinisch-technische Berufe haben diese Möglichkeit immer noch nicht (Röntgenassistenten, Operationshelfer, Physiotherapeuten etc.).

Durch den Einzug der Personaldienstleister in den medizinischen Bereich – und es gibt hier einige, die sich auf diesem Gebiet spezialisiert haben – kann die Durchlässigkeit im Markt größer werden und können die Flexibilisierungsmöglichkeiten sowohl für die Institutionen als auch für die Beschäftigten steigen. Es kann zu mehr Selbstbewusstsein bei den Arbeitsuchenden kommen und insgesamt zu einem dynamischeren Arbeitsmarkt. Auch müssen sich die Organisationen dann noch stärker als attraktive Arbeitgeber präsentieren.

Erfahrungen zeigen, dass dort, wo externe Dienstleister und auch externes Personal zum Einsatz kommen, die Professionalisierung des Personalmanagements und der Führungsarbeit steigt. Man muss sich mit dem Thema der eigenen Unternehmenskultur, Führungsprinzipien, Arbeitssicherheit und Prozessorganisation auseinander setzen. Plötzlich haben betriebsinterne Abläufe auch unmittelbare Auswirkungen auf Dritte. Diese kommen zum einem mit einem eigenen Anspruch zur Arbeit, zum anderen steigt der Effizienzdruck. Auch der Know-how-Transfer von den Personaldienstleistern zu den Organisationen bleibt nicht ohne Wirkung.

Zeitarbeit aus Sicht der Beschäftigten

In der Tat ist Zeitarbeit ein wenig „anders" als herkömmliche Arbeitsverhältnisse. Sie ist dadurch charakterisiert, dass ein Arbeitgeber (Zeitarbeitsunternehmen bzw. „Überlasser") einen Arbeitnehmer („Zeitarbeiter"), mit dem er einen Arbeitsvertrag abgeschlossen hat, einem anderen Unternehmer („Beschäftiger") zur Arbeitsleistung überlässt und ihn dessen Weisungen unterstellt. Damit entsteht zwischen Zeitarbeiter und Beschäftiger ein Beschäftigungsverhältnis. Das arbeitsrechtliche Verhältnis zwischen dem Zeitarbeitsunternehmen und dem Zeitarbeiter bleibt dabei unverändert bestehen. Signifikant für die Zeitarbeit ist also ein Dreiecksverhältnis zwischen Arbeitgeber, Arbeitnehmer und Nutzer, wobei Arbeits- und Beschäftigungsverhältnis getrennt sind. Man kann Zeitarbeit auch ganz einfach anhand des Problems eines tropfenden Wasserhahnes erklären: Wenn Ihr Wasserhahn tropft und Sie ihn selbst nicht reparieren können, rufen Sie den Installateur. Der kommt natürlich nicht persönlich bei Ihnen vorbei, sondern er schickt zum Beispiel seinen Gesellen. Dieser führt die Reparatur aus, Sie unterschreiben den Lieferschein. Die Rechnung, die Sie nach einiger Zeit erhalten, bekommen Sie jedoch nicht vom Gesellen, der die Arbeit erledigt hat, sondern vom Installateur. Dieses einfache Bild zeigt, welche faktischen wirtschaftlichen Dreiecksverhältnisse unseren Alltag prägen – und macht klar, dass Zeitarbeit eigentlich gar nichts Außergewöhnliches ist.

Dennoch sind einige Besonderheiten zu beachten. Während der Dienstvertrag zum Zeitarbeitsunternehmen garantierte soziale Standards und Mindesteinkommen definiert, sind für die Zeit der Überlassung wesentliche Regelungen des Beschäftigers wirksam gültig. So gelten während der Beschäftigung beim Kunden die Mindestgehälter des Kollektivvertrages des Kunden bzw. die entsprechenden Gehaltsordnungen der Trägerorganisationen (z.B. Kollektivvertrag BAGS; Landesbesoldungsschema etc.) ebenso wie die Arbeitszeitregelungen. Anderseits hat der Kunde/Beschäftiger während der Überlassung auch einige Arbeitgeberfunktionen zu erfüllen – etwa Arbeitssicherheit, Aufsichtspflicht, Anordnungsbefugnis, Fürsorgepflichten. Es entstehen also Überschneidungen, die eine kooperative Zusammenarbeit aller drei Parteien nötig machen.

Ich möchte nun einige Argumente pro und kontra Zeitarbeit beleuchten, die in der Diskussion immer wieder auftauchen und nicht nur für den industriellen Sektor Gültigkeit haben. Neben dem betriebswirtschaftlichen Abwägen der Argumente ist es aus meiner Sicht sehr wichtig, die individuelle Dimension der Zeitarbeit – die Sicht der Zeitarbeiter selbst – anzusprechen. Die Entscheidung, in ein Zeitarbeitsunternehmen einzutreten, birgt – wie jede andere Entscheidung – für einen Arbeitnehmer Vorteile und Risiken.

Einkommenshöhe: Das oft gehörte Pauschalurteil, Zeitarbeiter verdienten grundsätzlich weniger als Stammarbeitskräfte, entspricht nicht den Tatsachen. Mitunter haben Zeitarbeiter – z.B. durch die Anrechnung von Vordienstzeiten – einen höheren kollektivvertraglichen Lohnanspruch als die Mitarbeiter des Kunden. Generell gelten jedenfalls, wie beschrieben, die kollektivvertraglichen Bestimmungen, die beim Beschäftigter gelten. Die Zeitarbeiter sind an ihrem Einsatzort also nicht anders gestellt als die dortigen Fixangestellten.

Soziale Isolierung: Für Arbeitnehmer, deren Erwerbsbiographie bisher von der langjährigen Beschäftigung in einem Betrieb und an einem Standort mit entsprechenden sozialen Kontakten geprägt war, ist der stete Wechsel der Arbeitsumgebung zweifellos eine mentale Herausforderung. Gerade bei älteren Arbeitnehmern ist die Arbeitszufriedenheit von stabilen sozialen Kontakten im Betrieb bestimmt. Das gerade bei kurzen Einsätzen erlebte Gefühl der sozialen Isolierung am Arbeitsplatz ist durchaus mit Erfahrungen aus Branchen vergleichbar, deren Mitarbeiter hohe Mobilität unter Beweis stellen müssen (etwa Montage, Unternehmensberatung, Hauskrankenpflege). Deshalb gilt bei der Zeitarbeit wie in anderen Branchen mit potenziell hohen Mobilitätsanforderungen, dass nicht jeder Mitarbeiter in jeder Branche an der richtigen Stelle ist.

Betriebliche Interessenvertretung: Ein weiterer Kritikpunkt an Zeitarbeit aus gewerkschaftlicher Perspektive ist die als schwierig empfundene Vertretbarkeit der Mitarbeiterinteressen. In der Tat ist die traditionelle Betriebsratstätigkeit – etwa informelle Kontakte mit den Mitarbeitern in der Kantine – in einem Zeitarbeitsunternehmen, in dem die meisten Mitarbeiter an anderen Standorten arbeiten, nicht einfach zu organisieren. Doch der gezielte Einsatz neuer Medien (E-Mail, SMS) und fixe Sprechstundenregelungen können den notwendigen Kommunikationsfluss zwischen Betriebsrat und Mitarbeitern trotz der räumlichen Dislozierung sicherstellen. Es gibt jedoch für Zeitarbeiter nicht nur die reguläre Interessenvertretung in ihrem Zeitarbeitsunternehmen, auch der Betriebsrat beim Beschäftiger ist für die Zeitarbeiter mit zuständig. Zeitarbeiter sind damit potenziell „doppelt vertreten". Allerdings muss offen gesagt werden, dass die Betriebsräte in Beschäftigerunternehmen oft keine besonderen Aktivitäten für Zeitarbeiter setzen, denn ihre betriebliche Machtbasis setzt sich hauptsächlich aus Beschäftigten in traditionellen Arbeitsverhältnissen zusammen. Viele Interessenvertreter orientierten sich – zumindest bisher – primär an der Gutstellung und der Erhaltung traditioneller Arbeitsverhältnisse und weniger an neuen Beschäftigungsformen wie der Zeitarbeit.

Wiedereinstieg: In der Fachdiskussion über die Zeitarbeit wird ihre große arbeitsmarktpolitische Bedeutung betont. Die Zeitarbeit biete arbeitslosen Personen die Chance auf einen erfolgreichen Wiedereinstieg in den Arbeitsmarkt und in weiterer Folge auf ein fixes Arbeitsverhältnis bei einem anderen Unternehmen als bei einem Überlasser. Eine weitere positive arbeitsmarktpolitische Perspektive wird darin gesehen, bei der notwendigen Reduktion der Stammbelegschaft durch professionelles Outplacement den Weg der Betroffenen in die Arbeitslosigkeit zu verhindern. Zweifellos hat die Zeitarbeit für spezifische Zielgruppen (etwa Personen mit geringer Primärqualifikation, Migranten, Ein-, Wiederein- und Umsteiger) eine wichtige arbeitsmarktpolitische „Sprungbrett"-Funktion. Dies wird auch in Zukunft so sein. Auf der anderen Seite soll jedoch auch klargestellt werden, dass die Beschäftigung bei einer Zeitarbeitsfirma ein reguläres Arbeitsverhältnis und der Nimbus der Zeitarbeitsfirmen als arbeitsmarktpolitische „Resozialisierungsinstitution" nicht zulässig ist. Die Arbeitnehmer von Zeitarbeitsfirmen sind keine Angehörigen von gesellschaftlichen Randgruppen, sondern ganz normale Arbeitnehmer mit einem entsprechenden Qualifikations- und Leistungsprofil.

Qualifizierung: Entgegen der oft strapazierten Behauptung der Dequalifizierung von Arbeitnehmern durch Zeitarbeit dokumentiert die Praxis eine andere Erfahrung: Das Postulat des lebenslangen Lernens und des „training on the job" ist für viele Zeitarbeiter Wirklichkeit. Die breite Erfahrung mit Branchen und Unternehmenskulturen, die flexible und ergebnisorientierte Arbeitsweise und das projektorientierte Vorgehen bei der Lösung von Herausforderungen prägen den Berufs- und Bildungsalltag zahlreicher Mitarbeiter von Zeitarbeitsfirmen. Dazu kommt, dass Zeitarbeitsfirmen aufgrund der Markterfordernisse zunehmend – und ohne Förderungen von staatlicher Seite zu erhalten – Weiterbildungsangebote für ihre Mitarbeiter entwickeln, wobei die Bandbreite von punktuellen Spezialausbildungen bis hin zu innovativen E-Learning-Instrumenten reicht. Dazu wurde sogar ein eigener Branchenausbildungsfonds geschaffen, derzeit allerdings nur für Arbeiter. Wenn sich diese Maßnahme bewährt, kann man sie auch auf die Angestellten ausdehnen.

Flexible Arbeitsgestaltung: Der bereits angesprochene Trend, dass Arbeitnehmer mehr Flexibilität und Abwechslung in der Arbeits(zeit)gestaltung fordern, kommt den Entwicklungen in der Zeitarbeitsbranche entgegen. Je nach den persönlichen Anforderungen eines Arbeitnehmers gibt es die Möglichkeit, unterschiedliche Aufgaben, Arbeitswelten, Unternehmen, Arbeitszeitregelungen und Anforderungen kennen zu lernen. Zeitarbeit kann auch eine interessante Perspektive für Personen darstellen, die spezifische Teilzeit-Arrangements wünschen, um Familie und Beruf besser vereinbaren zu können. Nicht unerwähnt soll bleiben, dass die abwechslungsreichen Beschäftigungssituationen im Rahmen der Zeitarbeit einen Beitrag zur weiteren beruflichen Orientierung des Arbeitnehmers leisten können.

Zeitarbeit aus betriebswirtschaftlicher Sicht

Auch in der betriebswirtschaftlichen Diskussion um die Zeitarbeit gibt es Argumente für und gegen Zeitarbeit, die offen angesprochen werden müssen. Unternehmen sollten sich folgenden Überlegungen stellen:

Flexibler Personalstand: Schwankungen in der Auslastung oder in Häusern mit Belegsystem und damit eine unterschiedliche Kapazitätsauslastung prägen auch zunehmend den betrieblichen Alltag im Gesundheitswesen. Saisonal bedingte Schwankungen, organisatorische Änderungen oder unvorhersehbare Entwicklungen auf der Nachfrageseite machen eine realistische Personalbedarfsplanung immer schwieriger. Während sich Personalreserven für etwaige Spitzenauslastungen auch bei mittleren und großen Organisationen – nicht zuletzt aufgrund der hohen Lohnnebenkosten und des Mangels an qualifiziertem Personal – heute kaum mehr finanzieren lassen, brächte die Ablehnung von Patienten aufgrund von Personalmangel eine nachhaltige Verschlechterung der medizinischen Versorgung mit sich. Aufgrund der Tendenz zur bedarfsorientierten Just-in-time-Organisation in immer mehr Branchen wird auch im Gesundheitswesen mehr Effizienz in der Organisation der Prozesse Einzug halten. Die wachsende Notwendigkeit einer flexiblen Personalplanung zur Sicherung der Leistungsfähigkeit der Einrichtungen spricht für die Nutzung von Zeitarbeit.

Fehlzeiten-Management: Ein weiteres betriebswirtschaftliches Argument für die Zeitarbeit liegt in einem effizienten Umgang mit Fehlzeiten. Die bereits erwähnten Reaktionen auf Personalmangel zeigen, wie wichtig es ist, im Fall von Erkrankungen, aber auch für Urlaubs- oder Mutterschutzzeiten adäquaten Ersatz für Beschäftigte zur Verfügung zu haben. Die Zeitarbeit gewinnt somit in ihrem Kernbereich weiter an Bedeutung, weil die schlanken Personalbestände vor allem kleiner und mittlerer Organisationen keine Personalreserven beinhalten, mit denen diese Fehlzeiten abgedeckt werden könnten.

Flexible Arbeitszeiten: Einer der großen Trends der Arbeitswelt ist die Flexibilisierung der Arbeitszeiten. Der Druck dazu ergibt sich nicht nur aus betrieblichen Notwendigkeiten aufgrund unterschiedlicher Auslastungsphasen und gestiegener Wettbewerbsanforderungen, sondern auch aufgrund der Ansprüche der Mitarbeiter an eine flexible Gestaltung der Arbeitszeiten. Angesichts des Mangels an Arbeitskräften, der in der demographischen Entwicklung und der spezifischen Ausbildungssituation begründet ist, wird die Flexibilität von Arbeitszeiten ein nicht zu unterschätzender Faktor beim Recruiting sein. Die Fähigkeit, flexible Arbeitszeitmodelle in den Betrieb zu integrieren, wird auch dafür entscheidend sein, welche Organisation das große Reservoir an derzeit nicht beschäftigten Frauen für sich gewinnen kann. Ein nicht unwesentlicher Effekt wird darin bestehen, dass damit die traditionell niedrige Frauenerwerbsquote in Österreich angehoben werden kann. Die Mitarbeiterinnen wollen Arbeitszeiten, die ihren Bedürfnissen und Anforderungen entgegenkommen. „Aus-" oder Karenzzeiten zur persönlichen Weiterentwicklung und Weiterbildung, wie sie etwa die zunehmend populären „Sabbaticals" darstellen (auch eine wesentliche Maßnahme zur Reduzierung der Gefahr, an einem Burn-out-Syndrom zu erkranken), können für Arbeitnehmer und Betrieb ein Gewinn sein – etwa weil der Mitarbeiter mit neuem Wissen und neuer Motivation seine Arbeit wieder aufnimmt. Somit stellt sich die Frage nach qualifiziertem Ersatz während der Absenz des betreffenden Mitarbeiters. Auch hier gewinnt die Zeitarbeit an Bedeutung.

Outsourcing: Wie bereits erwähnt, ist die Auslagerung von Tätigkeiten, die nicht zum Kerngeschäft eines Unternehmens gehören, ein Trend, den viele große und mittlere Unternehmen gehen. Die Bandbreite reicht von der Wäscherei über die Küche bis zur Personaladministration. Eine besondere Herausforderung sind Tätigkeiten, die nur phasenweise mit dem Kerngeschäft verbunden bzw. in Abhängigkeit davon zu erbringen sind. Ein Beispiel aus der Praxis sind etwa hygienische Generalmaßnahmen. Auch hier wird auf die Dienstleistung eines Zeitarbeitsunternehmens zurückgegriffen werden. Personaldienstleister bieten Outsourcingmodelle an, die eine professionelle Abwicklung solcher Prozesse ermöglichen.

Innovationspotenzial: Ein vielfach unterschätztes Argument für die Nutzung von Zeitarbeit ist das Innovationspotenzial, das Zeitarbeiter – natürlich abhängig von Branche und Qualifikationen – für ein Unternehmen bieten. Qualifizierte Zeitarbeiter mit großer Projekt- und Problemlösungskompetenz sind ein Gewinn für jedes Unternehmen, in dem sie arbeiten. Sie sind es gewohnt, bei der Lösung von Herausforderungen oft ungewohnte Wege zu gehen. Sie laufen nicht Gefahr, „betriebsblind" zu sein. Sie sehen Defizite in Abläufen und Prozessen meist sehr rasch.

Reduzierte Recruiting-Kosten: Ein zentrales Argument für die Nutzung von Zeitarbeit sind natürlich die damit verbundenen Kosteneinsparungen für das Beschäftigerunternehmen beim Finden des richtigen Mitarbeiters. Zeitarbeitsunternehmen haben aufgrund ihrer Tätigkeit eine gute Marktübersicht und können Matching-Probleme leichter und vor allem schneller lösen als die Beschäftigerbetriebe selbst. Die professionelle Auswahl des richtigen Zeitarbeiters durch das Zeitarbeitsunternehmen erspart dem Beschäftigerbetrieb die hohen Auswahlkosten von neuen Mitarbeitern. Auch die Kosten für die Personaladministration oder für Fehlzeiten des Zeitarbeiters fallen für den Beschäftiger weg. Dazu kommt, dass Zeitarbeit von vielen Unternehmen als kostengünstiges Rekrutierungsinstrument genutzt wird: Der Beschäftiger kann die vom Zeitarbeitsunternehmen abgestellten Zeitarbeiter in der betrieblichen Praxis weit über die Probezeit hinaus testen und bei entsprechender Nachfrage aufnehmen. Wir nennen diese Dienstleistung „Temp to Perm", vom temporären zum permanenten Mitarbeiter. Ich gebe an dieser Stelle offen zu, dass wir die Abwerbung eines Mitarbeiters natürlich stets mit einem lachenden und einem weinenden Auge sehen. Andererseits verstehen wir sie als Beleg für die Qualität unserer Dienstleistung.

Einarbeitungsphase: Mit der Dauer der Betriebszugehörigkeit wächst das Wissen von Mitarbeitern über formelle und informelle interne Abläufe und Prozesse. Gerade bei sehr kurzen Einsätzen steht der Zeitarbeiter vor der Herausforderung, sich extrem rasch in den Betrieb einzuarbeiten, um das volle Leistungsprofil entfalten zu können. Hier ist vor allem die Stammbelegschaft gefordert, die Einarbeitungsphase so kurz wie möglich zu gestalten und das Wissen um die wichtigsten arbeitsrelevanten Interna weiterzugeben. Das ist eine Frage der Informations- und Unternehmenskultur. Mentoring-Konzepte sind deshalb auch für Zeitarbeiter sinnvoll. Auf der anderen Seite erleichtert die bereits angesprochene Neuorganisation von Arbeitsprozessen in Projektteams mit wechselnden Teammitgliedern in vielen Unternehmen die rasche und erfolgreiche Integration des Zeitarbeiters. Wie rasch der Zeitarbeiter im Beschäftigerbetrieb seine Produktivität entfalten kann, hängt von der richtigen Auswahl und der Vorbereitung auf den Einsatz ab. Professionelle Zeitarbeitsfirmen legen daher auf Maßnahmen zur Optimierung der Einarbeitsphasen großen Wert. Durch entsprechende Maßnahmen und die profunde Erfahrung der Rekruter können Mitarbeiter genau dort eingesetzt werden, wo sie ihre Stärken optimal umsetzen können.

Betriebsklima und Loyalitätsdefizite: Ein weiterer Einwand gegen Zeitarbeit bezieht sich auf die Folgen des Einsatzes von Zeitarbeitern für das Betriebsklima. Zeitarbeit würde, so hört man, das soziale Klima und das Zusammengehörigkeitsgefühl in Unternehmen verschlechtern, das jedoch für die Motivation und Leistungsbereitschaft der Mitarbeiter von großer Bedeutung sei. Als zusätzliches Problem in diesem Zusammenhang werden Loyalitätsdefizite des Zeitarbeiters gegenüber dem Unternehmen angesprochen: Jemand, der nur wenige Wochen oder Monate in einem Betrieb tätig ist, müsse es zwangsläufig an Loyalität zum Unternehmen fehlen lassen. Diese Argumente sind in Unternehmen mit sehr traditionellen Strukturen und einer langjährig beschäftigten Stammbelegschaft zweifellos sehr ernst zu nehmen. Die Wirklichkeit der Wirtschafts- und Arbeitswelt verändert sich jedoch, wie ich eingangs angesprochen habe, dramatisch. Von den rund 3,2 Millionen Beschäftigungsverhältnissen in Österreich wird pro Jahr rund ein Drittel neu abgeschlossen. Die Mobilität am Arbeitsmarkt und die Mitarbeiterfluktuation sind hoch. Die lebenslange Belegschaftszugehörigkeit ist ein Phänomen, das wir künftig nur noch bei Unternehmen in geschützten Sektoren finden werden. Die Arbeitnehmer zu Beginn des 21. Jahrhunderts sind es gewohnt, mit neuen Kolleginnen und Kollegen zu tun zu haben – und immer öfter auch selbst ein „neuer Kollege" zu sein. Diese Entwicklung reduziert auch die Bedeutung des klassischen Loyalitätsverhältnisses. Für die Motivation und Leistungsorientierung der Zeitarbeiter gilt freilich auch, dass gerade kurze, abwechslungsreiche Einsätze motivations- und leistungsfördernd sind. Ich vertrete die These, dass das Betriebsklima und die Motivation der Mitarbeiter künftig weniger eine Folge der Dauer der Betriebszugehörigkeit, sondern eine Folge der gelebten Unternehmensphilosophie sind.

Kosten: Während auf der einen Seite das Kostenargument für die Nutzung von Zeitarbeit ins Treffen geführt wird, gibt es auf der anderen Seite Stimmen, die einen finanziellen Mehraufwand bei der Nutzung von Zeitarbeit – im Vergleich zur Einstellung von mehr Stammpersonal – sehen. Dies wird mit der punktuellen Gegenüberstellung der Arbeitskosten pro Stunde für einen Zeitarbeiter im Vergleich zu den Arbeitskosten pro Stunde für einen im Unternehmen fest Angestellten argumentiert. Es liegt jedoch auf der Hand, dass der Vergleich der Kosten pro einzelner Arbeitsstunde nicht aussagekräftig ist. Auch wenn die einzelne Arbeitsstunde des Festangestellten für ein Unternehmen günstiger wäre, wäre es ein Unterschied, ob das Unternehmen diese Kosten 365 Tage im Jahr tragen oder geringfügig höhere Kosten pro Arbeitsstunde für jenen kurzen Zeitraum aufwenden müsste, in dem die tatsächlich notwendige Arbeitsleistung durch den Zeitarbeiter erbracht wird. Der Einwand, Zeitarbeit verursache dem Beschäftigerunternehmen höhere

Kosten als wenn es für die zu verrichtende Tätigkeit selbst neue Mitarbeiter einstellen würde, ist in der Praxis nicht nachzuweisen. Wie die betriebliche Praxis zeigt, müssen sich Unternehmen aber nicht nur zwischen den Optionen „Zeitarbeit" und „Einstellung neuer Mitarbeiter" entscheiden, sondern es gibt natürlich auch die Möglichkeit, Spitzenzeiten durch entsprechende Überstundenleistungen der Stammbelegschaft abzudecken. Aufgrund der Höhe der Überstundenzuschläge stellt sich Zeitarbeit auch hier als kostengünstigere Alternative heraus. Dies gilt vor allem für kürzere Einsätze. Nicht übersehen werden darf in Zusammenhang mit dem Thema Überstunden auch das beschäftigungspolitische Potenzial der Zeitarbeit: Nach meinen Schätzungen wurden 2006 im Gesundheitswesen ca. 35 Millionen Überstunden geleistet. Das entspricht in etwa 20.000 Vollzeitarbeitsplätzen. Selbst wenn Zeitarbeitsunternehmen nur einen Bruchteil dieser Jobs besetzen würden, könnten tausende neue Arbeitsplätze geschaffen werden.

Wer das System zahlen wird

Rund 82 Prozent der Menschen fürchteten im Oktober 2004 in einer Umfrage einen Zusammenbruch des österreichischen Gesundheitssystems.[88] Anlass waren öffentliche Debatten über die künftige Finanzierung der Versorgung, über Leistungsreduktionen und vermeintliche Anstiege bei den Gesundheitsausgaben. Für ein Land, das sich nach wie vor als Musterbeispiel für einen funktionierenden Sozialstaat rühmt und in dem verantwortliche Politiker nicht müde werden, das Gesundheitssystem als eines der besten der Welt zu bezeichnen, ist das ein doch recht überraschendes Umfrageergebnis. Es unterstreicht die Bedeutung von Debatten über den zunehmenden Rückzug der öffentlichen Hand aus der Gesundheitsversorgung und -finanzierung.

Mehr als 30 Prozent der Gesundheitsausgaben bezahlen die Menschen in Österreich bereits aus der eigenen Tasche.[89] Im OECD-Vergleich liegt Österreich – was den Anteil der privat geleisteten Gesundheitsausgaben betrifft – damit im absoluten Spitzenfeld. Gleichzeitig kam es zwischen 1995 und 2004 zu Veränderungen in der Finanzierung. So stieg der Anteil der über Steuern finanzierten Gesundheitsausgaben von 21,5 auf 25,1 Prozent. (Hofmarcher/Rack, 2006, S. 76). Das ist überwiegend jener Teil, der von Ländern und Gemeinden für die Finanzierung von Krankenanstalten ausgegeben wird.

Steigen die Kosten oder nur die Defizite?

Angesichts der aktuellen Entwicklungen im Gesundheits- und Altenpflegebereich wird immer wieder darüber diskutiert, dass die Kosten in den kommenden Jahren deutlich ansteigen werden. Wie bereits ausgeführt, muss dieses Argument differenzierter betrachtet werden. Für das Gesundheitswesen hat die demographische Entwicklung durchaus auch Vorteile, weil, wie schon erwähnt, bei Hochbetagten die Kosten in den letzten Lebensmonaten nicht so hoch sind wie bei jüngeren Menschen. Nach einer Studie des Sozialministeriums werden die Gesamtausgaben bis 2030 deshalb maximal um zwei Prozentpunkte des Bruttoinlandsproduktes – von derzeit 9,6 auf maximal 11,6 Prozent – steigen. Das ist viel, aber insgesamt zu verkraften. Nach 2030 gehen die Kosten sogar wieder leicht zurück.

Ein Problem gibt es dennoch. Und das besteht, wie schon zu Beginn ausgeführt, in der Finanzierung durch die Krankenversicherungen. Deren Defizit wächst nämlich deutlich. Der Grund liegt darin, dass sich die Krankenversicherung derzeit vor allem über Abgaben auf Löhne und Gehälter finanziert. Und die

---

88   Die Presse, 16.10.2004.
89   Die größten Teile davon sind mit 13,5 Prozentpunkten indirekte Kostenbeteiligungen aufgrund nichtsozialversicherter Leistungen und direkte Kostenbeteiligungen in Form von Selbstbehalten, die 7,6 Prozentpunkte ausmachen.

sind in Relation zu den Gesamteinkommen in den vergangen Jahren sogar gesunken. Ein immer größerer Teil des gesamten Volkseinkommens kommt nämlich aus Zinsen auf Kapital, Unternehmensgewinnen und Erträgen aus Vermietung und Verpachtung. Diese Einkommensarten werden allerdings nicht zur Finanzierung der Krankenversicherung herangezogen. Spitzenverdiener müssen zudem aufgrund einer Höchstbeitragsgrenze in der Krankenversicherung einen kleineren Prozentsatz ihres Einkommens für das Gesundheitssystem zur Verfügung stellen als Niedrigverdiener. Sie zahlen in Österreich nämlich nur bis zu einem Bruttoeinkommen von 3840 Euro Krankenversicherungsbeiträge. Für alles, was darüber liegt, muss nichts abgeführt werden.

Bei steigenden Ausgaben bricht den Krankenversicherungen somit vor allem ihre Finanzierungsbasis weg. Die Einnahmen sinken und das Defizit explodiert. Diese Ungleichheit war der Grund, dass die 2007 geschlossene große Koalition von SPÖ und ÖVP, ähnlich wie davor auch die deutsche Regierung, begonnen hat, über alternative Finanzierungsstrukturen nachzudenken. Es ist davon auszugehen, dass über kurz oder lang tatsächlich eine derartige Lösung gesucht wird. Denkbar ist auch, dass die Finanzierung überhaupt zu einem größeren Teil über das Steuersystem erfolgt. Die Krankenversicherungen selbst könnten sich dann eher zu einer Behörde entwickeln, die die Organisation der Gesundheitsversorgung übernimmt. Sie wird mit der Finanzierung aber weniger zu tun haben. Wichtig erscheint uns, dass dann sichergestellt wird, dass in Budgetverhandlungen auch ausreichende Mittel für die Gesundheitsversorgung zur Verfügung gestellt werden. Es müsste ein Mechanismus geschaffen werden, der garantiert, dass dies unabhängig von den Vorstellungen der jeweiligen Regierung gegeben ist. Es darf jedenfalls nicht der Fall eintreten, dass Wahlergebnisse beeinflussen, ob ausreichend Geld für die Gesundheitsversorgung zur Verfügung gestellt wird oder nicht.

Ein wesentlich größeres Problem als die Finanzierung der Gesundheitsversorgung wird allerdings die Finanzierung der Pflege im Alter darstellen. Nach einer Analyse der Unternehmensberatung Booz Allen Hamilton steigen die Pflegeausgaben bis 2050 nämlich um 154 Prozent – also um mehr als das Eineinhalbfache.[90] Eine Studie der Wirtschaftsuniversität schätzt die absoluten Kosten für das Jahr 2030 bereits auf mehr als vier Milliarden Euro – doppelt so viel wie jetzt.[91] Und da stellt sich die Frage, wer das am Ende finanziert. Bisher müssen die Menschen für die Pflegekosten nämlich vorwiegend privat aufkommen. Lediglich was nicht aus der eigenen Pension bezahlt werden kann, wird durch öffentliche Zuschüsse abgefedert. Einberechnet werden auch Vermögen sowie andere Einkommensarten. Den Pflegebedürftigen selbst bleiben lediglich ein kleines „Taschengeld" sowie ein Freibetrag für ein „ordentliches Begräbnis". Reicht das nicht, springt die Wohngemeinde ein. Verantwortlich für die Versorgung der Menschen sind die Kommunen, die laut Verfassung Obsorge für ihre

90 Neues Volksblatt, 22.6.2007.
91 Senecura-Inform, Juni 2003.

Bewohner zu tragen haben. Der Bund hilft den Kommunen insofern, als er an betroffene Personen Pflegegeld ausbezahlt. Die offene Lücke muss dann die Sozialversicherung abdecken.

Diese behält sich in vielen Bundesländern die Möglichkeit vor, sich das Geld oder einen Teil davon nach dem Tod des Pflegebedürftigen aus dessen Erbe bzw. bei den Nachkommen zurückzuholen. Die Rechtslage dazu ist in vielen Bundesländern unterschiedlich und wird sich in den kommenden Jahren sicherlich weiter verändern. Wird beispielsweise Vermögen rechtzeitig verschenkt, um die Sozialhilfe zu schädigen, ist dies rechtlich gesehen sogar ein strafrechtlicher Tatbestand. Je nach Bundesland darf der Sozialhilfeträger auf Schenkungen zurückgreifen, die zwischen drei und fünf Jahren zurückliegen. In Vorarlberg und Tirol sind es rein theoretisch sogar 30 Jahre.[92] Gleichzeitig kann der Sozialhilfeträger unterhaltspflichtige Angehörige zur Kasse bitten. Das sind Ehepartner, Kinder oder bei jüngeren Pflegebedürftigen die Eltern. Wie viel sie bezahlen müssen, ist ebenfalls pro Bundesland unterschiedlich geregelt. Generell gilt: Den Angehörigen muss genug zum Leben bleiben, und ihr Vermögen wird nicht angetastet.

Derzeit ist das alles noch nicht so ein großes Problem. Viele Menschen, die in den kommenden Jahren pflegebedürftig werden, haben recht hohe Pensionen und verfügen über Vermögen. Tatsächlich ist die aktuelle Rentnergeneration die reichste, die es je gegeben hat. Sie wird aber auch die reichste bleiben. Sind es derzeit vor allem allein stehende Frauen, die schon ihre Angehörigen gepflegt haben und wenig Pensionsversicherungsjahre besitzen, so wird sich dies in den kommenden Jahrzehnten noch verschlechtern. Dann nämlich werden jene in Pension kommen, die jetzt in prekären Beschäftigungsverhältnissen, Teilzeitjobs oder als neue Selbstständige arbeiten. In Österreich sind derzeit rund eine Million Menschen armutsgefährdet, Tendenz steigend. Und viele dieser Menschen sind jünger als 30 Jahre. Kinder und Jugendliche unter 20 Jahre (22 Prozent der Bevölkerung) machen über ein Viertel (27 Prozent) aller Armutsgefährdeten in Österreich aus. Und Statistiker wissen längst, dass aus armen Kindern auch arme Erwachsene werden,[93] weil ihnen der eingeschränkte Zugang zu Bildung und das Bildungssystem selbst kaum Aufstiegschancen eröffnen.

Wer wird also in den kommenden Jahrzehnten die Pflege für die größere Zahl an Menschen zahlen, von denen ein weit größerer Anteil nicht mehr dafür aufkommen kann? In Deutschland hat zu dieser Frage das Bundesverfassungsgericht bereits im Sommer 2005 ein richtungsweisendes Urteil gefällt. Demnach darf die Pflege der Eltern nicht dazu führen, dass die Kinder ihren Lebensstandard und vor allem ihre eigene Altersvorsorge vernachlässigen. Dies dürfe zu keiner spürbaren Senkung ihres Lebensstandards führen.[94] Die im Jahr 2007 angetretene österreichische Bundesregierung hat die Pflegeversorgung zwar als

92 Gewinn, 9/2005, S. 2002.
93 Statistik Austria.
94 Handelsblatt, 8.6.2005.

zentrale gesellschaftliche Aufgabe anerkannt. Die Finanzierung wird dabei allerdings nicht wirklich gelöst. Konkret wird nämlich ein Privatversicherungssystem für die Aufbringung der Mittel angedacht. Die Kapitaldeckungsverfahren von Privatversicherern führen dazu, dass individuelle Risikoprämien berechnet werden und – entgegen der geplanten Harmonisierung – Leistungskataloge variieren können.

Hauptproblem dabei ist allerdings, dass die Privatversicherungen in diesem Bereich den tatsächlichen Aufwand nur schwer kalkulieren können. Es ist auch in der Masse der Bevölkerung nur schwer zu berechnen, wie sich der Gesundheitszustand und damit das Pflegerisiko entwickeln wird. Das ist auch einer der Gründe, warum entsprechende Pflegeversicherungsprodukte bisher kaum beworben wurden. Gleichzeitig ist auch das Interesse vorerst gering. Die Mehrheit der Bevölkerung will laut Umfragen nicht in Heimen, sondern in der eigenen Umgebung gepflegt werden. Folglich wird auch nicht daran gedacht, die Kosten dafür mittels privater Versicherungen abzufedern. Doch auch die ambulante, häusliche Pflege will finanziert werden. Die privaten Netzwerke, bei denen vor allem die Kinder oder Ehegatten einspringen, werden nämlich immer rissiger.

Denkbar ist, dass vor allem Banken die Lücke nutzen werden und Angebote auf den Markt bringen, die hier helfen sollen. So wird es etwa Pflegekredite auf Immobilien geben. Oder es werden die Bausparversicherungen auch für die Pflege zweckgewidmet. Ähnlich wie in Deutschland wird es aber auch in Österreich langfristig nicht ohne verstärkte Finanzierung durch die öffentliche Hand gehen. Erste Rufe nach einer öffentlichen Pflegeversicherung neben der Krankenversicherung wurden bisher zwar noch übergangen, mittelfristig wird man sich einer breiten Debatte darüber aber nicht entziehen können. Doch auch diese Versicherung wird die enormen Belastungen nicht abdecken können. Das zeigt sich bereits in Deutschland, wo eine entsprechende Versicherung heute schwer defizitär ist.

Ohne private Vorsorge wird es also kaum gehen. Und diese ist wahrscheinlich auch wesentlich sinnvoller als etwa der Abschluss einer privaten Krankenzusatzversicherung. Die auf dem Markt befindlichen Produkte müssen allerdings sicherlich noch attraktiver gemacht werden. Derzeit wird nämlich nur das von der öffentlichen Hand bezahlte Pflegegeld in derselben Höhe aufgestockt. Da aber schon das Pflegegeld nicht ausreicht, wird das auch bei den Zusatzversicherungen nicht der Fall sein.

Zwei Klassen oder gleich mehr Klassen?

Im August 2005 kam eine Umfrage zu einem recht überraschenden Ergebnis: Die Plattform „Demokratie Morgen" ließ von einem Meinungsforschungsinstitut erheben, ob die Menschen eine Zwei-Klassen-Medizin für bereits real existent halten. Während Politiker fast unisono erklären, dass es diese Zwei-Klassen-Medizin nicht gebe, glauben 61,6 Prozent der Befragen, dass es eine optimale Versorgung eher für vermögende Menschen und für solche mit guten

Beziehungen gibt.[95] Wenig später räumten auch Experten und die damalige österreichische Gesundheitsministerin Maria Rauch-Kallat (ÖVP) beim Forum Alpbach ein, dass durchaus eine Zwei-Klassen-Medizin bestehe. Nicht zuletzt durch die Existenz von Sonderklasseversicherungen. Eine von ihnen, die Wiener Städtische Versicherung, warb 2007 sogar mit dem Slogan „Es gibt keine Unterschiede zwischen normalen Patienten und Privatversicherten – und die Erde ist eine Scheibe".

Die zentrale Frage dieser Entwicklung ist nun, ob die Veränderungen im Gesundheitssystem diesen Trend verstärken werden. Die Antwort ist: ja. Es ist nicht zu erwarten, dass der Rückzug der öffentlichen Hand aus Versorgungsbereichen und der dahingehende Druck der Wirtschaft nachlassen. Die demographische Entwicklung und die massive Zunahme chronischer Krankheiten werden unserer Meinung nach auch dazu führen, dass im System nicht nur rationalisiert, sondern verstärkt auch rationiert wird. So wie sich etwa Krankenhäuser auf den Kernbereich Medizin konzentrieren und andere Bereiche von der Logistik über die Küche bis zur Radiologie und der Labordiagnostik auslagern werden, so wird sich auch das System auf Kernbereiche oder besser gesagt: eine Grundversorgung zurückziehen. Der deutsche Ökonom Martin Hellwig etwa erwartet, dass künftig wie bei einem Auto auch beim eigenen Körper kleine Reparaturen selbst bezahlt werden müssen. Nur außergewöhnliche Belastungen wie teure Operationen oder chronische Krankheiten würden über öffentliche Versicherungen abgedeckt.[96] „Der Staat wird die Rundum-Versorgung aller Mitglieder der Gesellschaft nicht mehr gewährleisten können", diagnostiziert auch Friedrich Merz, ehemaliger stellvertretender Vorsitzender der CDU/CSU-Bundestagsfraktion (Merz, 2004, S. 153). Gleichzeitig wächst durch neue Angebote der Markt für Gesundheitsleistungen, die aus eigener Tasche gezahlt werden müssen. Aufgrund der Entmenschlichung der Medizin suchen viele ihr Heil auch zunehmend in alternativen Methoden, die genau hier ansetzen, allerdings nicht von den Krankenkassen finanziert werden. Umgekehrt nutzen viele Anbieter die Verunsicherung der Patienten aus, um lukrative Geschäfte zu machen. Neue Therapien werden genauso angeboten wie neue Diagnoseverfahren.

Zu befürchten ist zudem, dass die aufkommende Debatte über Prävention dazu führt, dass Krankheit als individuelles Versagen und als Fehlen eigener Vorsorge gedeutet wird. Im Fall von Freizeitunfällen hat diese Diskussion bereits begonnen. Rauchen und Übergewicht werden folgen. „Wir versichern keine Raucher mehr", plakatierten die deutschen Betriebskrankenkassen im Jahr 2005. Nicht weil man das tatsächlich plante, sondern weil man auf Präventionsangebote aufmerksam machen wollte. Vorerst versuchen die – deutschen – Versicherungen, Patienten mit Bonus- oder Rabattangeboten zur Teilnahme an gesundheitsfördernden Projekten zu bewegen. Wer was tut, bekommt einen Teil seines Geldes zurück oder muss weniger Versicherungsprämien zahlen. Es stellt sich

---

95 Kurier, 23.8.2005.
96 Frankfurter Allgemeine Sonntagszeitung, 24.8.2003.

allerdings die Frage, ob nicht irgendwann jemand auf die Idee kommt, aus der Werbekampagne Realität zu machen.

Dabei wird völlig außer Acht gelassen, dass der individuelle Gesundheitszustand auch vom persönlichen Umfeld stark geprägt ist. Die Präventionsdiskussion geht primär einen individualistischen Weg und lässt andere Gesundheitsdeterminanten völlig unberücksichtigt. Dabei ist längst bekannt, dass es etwa einen Zusammenhang zwischen Armut und Krankheit gibt. Laut Statistik Austria hatten 2006 rund 13 Prozent der Bevölkerung oder 1,04 Millionen Menschen weniger als 848 Euro pro Monat zur Verfügung. Sie gelten somit als armutsgefährdet. Rund sechs Prozent der Bevölkerung – immerhin fast eine halbe Million Menschen – sind bereits arm. Auch zwischen Arbeitslosigkeit und Krankheit gibt es einen Zusammenhang. Studien belegen etwa, dass die Krankenstandstage von Arbeitslosen mehr als doppelt so hoch sind wie von Menschen, die einen Job haben. Durch zahlreiche Studien belegt ist weiters, dass der soziale Status, bedingt durch Bildung und Einkommen, Einfluss auf die Gesundheit der Menschen hat. So liegt etwa in Wien die Lebenserwartung in den Nobelbezirken Innere Stadt und Döbling um bis zu 2,5 Jahre höher als in den Arbeiter- und Migrationsbezirken Favoriten und Rudolfsheim-Fünfhaus. Die PISA-Studie hat in Deutschland zudem bestätigt, dass Kinder reicher Eltern weit bessere Chancen auf eine gute Bildung haben als Kinder aus sozial benachteiligten Schichten oder Kinder von Migranten. Der Verband der Betriebskrankenkassen in Deutschland schloss 2005 daraus, dass es sich „mit der Gesundheit genau verhält wie mit der Bildung: Im Vergleich zur einkommensstärkeren Bevölkerung haben ärmere Menschen schlechtere Gesundheitschancen. Zudem nehmen gerade wirtschaftlich schwache Bevölkerungsgruppen Angebote der Prävention und Gesundheitsförderung seltener in Anspruch."[97]

Die Weltgesundheitsorganisation WHO stellte dies schon 1998 fest: „Lebensbedingungen sind das Ergebnis von sozialen und ökonomischen Umständen und der physikalischen Umwelt – die alle einen Einfluss auf die Gesundheit haben können –, und sie liegen größtenteils außerhalb der direkten Kontrolle des Einzelnen", formulierte sie. Die WHO tritt deshalb in verschiedenen Erklärungen und Programmen dafür ein, durch die Verringerung und Beseitigung sozialer Unterschiede eine allgemeine Chancengleichheit in Bezug auf Gesundheit zu erreichen. Tatsächlich passiert im Gesundheitswesen in den meisten Industriestaaten aber genau das Gegenteil. Die Entsolidarisierung nimmt unter dem Spardruck zu. Wie das passiert, beschreibt der Zeit-Journalist Jens Jessen eindrucksvoll: „Entsolidarisierung ist etwas, das genauso gelernt werden will wie Solidarisierung. Dazu gehört als Erstes, den Gedanken der unverschuldeten Not aus den Köpfen zu kriegen. Deswegen ist es so wichtig, von Arbeitslosen recht oft zu sagen, dass sie gar keine Arbeit wollen. Vor allem aber müssen Armut und Not als Formen des Versagens, als natürliche Früchte mangelnden Ehrgeizes und Fleißes ausgegeben werden. Die Individualisierung von Erfolg und Niederlage ist

---

97 BKK-Pressemitteilung vom 17.11.2005.

der wichtigste Baustein zur neuen Mitleidlosigkeit. Der Gedanke an Ungerechtigkeiten, die außerhalb persönlicher Verantwortung liegen, gilt bestenfalls als antiquiert. Lieber spricht man von mangelnden Leistungsanreizen." (Jessen 2006)

*„Das Gesundheitswesen ist ein Markt, ein Wirtschaftsfaktor.
Die einen verkaufen Autos, wir machen Patienten gesund."*
Dietrich Andresen, Chefkardiologe
Vivantes Kliniken Berlin[98]

*„Das Pflegesystem wird gegenwärtig im Wesentlichen von
Angehörigen getragen. 80 Prozent der Pflege erfolgt durch
informell Pflegende. Würden nur fünf bis zehn Prozent der
Angehörigen diese Aufgabe nicht mehr wahrnehmen
können, würde das System zusammenbrechen."*
Stefan Wallner-Ewald, Generalsekretär
Caritas Österreich[99]

Die Uhr tickt

Weltweit verarmen jährlich 150 Millionen Menschen, weil sie krank werden und die Kosten für ihre Behandlung nicht mehr tragen können. Zu diesem Ergebnis kam Ende Juni 2007 eine Studie der WHO.[100] Zwar lebt der Großteil der Menschen, die durch Gesundheitskosten verarmen, in Entwicklungsländern, doch auch in den USA, der Schweiz, Spanien oder Portugal sei das Phänomen zu beobachten, sagt die WHO. In der reichen Schweiz kommt pro Jahr etwa eine von 200 Familien durch Krankheit in finanzielle Not. Das System dort ist nämlich so ausgelegt, dass alle gleich viel bezahlen – unabhängig vom Einkommen. Soziale Ungleichheiten werden durch staatliche Zuschüsse behoben, doch diese reichen offenbar nicht immer aus.

Länder, in denen die Bürger einen Großteil der Gesundheitskosten selbst bezahlen müssen, riskieren, dass ihre Bürger verarmen, schreibt die WHO. In Österreich bezahlen die Menschen wie beschrieben rund 30 Prozent der Gesundheitsausgaben aus der eigenen Tasche. Etwa 13,5 Prozent davon sind so genannte indirekte Selbstbehalte. Also Ausgaben für Leistungen, die nicht von den Krankenversicherungen bezahlt werden, wie Reiseimpfungen, Sehbehelfe oder homöopathische Arzneimittel. Weitere 7,6 Prozent sind klassische Selbstbehalte, also Kostenbeteiligungen, wie Rezeptgebühren und Kuren. Hier zahlt die Kasse nur einen Teil. Für private Zusatzkrankenversicherungen geben die Menschen in Österreich 2,4 Prozent aus. Der Rest fließt in andere Bereiche wie Wellness oder Alternativmedizin. Mit diesem Anteil liegt das österreichische System unter den industrialisierten Staaten der OECD im Spitzenfeld hinter den USA, der Schweiz und den Niederlanden. Zahlen über die Verarmung der Menschen hierzulande durch Gesundheitskosten liegen keine vor.

Der Zusammenhang ist allerdings klar. Betroffen sind meist alte Menschen und Alleinerzieherinnen mit Kindern. Zahlreiche Studien zeigen, dass Selbstbe-

---

98 Die Zeit, Dossier „Therapieren, aber dalli", 10.10.2002, Nr. 42.
99 Salzburger Nachrichten, 11.5.2005.
100 Süddeutsche Zeitung, 16.7.2007.

halte nur dann eine Wirkung zeigen, wenn sie in Relation zum Einkommen spürbar sind. Damit wirken Selbstbeteiligungen aber gerade für einkommensschwache Personen als Zugangsbarriere zum Gesundheitssystem, heißt es in einer Untersuchung der Kärntner Gebietskrankenkasse aus dem Jahr 2004. Nicht zuletzt deshalb fordert die OECD auch den Abbau finanzieller Zugangsbegrenzungen. Barrieren wie Zuzahlungen für Niedrigeinkommensbezieher könnten zu einer Verschlechterung des Gesundheitszustandes der Betroffenen und dadurch zu einer noch stärkeren wirtschaftlichen Isolation und sozialen Ausgrenzung führen (OECD, 2004, S. 15). Und sie erhöhen das Gesundheitsrisiko. Groß angelegte Studien aus den USA und Kanada zeigen klar, dass Selbstbehalte bei ärmeren Menschen zu einem höheren Sterblichkeitsrisiko führen. Die RAND-Corporation etwa führte zwischen 1974 und 1982 eine umfangreiche Studie in den USA durch. Eines der Ergebnisse: Eine Zuzahlung von etwa 1,5 US-Dollar für den Arztbesuch hat die Zahl der Arztkontakte im Durchschnitt um sechs bis sieben Prozent reduziert. Bei ärmeren Bevölkerungsgruppen sank die Zahl allerdings um 18 Prozent. Zu ähnlichen Zahlen kommt auch die Analyse der Kärntner Gebietskrankenkasse: Demnach zahlen Patienten der Alterklasse 71 bis 80 Jahre je nach Leistungsart bereits bis zu 40 Prozent der Kosten selbst. In der Alterklasse 41 bis 50 liegen die Spitzenwerte bei maximal 20 Prozent. Der Spitzenwert für Selbstbehalte betrug demnach bei einem hochbetagten Menschen 2380 Euro pro Jahr (Wurzer u.a., 2004, S. 102). Zum Verlgeich: Das durchschnittliche Jahreseinkommen von Pensionisten betrug 2005 rund 14.600 Euro.[101]

Dennoch trommeln viele Gesundheitspolitiker parteiübergreifend, dass mehr Eigenverantwortung die Lösung gegen die wachsenden Defizite der Krankenversicherungen sei. Trotz zahlreicher Studien über die negativen Wirkungen von Selbstbehalten wird die Debatte oft sehr ideologisch geführt. Dabei treffen Selbstbehalte nicht nur die unteren Schichten, sie bringen offenbar auch dem Gesundheitssystem selbst wenig. Eine 2007 im *Journal of the American Medical Association* veröffentlichte Studie, bei der 132 Studien aus verschiedenen Ländern ausgewertet wurden, erhärtet den Verdacht, dass Selbstbeteiligungen der Patienten die Kosten in Summe eher in die Höhe treiben als dämpfen. Zwar sinkt bei der Erhöhung von Selbstbehalten die Zahl der Verordnungen. Doch das hat seinen Preis: Bei einigen chronischen Erkrankungen fanden die Autoren heraus, dass höhere Zuzahlungen für verschriebene Arzneimittel am Ende zu einer verstärkten Inanspruchnahme teurerer medizinischer Leistungen führten. Demnach steigt mit der Höhe der Selbstbeteiligung vor allem bei Patienten mit Zuckerkrankheit, Herzschwäche und Herzkranzgefäßverengung, Fettstoffwechselstörungen, Schizophrenie und Asthma die Häufigkeit von Komplikationen, Arztbesuchen und am Ende sogar von teuren Krankenhausbehandlungen (Goldman u.a., 2007). Man spart sich also kurzfristig etwas, zahlt aber später die deutlich höhere Rechung dafür.

---

101 Statistik Austria, Index – Jährliche Personeneinkommen.

Betrachten wir die demographische Entwicklung und den medizinisch-technischen Fortschritt, so stellt sich die Frage, wie die Gesundheits- und Altenversorgung in den kommenden Jahren aussehen wird. Wer behandelt und betreut uns 2030? Was wird uns diese Versorgung kosten und wie wird sie aussehen? Und wie sehen die Arbeitsbedingungen der Menschen aus, die im Gesundheitswesen und in der Altenbetreuung arbeiten?

Die Weichen dafür werden jetzt gestellt. Nicht in 23 Jahren. Und sie werden von jenen gestellt, die 2030 wahrscheinlich die erste Generation sind, welche die Folgen der heutigen Reformen zu spüren bekommt. „Jeder Mittvierziger, der heute Abstriche bei der Pflege oder weniger künstliche Hüftgelenke für Alte fordert, muss damit rechnen, dass er zum ersten Jahrgang der Betroffenen gehört. Die Politik setzt solche Vorschläge oft nur mit Übergangsfristen von zwanzig Jahren um." (Niejahr, 2005) Parallel zu nationalen Reformen gibt es allerdings auch internationale Entwicklungen, wie den globalen Steuerwettbewerb, sowie medizinische Entwicklungen, die unser System ebenfalls beeinflussen.

Wird sich das System also verschlechtern? Geht die Schere zwischen Reich und Arm weiter auseinander und nimmt damit die Mehr-Klassen-Medizin zu? Oder wird alles ganz anders? Das US-Wirtschaftsmagazin *Forbes* empfahl im Sommer 2007 amerikanischen Rentnern, sich in Österreich niederzulassen. Der Klimawandel schlage in der Alpenregion nicht so stark durch, die Gesundheitsversorgung sei gut und die Steuerbelastung und die Lebenshaltungskosten seien recht niedrig.

Wie das System aussehen wird

Viele Eltern würden sich künftig Töchter statt Söhne wünschen, analysiert der Herausgeber der *Frankfurter Allgemeinen Zeitung*, Frank Schirrmacher. So hätten sie eine sichere Versorgung im Alter (Schirrmacher, 2006). Andere Experten kommen zum Schluss, dass heute gerade die Männer oft besser auf die Pflege alter Menschen vorbereitet sind als Frauen. Viele Männer aus der Babyboomgeneration haben Zivildienst in Alten- und Pflegeheimen oder im Gesundheitswesen geleistet und so Erfahrungen gesammelt. Doch wie sieht es mit der kommenden Generation aus? Wird sie bereit sein, uns zu versorgen?

Das mittlere monatliche Pflegegeld beträgt 408 Euro bei Frauen und 430 Euro bei Männern. Damit kann sich ein hilfsbedürftiger Mensch, der auf Heimhilfe angewiesen ist, maximal eine Stunde täglich zukaufen. Ohne Betreuung aus dem familiären Umfeld oder Rückgriff auf Vermögen geht sich die Betreuung also schon jetzt nicht aus. Würden nur fünf bis zehn Prozent der Angehörigen diese Aufgabe nicht mehr wahrnehmen können, würde das System zusammenbrechen, schätzte der Generalsekretär der Caritas Österreich, Stefan Wallner-Ewald, im Jahr 2005.[102]

---

[102] Salzburger Nachrichten, 11.5.2005.

Und die Situation ist nicht gerade rosig: Die Zahl der Hochbetagten steigt, während die Zahl der potenziell pflegenden Angehörigen sinkt. Gleichzeitig braucht der Mittelstand schon jetzt zur Finanzierung der Pflege und zur Absicherung des Lebensstandards Vermögen auf, das künftigen Generationen somit nicht mehr als Reserve zur Verfügung steht. Dies bestätigte im Sommer 2007 auch eine Studie der Raiffeisenlandesbank Niederösterreich-Wien. Die beruflich noch aktive Generation im Alter von 50 plus hat einerseits den Wunsch, sich etwas zu gönnen, gleichzeitig herrscht jedoch Verunsicherung im Hinblick auf die Versorgungslücke nach dem Pensionsantritt.

Und diese Unsicherheit wächst mit zunehmendem Alter. Für die Gruppe der aktiven Pensionisten wird zudem der Gesundheitsaspekt immer wichtiger. Sie empfindet einen möglichen Pflegebedarf als Bedrohung. Und sie erwartet, dass das angesparte Vermögen in der eigenen Pensionsphase aufgezehrt wird. Spätestens durch den wachsenden Pflegebedarf. Interessant dabei: Aufgrund der – scheinbar – guten Versorgung der Kinder sieht man es aber auch nicht als notwendig an, viel zu vererben. Bei diesem Thema argumentierten die Pensionisten deshalb zurückhaltend: „Es wird nur etwas da sein, wenn die Gesundheitskosten nicht explodieren."[103] Dabei könnte gerade die nächste Generation das vererbte Vermögen dringend brauchen. Da ihre Mitglieder nämlich nicht 40 Jahre bei einem Arbeitgeber beschäftigt, sondern mehrmals so genannte neue Selbstständige sind, Teilzeit arbeiten oder sich in prekären Beschäftigungsverhältnissen befinden, können sie kaum Rücklagen bilden.

Der viel beschworene Generationenvertrag ist nicht zuletzt deshalb nur noch schwer zu halten, fürchten Pessimisten. Die staatliche Absicherung im Gesundheits- wie im Altersbereich basiert auf einer Umlagefinanzierung und eben diesem Generationenvertrag. Dabei zahlt die Generation der gerade Erwerbstätigen Beiträge, die höher sind als die von ihnen konsumierten Leistungen. Der so entstandene Überschuss im System ist wichtig, um das Defizit aus der Versorgung von Kindern, Arbeitslosen und vor allem Pensionisten abzudecken. Gerade die im Alter stark steigenden Behandlungskosten wären individuell nicht zu finanzieren, selbst wenn man das ganze Leben darauf hinsparte.

Der Generationenvertrag beruht also auf der Garantie, dass ältere Menschen trotz der hohen Kosten keine höheren Beiträge für die Gesundheitsversorgung zahlen müssen. Stattdessen zahlen die Jüngeren, die verdienen, aber statistisch weniger Leistungen in Anspruch nehmen. Dafür erwarten diese ihrerseits, dass auch sie im Ruhestand medizinisch versorgt werden und die folgende Generation zahlt. „Der Generationenvertrag hat, so glaube ich, viel mit Verantwortung zu tun", schreibt der langjährige Chefredakteur der Tageszeitung *Die Presse*, Thomas Chorherr, in seinem Bericht über seine eigene Pflegebedürftigkeit nach einem Schlaganfall. „Ich gebe Acht auf dich, solange du nicht selbst auf dich Acht geben kannst, und du hilfst mir, wenn ich mir selbst nur mehr schwer oder, was Gott verhüten möge, gar nicht mehr helfen kann." (Chorherr, 2007, S. 125)

---

103 APA-Orginaltextservice OTS0043, 3.8.2007.

Doch der demographische Wandel kippt dieses Transfersystem. „Heutige Generationen zahlen, über ihr Leben gesehen, weniger in die Krankenversicherung ein, als notwendig wäre, um ihre Kosten zu tragen." (Kopetsch, 2001, S. 51) In Summe schätzen Experten, dass alle Geburtenjahrgänge bis Ende der 70er-Jahre noch einen Nettotransfer von der Krankenversicherung erhalten werden. Die folgenden Generationen dürften in Summe allerdings mehr für die Versorgung der alten Menschen zahlen müssen, als sie selbst später konsumieren werden. Aus diesem Grund wird bei ihnen wohl auch der Widerstand gegen das Umlagesystem steigen. Sie werden sich dagegen wehren, dass immer weniger Menschen für immer mehr Leistungen zahlen müssen.

Neue Finanzierungsstrukturen

Diese Situation ist neben der beschriebenen Finanzierungslücke in der Krankenversicherung einer der Hauptgründe für den Druck, die Systeme anders zu finanzieren. Selbst die Volkspartei gibt ihre lange abwehrende Haltung auf und zeigt sich immer stärker bereit, Einkommen aus Vermögen, wie Kapitalerträge und Mieteinnahmen, zur Finanzierung heranzuziehen. Am einfachsten zu bewerkstelligen ist dies über den Steuerbereich. Womit allerdings der Steueranteil in der Finanzierung von Gesundheit und Pflege weiter steigt.

Und dies macht dann wiederum Druck auf die Struktur des gesamten Systems. Bisher werden sowohl die Gesundheitsversorgung wie auch die Altenbetreuung ja über ein komplexes System aus einer großen Anzahl von Geldtöpfen finanziert. Kommunen, Länder, Sozialversicherung und Bund zahlen verschiedene Leistungen und haben auch unterschiedlichen Einfluss auf das System. Im Gesundheitsbereich führt dies wie beschrieben zu zahlreichen teuren Verschiebungen vor allem zwischen Krankenhäusern, die teilweise von den Ländern und Kommunen organisiert werden, und dem niedergelassenen Bereich, dessen Steuerung und Finanzierung bei den Krankenkassen liegt.

Weil die Tendenz zu mehr Steuerfinanzierung zunimmt, wäre auch eine Bündelung der Kompetenzen zu begrüßen. Es ist durchaus denkbar, dass, wie in anderen Ländern, die Krankenkassen ihre Selbstverwaltung einbüßen und zu einer Art zentraler, staatlicher Behörde werden, die alles abwickelt. Von der Einhebung der gesamten Einnahmen – schon jetzt arbeiten Kassen und Finanzamt eng zusammen – bis zur Bezahlung der Leistungen. Die Kassen haben deutlich mehr Know-how in diesen Bereichen als die Länder und Kommunen, die Einfluss abgeben müssen. Umgekehrt haben die Länder und Kommunen ganz andere zusätzliche Aufgaben, die sie erledigen müssen und schon jetzt weder organisatorisch noch finanziell bewerkstelligen können. Die Finanzierung aus einer Hand würde jedenfalls massiv dazu beitragen, Reibungsverluste an Schnittstellen zu reduzieren. Eine zentrale Kontrolle der Leistungen könnte dann auch die Qualität erhöhen.

Denkt man diese Entwicklung konsequent weiter, ist zu erwarten, dass die so genannten Sonderversicherungsträger wie jene der Bauern, Beamten, Selbstständigen oder Eisenbahner mit den Gebietskrankenkassen fusionieren. Sie passen sich damit schlicht der geänderten Arbeitswelt an. Dort wechseln die Beschäftigten ja zunehmend zwischen Selbstständigkeit, Unselbstständigkeit und Vertragsbedienstetenstatus im öffentlichen Dienst hin und her. Selbst die Beschäftigten der Bahn bleiben nicht mehr ewig dort. Der Aufwand für die laufende Gegenrechnung, wenn jemand mit dem Arbeitgeber den Bereich wechselt, wird enorm steigen, wenn es zu keiner Vereinheitlichung kommt. Die 2007 beschlossene Anpassung der Beitragssätze der Selbstständigenkasse an jene der Gebietskrankenkasse ist ein klares Signal, in welche Richtung sich das System bewegt. Selbst die Unterscheidung, dass es bei der Selbstständigenkasse ja keine Arbeitgeberbeiträge gibt, ist hier kein Hindernis. Tatsächlich ist ja der Arbeitgeberbeitrag bei den Unselbstständigen auch ein Gehaltsbestandteil, der nur nicht direkt ausbezahlt wird. Denkbar ist hier das Modell der Betriebskrankenkassen, die zwar offiziell selbstständig sind, für die aber die gleichen Bedingungen wie bei den Gebietskrankenkassen gelten. Auch wenn sie also anders heißen, sind es in Wirklichkeit nichts anderes als kleine Gebietskrankenkassen.

Umgekehrt ergibt eine Abwicklung über die Länder schon jetzt keinen Sinn, weil dies unterschiedliche Leistungsstrukturen festigt. Am Beispiel Pflegeausbildung sieht man schon, dass der Föderalismus hier wenig sinnvoll ist. Er kostet viel Geld und unterstützt vor allem die Profilierungssucht und Existenzberechtigung von Regionalpolitikern. Im Pflegebereich etwa bilden alle Länder nur für den eigenen Bedarf aus, und die Regelungen, was das Pflegepersonal darf und was nicht, sind länderweise unterschiedlich. Einfacher und in Zukunft wahrscheinlich auch realistischer ist, dass die Länder, die bisher Krankenhäuser finanzieren, ihre Beiträge in den Topf der Krankenversicherung zahlen, die jene verwaltet und verteilt. Die Länder erhalten im Gegenzug ein Mitspracherecht, haben aber nicht mehr das alleinige Sagen.

Zugegeben, diese Variante ist radikal. Es wird sicherlich schwer werden. Die Länder werden sich kaum mit dem gewaltigen Machtverlust abfinden wollen. Natürlich werden sie klagen, dass die Zentrale die lokalen Probleme längst nicht so gut beurteilen und lösen könne wie jemand, der vor Ort sitzt. Beispiele anderer Staaten zeigen allerdings, dass dies nicht zutrifft. Mit einer Zusammenführung der Finanzierung und Steuerung wachsen auch die Kontrollmöglichkeiten über die Angebote.

Bewegen sich die Länder allerdings nicht, wird der Druck vom System selbst kommen. Und er wird vor allem zu einer weiteren Liberalisierung führen, wie sie in Deutschland zu beobachten ist. Mit der Forderung, dass die Zentrale nur die Regeln aufstellen und überwachen solle und die Länder die Umsetzung übernehmen, öffnen sie dem verstärkten Wettbewerb die Türe. Private Anbieter werden dann nämlich darauf drängen, dass eben diese Regeln für alle – also auch für sie – gelten. Sie klopfen damit an eine Türe, die gerade die Wettbewerbsbehörde der EU nur allzu gerne öffnet, wie andere öffentliche Dienstleistungsbereiche – etwa Telekommunikation oder Energieversorgung – zeigen. Gibt es klare Regeln und werden diese überwacht, spricht nach Ansicht der EU wenig dagegen, alle Anbieter, also auch Private, auf einem Markt zuzulassen. Bisher gilt der Gesundheitsbereich innerhalb der EU als nationale Aufgabe und als nicht marktfähig. Doch mit der Forderung nach mehr Spielraum für die Kommunen würden die Länder genau dieses Argument untergraben.

Gesundheit schafft Wohlstand

Welche Lösung auch immer am Ende tatsächlich umgesetzt wird – sicher ist, dass der Spardruck im System weiter bestehen bleibt. Dabei wird oft übersehen, dass gerade der Gesundheitsbereich schon jetzt ein wichtiger Wirtschafts- und Beschäftigungsfaktor ist. Das deutsche *Handelsblatt* fragte nicht zuletzt deshalb im Frühjahr 2007 provokant: „Die Gesundheitsausgaben explodieren? Gut so!"[104] Basis für diese Aussage waren verschiedene Studien, die zu dem Schluss kamen, dass steigende Gesundheitsausgaben den Wohlstand der Gesellschaft erhöhen.

Zwei renommierte US-Ökonomen etwa untersuchten, dass die Menschen mit zunehmendem Wohlstand mehr für Gesundheit ausgeben. Während die Präferenz für weiteren Konsum eher abnimmt, steigt das Bedürfnis, mehr für die Gesundheit zu tun. „Ein zentraler Weg, um den Nutzen unserer Lebenszeit zu erhöhen, ist, dem Leben zusätzliche Lebensperioden hinzuzufügen. [...] Die Menschen schätzen Ausgaben für die Gesundheit, weil dies ihnen erlaubt, länger zu leben und ein besseres Leben zu genießen." (Hall/Jones, 2007) Anders ausgedrückt: mit steigendem Wohlstand wird einem ein gewonnenes Lebensjahr mehr wert als das dritte Auto in der Garage.

Der deutsche Sachverständigenrat wunderte sich überhaupt schon 1996 über die anhaltenden Spardebatten im Gesundheitswesen. „In anderen Bereichen des Wirtschaftslebens werden steigende Umsätze, Gewinne und Beschäftigungszahlen als Erfolgsmeldung angesehen und kommen in die Schlagzeilen der Medien. Es überrascht daher, dass derartige Entwicklungen im Gesundheitswesen als personalintensiver Dienstleistungsbranche mit einem ausgeprägten Anteil an Hochtechnologie und mittelständischen Industriebetrieben in der Regel als Kostenexplosion und Überangebot wahrgenommen werden." (SVR, 1996)

Der Zukunftsforscher Leo A. Nefiodow wiederum tourt seit Jahren mit der These, dass der Gesundheitsbereich die Zukunftsbranche schlechthin sei, durch Talkshows und Veranstaltungen. Nach den großen Wirtschaftszyklen, die historisch gesehen durch Dampfmaschine, Stahl und Eisenbahn, Elektrotechnik, Petrochemie und zuletzt Informationstechnologie ausgelöst worden sind, sei der künftige Wirtschaftsmotor eben der Gesundheitsbereich. Ähnlich sehen es auch andere Experten. Das Hamburger Weltwirtschaftsinstitut (HWWI) kommt zum Schluss, dass ein Anstieg der Gesundheitsausgaben am Bruttoinlandsprodukt von 10,9 Prozent im Jahr 2004 auf 14,9 Prozent im Jahr 2020 rund 1,3 Millionen neue Jobs in Deutschland schaffen würde.

104 Handelsblatt, 19.2.2007.

Weltweit gilt der Gesundheitsmarkt schon jetzt als 3,5 Billionen Dollar schwer. Allein in Deutschland betragen die Ausgaben der Krankenkassen jährlich über 140 Milliarden Euro, und die Umsätze für Arzneimittel betrugen 2005 knapp 35 Milliarden Euro. In Österreich werden pro Jahr etwa 25 Milliarden Euro für Gesundheit ausgegeben. Das sind beinahe zehn Prozent der gesamten Wirtschaftsleistung.

Nach einer Länderanalyse der Unternehmensberatung Frost & Sullivan soll der Gesamtumsatz im europäischen Gesundheitswesen, zu dem Arzneimittel, Medizintechnik und medizinische Leistungen beitragen, bis 2008 um jährlich 6,4 Prozent steigen. Das pharmazeutische Marktforschungsinstitut IMS Health beziffert das Wachstum des Weltpharmamarktes trotz einer wesentlich geringeren Anzahl an neu eingeführten Arzneimitteln für das Jahr 2006 auf 6,5 Prozent. Damit wuchs der Markt auf 607,8 Milliarden US-Dollar.

Tatsache ist allerdings, dass der Gesundheitsmarkt weit mehr Wertschöpfung generieren könnte, als dies bisher der Fall war. Der Grund dafür ist nicht zuletzt, dass viele den Bereich weiterhin nur als Kostenfaktor sehen. Parallel dazu könnten jedoch bei einem Umdenken die Mittel und die Wertschöpfung auch weit mehr Menschen zu Gute kommen, als dies heute der Fall ist. Vor allem die Politik hinkt hier nach. Investoren hingegen erkennen die Chancen längst und werden versuchen, die Strukturen vorzugeben. Strukturen allerdings, die wiederum nicht für das ganze System und alle Beteiligten – von den Patienten bis zu den Beschäftigten – von Vorteil sein müssen. Denn ihr Interesse liegt vor allem an einer weiteren Liberalisierung der Systeme und an der Schaffung von mehr Wettbewerb. Wie wir bereits in Kapitel zwei gezeigt haben, ist das Gesundheitswesen kein funktionierender Markt. Patienten sind zu sehr Bedürftige, und ein gleicher Informationsstand zwischen Anbietern und Patienten ist hier schlicht nicht gegeben.

Dennoch ist zu erwarten, dass in den kommenden Jahren große, bereichsübergreifende Konzerne im Gesundheitswesen entstehen werden. Sie werden Synergien zwischen Arzneimittelproduktion, Medikamentenhandel und Kliniken Gewinn bringend ausnutzen und alles anbieten. Grund dafür ist vor allem das steigende Engagement von Finanzinvestoren. Diese agieren in anderen Wirtschaftsbereichen schon jetzt in der Art, dass sie Unternehmen aufkaufen und dann versuchen, durch weitere Zukäufe oder Aufsplitterungen deren Wert zu steigern. Das funktioniert so, dass sie mehrere mittelständische Firmen einer Branche aufkaufen und daraus einen internationalen Konzern formen. Oder die gerne als Heuschrecken bezeichneten Gruppen kaufen Bereiche und legen sie so zusammen, dass sie sich in den Produkten oder deren Herstellung ergänzen. So lassen sich Synergien nutzen und Kosten sparen. In Summe ist dann ein solch neues Unternehmen bei einem späteren Verkauf – etwa über die Börse – deutlich mehr wert, als es die einzelnen Teile vorher zusammen waren.

Im Gesundheitsbereich sind solche Tendenzen schon erkennbar. Es beteiligen sich etwa Pharmagroßhändler an einzelnen Apotheken und teilweise Pharmahersteller an Großhändlern. Die US-Investmentfirma Kohlberg, Kravis, Roberts & Co. (KKR) etwa hat sich gleich an mehreren Unternehmen aus dem

Gesundheitsbereich beteiligt. KKR hält Anteile an der britischen Apothekenkette Alliance-Boots, aber auch am größten privaten US-Klinikkonzern HCA, der auch Spitäler in England und der Schweiz betreibt. Dazu kommen Beteiligungen an der Pharmafirma Jazz Pharmaceuticals, dem Medizintechnikausstatter Accellent, dem Kardiologiespezialisten Medcath sowie der Kantinengruppe US Foodservice, die unter anderem im Gesundheitsbereich stark vertreten ist. Alliance-Boots ist wiederum aus der Fusion eines Arzneimittelgroßhändlers mit einer Apothekenkette entstanden.

Der deutsche Medizintechnik-Riese Fresenius, der vor allem mit Dialysegeräten groß geworden ist, führt wie erwähnt Krankenhäuser, bietet auch das technische Service für diese Häuser an und betreibt eigene Dialysekliniken. Siemens wiederum geht Kooperationen mit Unternehmen ein, die Krankenhäuser bauen oder betreiben. Der Medizintechnikbereich soll in den kommenden Jahren stark ausgebaut werden. Man wolle hier zum Komplettanbieter und -dienstleister werden, sagte Siemens-Österreich-Geschäftsführerin Brigitte Ederer Anfang 2007 vor Journalisten in Wien.

In einigen Jahren ist also durchaus denkbar, dass Pharmakonzerne nicht nur Apothekenketten betreiben, sondern ganze Klinikgruppen. Bisher war das beinahe moralisch verpönt. Doch in der Welt der Konzerne und Finanzinvestoren, für die der Gesundheitsbereich eine Branche wie jede andere ist, ergibt das durchaus Sinn. „Das Gesundheitswesen ist ein Markt, ein Wirtschaftsfaktor. Die einen verkaufen Autos, wir machen Patienten gesund", sagte schon 2002 der Chefkardiologe der Berliner Vivantes Kliniken, Dietrich Andresen.[105] Patienten kommen in diesen Überlegungen nicht mehr vor. Sie sind schlicht Konsumenten der angebotenen Leistungen. Die Frage ist nicht, ob man die Menschen gesund macht, sondern oft nur, wie man den Profit maximiert.

Auch Versicherungen, die schon jetzt an Privatkliniken beteiligt sind, könnten künftig Pharmakonzerne übernehmen und so versuchen, an günstige Medikamente für ihre Versicherten zu kommen. Oder sie schließen mit Pharmakonzernen Exklusivverträge für bestimmte Medikamente und damit über riesige Einkaufsvolumen ab. In den USA gibt es bereits Pharmaunternehmen, die für bestimmte Versicherungen und Klinikgruppen so genannte Eigenmarken herstellen. Genauso wie wir im Supermarkt Billigprodukte ohne Markennamen bekommen, die von Markenherstellern günstig produziert werden, könnte es auch No-name-Arzneimittel geben, die eben viel billiger sind als die entsprechenden Markenprodukte – aber dennoch ident.

Oder aber Versicherungen und Finanzinvestoren betreiben Ärztezentren im niedergelassenen Bereich, fassen diese unter einer eigenen Dachmarke zusammen und stellen die Ärzte an. Der freiberufliche, niedergelassene Arzt als Einzelkämpfer verschwindet. Einige werden auch direkt öffentliche Krankenhausgruppen übernehmen. Gerade in Österreich erscheint dies aufgrund der Größe der landeseigenen Klinikgruppen bisher undenkbar. Erstens haben diese Grup-

105 Die Zeit, Dossier „Therapieren, aber dalli", 10.10.2002, Nr. 42.

pen bis zu 20.000 Beschäftigte – wären also recht große Übernahmebrocken –, zweitens sind die Länder Eigentümer. Das Beispiel der ehemaligen Verstaatlichten und selbst der staatlichen Dienstleister wie der Post und der Telekom zeigt aber, dass auch das nicht unmöglich ist.

Anfang August 2007 etwa kaufte die private südafrikanische Klinikgruppe Medi-Clinic dem Finanzinvestor BC Partners die Schweizer Privatklinikkette Hirslanden ab. Für die 13 Kliniken zahlten die Südafrikaner immerhin 1,7 Milliarden Euro. Für sie ist dieser Deal der Einstieg in den europäischen Markt. In Südafrika betreibt das Unternehmen rund 50 Krankenhäuser, dazu drei in Namibia. Seit kurzem gehört der größte Klinikbetreiber in Dubai, die Emirates Healthcare Holding, ebenfalls zu der Gruppe.

Dieses Beispiel zeigt, dass internationale Finanzinvestoren und Klinikgruppen genug Geld haben, um gleich mehrere Klinikgruppen in Österreich zu kaufen oder sich an ihnen zu beteiligen. Selbst die öffentliche Eigentümerschaft stellt für sie kein echtes Problem dar. Starten wir also ein kleines Gedankenexperiment: Was würde ein Landeshauptmann tun, der angesichts von Globalisierung, sinkenden Steuereinnahmen und wachsenden Ausgaben von einem US-Investor ein Angebot für 49 Prozent der eigenen Klinikgruppe bekommt? Die großen Klinikgruppen in Niederösterreich, Wien oder der Steiermark sind sicher mehrere Milliarden Euro wert. Für einen Finanzinvestor ist das aber kein Problem.

Oder anders gedacht: Wie viele der Landeshauptleute würden schwach, wenn man ihnen drei Milliarden bieten würde – und sie dennoch die Mehrheit behielten? Sicher werden manche nicht umfallen, weil sie die Leistung für die Bevölkerung sichern wollen. Wie viele würden aber schwach, wenn der Investor nur 26 Prozent – also eine Sperrminorität, die Mitsprache sichert – übernimmt und eine österreichische Bank gleichzeitig 25 Prozent kauft? So wäre scheinbar gesichert, dass trotz des Verkaufes von 51 Prozent die Mehrheit in heimischer Hand bleibt. Land und Bank hätten ja weiter 74 Prozent an den Spitälern. Machen wir uns nichts vor: Geht die Entwicklung so weiter, werden solche Fragen in 20 Jahren kein Thema mehr sein. Man wird höchstens noch diskutieren, ob es – ähnlich wie bei der Post – auch ausreicht, wenn das Land als Kernaktionär noch 26 Prozent hält und somit seinerseits eine Sperrminorität besitzt.

Die Autoindustrie als Beispiel

Wie privatisierte und privatrechtlich strukturierte öffentliche Kliniken gemanagt werden und welche Folgen das hat, wurde bereits skizziert. Wenn allerdings der gesamte Bereich liberalisiert wird und damit auch die bestehenden Strukturen aufbrechen, könnte das noch viel weiter reichende Folgen haben. Der Beratungsriese Ernst & Young skizzierte im Februar 2005 seine Vision für die Gesundheitsversorgung 2020 unter anderem so: „Aus den heutigen Strukturen werden Versorgungsnetzwerke entstehen". (Böhlke u.a., 2005, S. 117) Vor allem die großen, privaten Krankenhausketten würden dabei zu einer Marke mit einem umfassenden Gesundheitsangebot heranwachsen. „Diese Unternehmen bieten künftig von der Grund- bis zu Maximalversorgung die gesamte Dienstleistungspalette eines traditionellen Krankenhauses. Die Rehabilitation wird genauso wie die (Alten-)Pflege zu den Standards gehören."

Doch die Unternehmensberater gehen in ihrer Vision noch viel weiter: Die neuen „360°-Gesundheitskonzerne" würden neben Wellness-Angeboten auch aktiv Forschung betreiben, mit der Industrie kooperieren und letztlich auch eigene Versicherungspakete anbieten. Umgekehrt werden einzelne Krankenversicherungen unter eigenem Markennamen ein Netz medizinischer Dienstleister aufbauen. Im Herbst 2003 beschrieb Burghard Rocke, der Präsident der Deutschen Krankenhausgesellschaft, bei einem Gesundheitskongress im Wiener Hotel Marriott ein ähnliches Szenario: „Ein Prozess, der überall von sich geht, ist die Herausbildung von Einkaufsmodellen – also Systemen, in denen die Finanzierer mit Verträgen definierte Leistungspakete bei den Leistungserbringern einkaufen."

Um diese Entwicklung noch weiter zu veranschaulichen, nennen wir diesen Trend einfach das „Automobil-Syndrom". Zur Verdeutlichung machen wir einen kurzen Blick in diese Branche: In der Autoindustrie haben die Hersteller längst enge Verbindungen zu ihren Lieferanten. Sie haben in den letzten Jahren zunehmend ganze Bereiche an ihre Zulieferer ausgegliedert. Selbst das Design und die Entwicklung werden teilweise bereits von anderen Unternehmen übernommen. Eigentlich erledigen die Hersteller heute nur noch das Marketing und bauen die Fahrzeuge aus vorgefertigten Einzelteilen zusammen. Diese Einzelteile lassen sie bei Zulieferern fertigen, denen sie auch Qualität und Preis diktieren. Gleichzeitig haben sie mehrere Marken im Programm – teure und billigere. Diese bestehen zum Teil wiederum aus den gleichen Komponenten, die bei ein und demselben Zulieferer von einem Fließband laufen.

Mit den Händlern, aber auch mit den Werkstätten gibt es enge Kooperationen. Zwar sind die Verkäufer und Werkstätten eigenständige Unternehmen, sie haben aber strenge Verträge mit den Herstellern. Sie erhalten etwa Prämien für verkaufte Autos genauso wie für verkaufte Ersatzteile. Die Hersteller wiederum bieten den Kunden über eigene Banken Leasingverträge zur Finanzierung der Autos an. Die Familie Porsche, die einen großen Teil des Vertriebs des Volkswagenkonzerns abwickelt, ist auch dessen größter Einzelaktionär und hat durch die Synergien Milliarden verdient.

Umgelegt auf den Gesundheitsbereich könnte das so aussehen: Versicherungen haben Exklusivverträge mit Kliniken und Ärztezentren. Diese garantieren einerseits günstige Tarife, andererseits bestimmte Qualitäten. Versicherte, die zu Partner-„Werkstätten" gehen, zahlen günstigere Tarife. Gleichzeitig haben die Kliniken Verträge mit niedergelassenen Einrichtungen, Ärzten oder Ärztezentren. Oder sie sind direkt an diesen beteiligt. Schicken sie diese Patienten in die Klinik, gibt es dafür Prämien. Gleichzeitig bietet das Krankenhaus Patienten Betreuungsangebote im niedergelassenen Bereich an. Wer sich also einen Herzschrittmacher in der Klinik X holt, den die Medizintechniktochter der Klinik herstellt, bekommt bei bestimmten Ärzten dafür auch das passende Service, spricht die passende Nachbetreuung.

Das Szenario lässt sich beinahe endlos weiterdenken. Tatsache ist, dass einzelne Teile davon bereits Realität sind. So will etwa die private deutsche Klinikkette Asklepios das gesamte medizinische Umfeld ihrer Kliniken zu sauberer Arbeit anleiten. Asklepios hat deshalb 2002 mit ausgewählten Partnern im Raum München einen Verein gegründet, in dem neben Asklepios-Kliniken 26 Facharztpraxen im Bereich Atemwegserkrankungen erfasst sind. Der Verein verfolgt ausschließlich einen gemeinnützigen Zweck, nämlich die Verbesserung der Vorbeugung, Betreuung und Versorgung im Bereich der Atemwege. Man will aber auch die ökonomische Situation der teilnehmenden Institutionen verbessern.

Was in der Industrie seit langem selbstverständlich ist, wird damit auch von Gesundheitsdienstleistern als bedeutsam erkannt: Etwa bei Kliniken, die zunehmend ein so genanntes Customer-Relationship-Management im Sinne von Beziehungspflege nicht nur zu Krankenkassen, sondern auch zu ihren Zuweisern und immer häufiger auch zu den Patienten und deren Angehörigen systematisieren. Zu diesem Schluss kam im Frühjahr 2007 auch ein Healthcare-Berater des Softwareherstellers SAP auf einem Gesundheitskongress in Berlin. Die dafür notwendigen IT-Instrumente gebe es längst – sie müssten nur noch auf die besonderen Bedürfnisse der Gesundheitswirtschaft zugeschnitten werden.

Damit entstehen innerhalb der Klinikgruppen IT-Netze, die wesentlich mehr können als die geplante elektronische Gesundheitsakte ELGA. Diese nicht öffentlich zugänglichen und kontrollierbaren Datennetzwerke werden von ihren Eigentümern auf alle denkbaren Weisen ausgenutzt werden. Sie werden nicht nur mit den Daten arbeiten, sie werden die Informationen auch für ihren Wettbewerbsvorteil zu nutzen versuchen.

Enge Kooperationen gibt es auch im Bereich der Investitionen teurer Medizintechnik. Wie weit diese gehen, zeigt das Beispiel des Hamburger Albertinen-Krankenhauses. Dort hat der Technikriese Philips so genanntes „Maintenance-Management" in Verbindung mit einer „dynamischen Reinvestitionsplanung" angeboten. Übersetzt aus der betriebswirtschaftlichen Fachsprache bedeutet dies, dass sich das Albertinen-Krankenhaus entschlossen hat, mit Philips über einen Zeitraum von acht Jahren mittels einer zyklischen Reinvestitionsplanung den gesamten medizintechnischen Anlagenbestand zu erneuern und zu restrukturieren. Gleichzeitig hat das Technologieunternehmen ein Konzept für das Krankenhaus erstellt, um Prozesse zu optimieren und so die Kosten zu senken. Grundlage dafür sind umfangreiche Analysen, von der Auslastung der Geräte bis zur Investitionsplanung und Finanzierung. So ergaben etwa Untersuchungen im Bereich Ultraschall, dass die Klinik statt wie bisher 18 künftig nur noch 13 Geräte benötigt. Voraussetzung ist ein neu einzurichtendes Ultraschallzentrum, das teilweise die bisher auf verschiedene Stationen verteilten Untersuchungen zusammenfasst. Durch die höhere Auslastung sinken Investitions- und Servicekosten. Außerdem verbessert sich durch kürzere Wege die Kommunikation zwischen den Beteiligten, und die Patienten werden schneller behandelt. Standen bisher also die Geräte im Mittelpunkt der Betrachtung, richtet sich der Fokus nun auf die Prozesse. Was Philips davon hat? Der Konzern übernimmt die

Neubeschaffung sämtlicher medizintechnischer Anlagen. Um die Finanzierung der Investitionen abzuwickeln, sitzt die Tochterfirma Philips Medical Capital mit im Boot, um konkrete und individuell angepasste Finanzierungsmodelle wie zum Beispiel Geräteleasing anzubieten.

Die Vernetzung wächst also. Doch mit welchen Folgen? Stellt man sich all diese Verflechtungen vor, wird einem beinahe schwindlig. Es ist schlicht nicht mehr nachvollziehbar, wer mit wem kooperiert, wer zu wem gehört und welche Ziele all diese Kooperativen verfolgen. Mit der Vernetzung wächst, wie in der Automobilindustrie, auch die Abhängigkeit. Was auf den ersten Blick Vorteile für die Patienten haben kann, reduziert bei genauerem Hinsehen ihre Wahlmöglichkeiten. Sind uns die Vernetzungen nämlich nicht bekannt, haben wir auch keine Information darüber, warum uns ausgerechnet ein bestimmtes Medikament verordnet wird, warum wir eine bestimmte Untersuchung über uns ergehen lassen müssen oder warum wir ausgerechnet in ein bestimmtes Krankenhaus überwiesen werden. Dient das, was mit uns passiert, unserer Gesundheit oder hat es schlicht wirtschaftliche Gründe?

Im Kleinen passiert das schon jetzt. Etwa im Bereich der Pharmaindustrie, wo Unternehmen versuchen, durch spezielles Service und individuelle Betreuung Ärzte für ihr Produkt zu gewinnen. Ärzte, die besonders viele Patienten betreuen, steigen auch in der Beachtung der Pharmareferenten. Sie erhalten öfter Besuch, erhalten neue Produkte und Informationen als erstes und werden zu hochkarätigen Fortbildungsveranstaltungen eingeladen. Immer wieder wurde auch über Geschenke für Top-Ärzte diskutiert. In den vergangenen Jahren dürfte diese Entwicklung an Bedeutung verloren haben. Dringt irgendwo ein solches Vorkommnis an die Öffentlichkeit, handelt es sich um einen Einzelfall. Der Grund liegt allerdings nicht darin, dass die Industrie plötzlich geläutert wäre. Sie hat es nur schlicht nicht mehr nötig, weil sie wie beschrieben neue, bessere und legale Möglichkeiten gefunden hat.

In der neuen Gesundheitswelt werden diese Entwicklungen auf alle Bereiche ausgedehnt. Und damit sinkt auch der Handlungsspielraum der Beschäftigten im System. Sie können immer weniger selbst entscheiden, was für den Patienten gut ist und werden vielmehr zu ausführenden Organen der übergeordneten Managementebenen. Einkäufer bestimmen zusammen mit ausgewählten Beratungsärzten darüber, welcher Herzschrittmacher oder welches Produkt einer bestimmten Arzneimittelgattung angeschafft wird. Die anderen Ärzte haben es dann einzusetzen. Und es werden Behandlungspfade definiert werden, an denen sich das Personal zu orientieren hat.

In Deutschland versuchen Krankenhäuser zudem, einweisende Ärzte mit finanziellen Anreizen an sich zu binden. Offiziell wird etwa eine Pauschale für die so genannte poststationäre Behandlung gezahlt – für das Fädenziehen oder die Wundbehandlung. Doch eigentlich geht es nicht um Medizin: Die Pauschale ist eine getarnte Kopfprämie, damit die Ärzte der Klinik Patienten zuschieben. Nicht, ob ein Patient wirklich ins Spital muss, ist also die Frage, sondern was dem Arzt die Überweisung bringt. Laut *Financial Times Deutschland* ist dies eine einträgliche Strategie, obwohl solche Kick-back-Geschäfte illegal sind. Mehrere Gerichte haben ähnliche Absprachen verurteilt. Für die Wirtschaftszeitung sind solche „Geheimabsprachen Tiefpunkt eines Trends: Die Bindung einweisender Ärzte wird für die Krankenhäuser strategisch immer bedeutender".[106] Der Grund: Rund 54 Prozent der Krankenhauspatienten werden in Deutschland direkt vom Arzt eingewiesen. „Für die Krankenhäuser ist er der entscheidende Gatekeeper."

In Österreich kamen in der Vergangenheit im Zusammenhang mit zusatzversicherten Patienten ab und zu ähnliche Diskussionen über solche Praktiken auf. Bewiesen und gar verurteilt wurden derartige illegale Methoden nie. Sehr wohl gibt es allerdings den – legitimen – Fall, dass ein niedergelassener Facharzt einen privat versicherten Patienten in eine Klinik einweist, in der er selbst arbeitet, wo er auch die Behandlung des Patienten vornimmt und so doppelt daran verdient. An der Uniklinik Innsbruck war es etwa nach einem Bericht des Rechnungshofes bis 2004 einem „Großteil der leitenden Ärzte gestattet, ambulante Privatpatienten unter Nutzung der Einrichtungen der Klinik gegen Abgabe eines Honoraranteils an den Rechtsträger zu behandeln".[107] Auch muss man allerdings zur Ehrenrettung der Ärzte sagen, dass der Rechnungshof keinen Fall aufgelistet hat, wo Patienten aus rein wirtschaftlichen Gründen eine bestimmte Behandlung erfuhren. Man muss sich das System aber einmal vorstellen: Da zahlt die Klinik einen angestellten Arzt, der im Krankenhaus noch legalen Nebengeschäften nachgeht.

In Deutschland hingegen werden die Ärzte bereits wie früher von der Pharmaindustrie nun auch von den Kliniken umworben. Es gibt Fortbildungen oder Info-Flyer. Im Raum Hamburg beliefert Asklepios 15.000 Ärzte regelmäßig mit einer eigenen Einweiserzeitschrift, um sie von den Vorzügen der eigenen Kliniken zu überzeugen. Manche Kliniken gehen sogar dazu über, dass sie Fachärzten bei Investitionen unter die Arme zu greifen. Und man entwickelt IT-Lösungen, um den Ärzten die Einweisungen und die Abrechnungen so einfach wie möglich zu machen. In Einzelfällen können sie damit sogar auf Befunde, Arztbriefe und Bilddaten zugreifen und Überweisungen elektronisch übermitteln. Sie können elektronisch Termine für ihre Patienten buchen, haben direkten Zugriff auf Patientendaten, Laborwerte und organisatorische Abläufe. Das Ziel: Je intensiver die Zusammenarbeit mit den Ärzten, desto wahrscheinlicher überweisen sie ihre Patienten – und desto mehr verdient die Klinik. Gleichzeitig kommt das Spital durch die IT-Vernetzung auch an wertvolle Daten heran.

Transparenz als Ausweg

Einen Ausweg bietet hier vor allem mehr Transparenz. Diese fehlt derzeit weit gehend im Gesundheits- und Pflegewesen. Es beginnt bereits damit, dass bis heute nicht restlos klar ist, welche Gelder wohin fließen und welchen Nutzen sie

---

106 Financial Times Deutschland, 16.6.2007.
107 Rechnungshof, 12/2006, „Sondergebühren und Arzthonorare", S. 111.

bringen. Erst langsam beginnen Krankenkassen und Wissenschafter, Behandlungen genauer zu untersuchen. Sie wollen wissen, ob man die Mittel nicht effektiver einsetzen kann. Möglicherweise könnte mehr Menschen wesentlich besser geholfen werden, wenn man das Geld nicht für die umstrittene Behandlung A, sondern für die alternative, aber bessere Behandlung B einsetzt. Die zunehmende Vernetzung der Leistungserbringer macht Transparenz jedenfalls noch wichtiger, als dies schon bisher der Fall ist.

Es wird auch immer wichtiger, dass die Krankenversicherungen auf eine Offenlegung von Kooperationen drängen oder sogar versuchen, diese selbst zu durchleuchten. Dabei geht es nicht darum, Vernetzungen zu verbieten, sondern schlicht darum, sie unter allen Beteiligten öffentlich zu machen. Die Patienten bekommen dann zumindest teilweise jene Wahlfreiheit, die ihnen sonst fehlt. Im aktuellen System besteht eines der Hauptprobleme ja darin, dass die Anbieter von Gesundheitsleistungen auch gleichzeitig die Nachfrager sind. Vernetzen sich Ärzte, Kliniken und Dienstleister im Gesundheitswesen, werden Patienten noch mehr zum Spielball. Der Gesundheitsjournalist Jörg Blech beschreibt das so: „Je schlechter Menschen informiert sind, desto häufiger werden sie medizinisch behandelt". (Blech, 2005, S. 10) Seiner Meinung nach werden kranke Menschen laufend einer großen Zahl an überflüssigen Behandlungen ausgesetzt. „Zwanzig bis vierzig Prozent aller Patienten, heißt es in der weltweit renommiertesten Zeitschrift *New England Journal of Medicine*, werden medizinischen Prozeduren ausgesetzt, die ihnen keinen oder keinen nennenswerten Nutzen bringen." (Blech, 2005, S. 15) Durch mehr Transparenz könnten Patienten wieder in die Lage versetzt werden, zu entscheiden, ob sie eine bestimmte Behandlung bei einem Arzt oder in einer Klinik akzeptieren oder sich eine alternative Lösung suchen.

Wenig Sinn ergibt es für Patienten auch, wenn Versicherungen selbst Verträge mit Leistungserbringern abschließen und ihre Patienten exklusiv dort behandeln lassen. Derartige Modelle sind in den USA und der Schweiz von den Patienten nur mäßig angenommen worden. Und sie haben nicht zuletzt zu einer Verschärfung der Mehrklassen-Medizin geführt. Wer es sich leisten konnte, zog teurere Versicherungen mit mehr Wahlfreiheit der Versicherung mit der Behandlung von der Stange vor. Selbst internationale Consulter wie McKinsey räumen ein, dass die Zufriedenheit der Versicherten bei so genannten Health Maintenance Organisations (HMO) abgenommen hat. „Die Kritik richtete sich auf die administrative Eingriffsdichte (einschließlich des starken Anstiegs der Verwaltungskosten) sehr intensiv gemanagter HMOs, die Behandlungspfade sehr intensiv vorgaben, entweder über Präzertifizierung durch die Krankenversicherung oder durch die verpflichtende Inanspruchnahme von Primarärzten (Gatekeeper). Der Hauptvorwurf lautete, die Leistung werde nicht gemanagt, sondern verweigert." (Salfeld/Wettke, 2001) Zudem soll es HMOs nicht gelungen sein, „Managed-Care-Produkte auch für die kränkeren Versicherungspopulationen" anzubieten. Für die Experten ist dies ein Indiz dafür, dass die Erfolge der HMOs teilweise durch eine positive Risikoselektion erzielt wurden. Es wurden also jüngere und gesündere Menschen bevorzugt behandelt.

Die generelle Unzufriedenheit mit den Angeboten führte dazu, dass ihr Marktanteil in den USA zwischen 1996 und 2006 von 31 auf 20 Prozent zurückging. Umgekehrt stiegen jene so genannten Preferred-Provider-Organisationen, die den Versicherten mehr Freiheiten bei der Wahl der Leistungserbringer einräumten, schreibt der deutsche Sachverständigenrat zur Begutachtung der Entwicklung im Gesundheitswesen[108] in seinem Gutachten von 2007. Und er forderte nicht zuletzt deshalb mehr Transparenz über Qualität und Sicherheit der Behandlungen. Der Sachverständigenrat schlägt dazu die verpflichtende Veröffentlichung von Qualitätsdaten aus Krankenhäusern vor. Dies würde unter anderem dazu führen, dass die Anbieter verstärkte Investitionen in die Verbesserung der Qualität sowohl auf personeller wie auch auf technischer Ebene tätigen. Der Rat hat dazu zahlreiche Einzelstudien untersucht und kam zu dem Ergebnis, dass die Klinikleitungen derartige Veröffentlichungen zwar ablehnen, aber dennoch stärker darauf reagieren als auf jede andere Maßnahme.

Umgekehrt sind Patienten zwar stark an derartigen Informationen interessiert, sie nutzen sie aber nur, wenn sie entsprechend aufbereitet werden und verfügbar sind (SVR, 2007, S. 75). Weil das Thema allerdings heikel ist, soll diese Info-Einrichtung langsam und unter Beiziehung von Experten entwickelt werden. Diese sollen eine Liste von Indikatoren entwickeln und die Daten zuerst den Anbietern zum internen Vergleich vorlegen. Später dann erhalten auch Patientenvertreter die Daten und sollen interessierten Bürgern dann über ein spezielles Callcenter mit Auskünften weiterhelfen.

Allerdings gibt es teilweise bereits öffentlich zugängliche Informationen über die Qualität von Kliniken. Seit dem 1. August 2005 können deutsche Patienten und Ärzte online recherchieren, welches Krankenhaus sich in der Region auf die Behandlung eines bestimmten Krankheitsbildes spezialisiert hat, wie oft ein Krankenhaus bestimmte Operationen durchführt und wo die Komplikationsrate in ausgewählten Bereichen besonders gering ist. Die Sachverständigen wünschen sich zudem Leitlinien für die Behandlungen, aber auch für die Zusammenarbeit der einzelnen Bereiche und Berufsgruppen.

Ähnliches gilt auch für den Arzneimittelbereich. Hier nehmen zwar Untersuchungen über Kosten und Nutzen von Arzneimitteln international zu, der Rat fordert aber, dass Nutzenaspekte über den Nachweis der absoluten Wirksamkeit hinaus auch Patienten- und gesellschaftliche Präferenzen thematisieren sollten. Es gilt also auch zu beurteilen, ob nicht etwa andere Methoden oder Arzneimittel um weniger Geld eigentlich mehr Nutzen bringen. „Der objektive Bedarf erfordert den Nachweis des positiven gesundheitlichen und ökonomischen Nettonutzens bei gegebener individueller beziehungsweise gesellschaftlicher Akzeptanz." (SVR, 2007, S. 63)

108 Der Sachverständigenrat für die konzertierte Aktion im Gesundheitswesen wurde 2006 umbenannt in Sachverständigenrat zur Begutachtung der Entwicklung im Gesundheitswesen.

Zu untersuchen sind allerdings auch die Folgen von falsch verordneten oder falsch eingenommenen Arzneimitteln. Die Sachverständigen schätzten, dass bei fünf Prozent der in Kliniken medikamentös behandelten Patienten unerwünschte Arzneimittelereignisse auftreten und davon sogar 2,3 Prozent zum Tod der Patienten führen. In absoluten Zahlen sind das für Deutschland immerhin 25.500 Todesfälle. Für Österreich liegen keine Zahlen vor. Rechnet man allerdings den gleichen Prozentsatz, so wären das bei 2,5 Millionen stationär behandelter Patienten pro Jahr 3750 Todesfälle. Zum Vergleich: Im Straßenverkehr kamen 2006 in Österreich 730 Menschen ums Leben. Beinahe 50 Prozent der unerwünschten Arzneimittelwirkungen waren übrigens Folge von nicht korrekten Anwendungen.

Aufstand der Alten?

2030 lebt ein Drittel der Rentner unterhalb der Armutsgrenze. Viele alte Menschen müssen betteln. Oder sie schlagen sich mit Billigjobs durch. Seit 2015 gibt es häusliche Pflege nur noch für Wohlhabende. 2019 hielt „freiwilliges Frühableben" Einzug in den Leistungskatalog der Krankenkassen. Am 12. September 2030 tritt dann die Bundesregierung geschlossen zurück. Zunächst ist unklar, warum. Doch dann legt eine junge Journalistin ihre Recherchen über einen mörderischen Skandal um alte Menschen vor. Sie geht der Geschichte eines so genannten Alterspartisanen nach, der sich dem „Kommando Zornige Alte" angeschlossen hat und bei einer Geiselnahme ums Leben kam. Die zornigen Alten plündern Apotheken und sponsern illegale Kliniken für Bedürftige. Und sie versuchen die Machenschaften der Politik aufzudecken. Denn diese unterstützt Billigquartiere für Mindestrentner in Afrika. Dort gibt es ein Barackenlager voller Sterbenskranker, die nicht mehr medizinisch versorgt werden, für die der Betreuungskonzern Prolife allerdings dennoch Zuschüsse der Regierung kassiert.

Die Journalistin deckt auf, dass die Unterbringung der Senioren in den Lagern mit Wissen und im Auftrag der Bundesregierung stattfindet. Weil der Staat die Renten nicht mehr bezahlen konnte, hat er gemeinsam mit Prolife nach einer Lösung gesucht, um Rentnern mit einer Minimalversorgung das Überleben zu sichern: Der Staat überweist den Rentenrestbetrag für einzelne Rentner an Prolife, der damit angeblich die Versorgung garantiert. Tatsächlich werden die Menschen in den Lagern mit Flüssigkeitsschläuchen ernährt, mit Beruhigungsmitteln aus riesigen Tanks ruhig gestellt und so in einen Dämmerzustand versetzt, in dem sie nur noch vor sich hin vegetieren.

Das fiktive Szenario ist der Plot der dreiteiligen Fiction-Fernsehdokumentation „2030 – Aufstand der Alten", der im Jänner 2007 vom ZDF ausgestrahlt worden ist. Der Film wurde in der deutschen Öffentlichkeit durchaus heftig diskutiert. Während einige wie der Pensionsexperte Bert Rürup das skizzierte Szenario als unrealistisch bezeichneten, sprach *Die Zeit* von einer brisanten Fiktion.

Tatsächlich stellt sich angesichts der aktuellen Entwicklung die Frage, wie die Versorgung der Hochbetagten und Pflegebedürftigen in einigen Jahren aussehen wird. Nimmt der beschriebene Rückzug der öffentlichen Hand zu? Brechen Generationenkonflikte auf? Oder wird das Sozialsystem dahingehend umgebaut, dass die wachsende Zahl älterer Menschen besser versorgt werden kann? Welche Angebote werden findige Unternehmen erfinden und welche neuen Berufe werden entstehen?

Neue Netzwerke

Im Pflegesystem herrschen nach Meinung pflegender Angehöriger eklatante Missstände. Pflegende Angehörige beklagen vor allem die mangelhafte Unterstützung durch Politik und Gesellschaft. Zu diesem Ergebnis kam im Februar 2007 die Umfrage, die der private deutsche Pflegeheimbetreiber Marseille-Kliniken AG beim Marktforschungsunternehmen TNS Emnid in Auftrag gegeben hat. Nur 30 Prozent der Befragten, die selbst die Pflege eines Familienmitglieds bzw. Verwandten übernehmen, fühlen sich bei ihrer Pflegeaufgabe von Politik und Gesellschaft stark oder angemessen unterstützt. Hingegen sind 65 Prozent von der Unterstützung von Staat und Gesellschaft enttäuscht.

Auch in Österreich kritisiert der Pflegeombudsmann im Sozialministerium, Werner Vogt, dass zehntausende Pflegekräfte fehlen und dadurch die optimale Betreuung der Menschen nicht gewährleistet ist.[109] Bereits im Jahr 2005 ging das Ludwig-Boltzmann-Institut für Medizin- und Gesundheitssoziologie der Frage nach, ob es einen Pflegenotstand gibt. Anhaltender Personalmangel, erlebbare Qualitätsmängel und Unzufriedenheit, Demoralisierung und Überlastung des Personals könnten zu einem Prozess führen, der als Negativspirale beschrieben werden kann, meinen die Autoren (Krajic/Nowak, 2005, S. 6). Ein solcher Pflegenotstand lasse sich im mobilen Bereich noch nicht diagnostizieren. „Der Sektor ist allerdings in Österreich im internationalen Vergleich quantitativ und qualitativ unterentwickelt." Würde hier nicht gegengesteuert, sei ein verstärkter Druck auf den stationären Bereich zu erwarten. „Dann wird der mögliche Pflegenotstand von der mobilen Pflege in den stationären Bereich verschoben und dort zum Problem." (ebd., S. 10)

Neben Hilfs- und Betreuungsangeboten fehlt vor allem auch die finanzielle Unterstützung. Tatsächlich reichen die aktuellen Angebote nicht aus und werden in den kommenden Jahren sicherlich verbessert werden müssen. Ohne zusätzliche finanzielle Belastungen wird das wohl kaum funktionieren, sind sich Experten einig. Eine Reform, die von Gewerkschaften genauso wie von Sozialhilfeorganisationen gefordert wird, ist die Bündelung aller Mittel von Kommunen, Ländern, Bund und Sozialversicherung sowie Zuschüsse für jene Familienmitglieder, die andere pflegen (siehe auch den Gastbeitrag Pflege in Kapitel drei). Zwar gibt es in Österreich die Möglichkeit der Pflegekarenz und damit der Frei-

---

109 Österreich, 1.9.2007.

stellung aus dem Beruf, es gibt in dieser Zeit allerdings kein Einkommen für die Pflegenden. Sie sind lediglich weiterhin versichert und haben ein Rückkehrrecht in ihren Job. Leben aber müssen sie zusammen mit dem zu pflegenden Angehörigen von dessen Pflegegeld. Doch allein dadurch ist zu befürchten, dass Arbeitgeber Beschäftigte beim Einstellungsgespräch nicht mehr fragen, ob sie einmal Kinder bekommen wollen und deshalb eine Karenz droht, sondern ob sie Eltern haben, die einmal zum Pflegefall werden könnten.

Denkbar ist künftig, dass neue zusätzliche „Finanzierungsmodelle" entstehen. So ist etwa vorstellbar, dass sich ehrenamtliche Helfer, die bei Hilfsorganisationen arbeiten, dort eine Art Zeitkonto für die eigene spätere Pflegebedürftigkeit erarbeiten. Erste Pilotprojekte dafür gibt es bereits in Deutschland. Werden also eine Pflegekraft und der zu betreuende Angehörige Mitglied einer Hilfsorganisation, so hat auch die Pflegekraft etwas von der Betreuung. Sie ist einerseits in ein professionelles Netz eingebunden und kann andererseits später selbst Pflegehilfe kostengünstig in Anspruch nehmen.

Das System ist nicht zuletzt deshalb sinnvoll, weil es ja nicht die Jungen sind, die ihre Familienangehörigen betreuen. Meist sind jene, die pflegen, selbst bereits Senioren – entweder die Partner oder die Kinder. Und die sind bei einer beispielsweise 90-jährigen Person vielleicht selbst schon 70. Auch die Enkelkinder können schon fast an der Pensionsgrenze sein. Nicht zuletzt deshalb benötigen derartige Betreuer optimale Unterstützung. Die Versicherungen werden künftig also neben Schulungen und Beratungen auch Supervisionen und Therapien für pflegende Angehörige finanzieren müssen. Angebote wie Pflegeurlaub oder Kurzzeitpflege müssen ausgebaut werden (Breitscheidel, 2006).

Parallel dazu ist zu erwarten, dass – ähnlich wie bereits beim Automobil-Syndrom besprochen – neue Netzwerke und Kooperationen auf Seiten der Anbieter entstehen werden. Gerade große Hilfsorganisationen werden verstärkt mit freiberuflichen Anbietern vom Arzt bis zum Hersteller von Hilfsmitteln wie Gehhilfen oder Pflegebetten kooperieren. Hier geht es allerdings nicht darum, Gewinne zu maximieren, sondern vielmehr darum, günstige und optimale Angebote für die Betroffenen zu entwickeln. Die Nachfrage danach wird in der Altenbetreuung in den kommenden Jahren von allein wachsen.

Dafür werden sich die Schnittstellen zwischen stationärer Versorgung und mobiler Betreuung auflösen. Die Berater von Ernst & Young erwarten sogar, dass auch Krankenhausträger verstärkt in den Pflegebereich gehen und mit gemeinnützigen Anbietern und Organisationen zusammenarbeiten (Böhlke u.a., 2005, S. 117). Etwa wenn es um die Betreuung nach der Spitalsentlassung geht. Die Dienstleister werden sich untereinander vernetzen und den Versicherungen ganze Servicepakete anbieten.

Zu wünschen wäre zudem eine noch stärkere Zusammenarbeit der einzelnen Berufsgruppen. „Anstelle des Versuches, die Situation allein innerhalb der Berufsgruppe zu optimieren, kann eine Ausweitung der Kooperation für alle Beteiligten und nicht zuletzt für die Patienten weitaus vorteilhafter sein, als an alten Mustern festzuhalten", fordert der Sachverständigenrat (SVR, 2007, S. 15). Denkbar ist etwa, dass freiberufliche Pflegekräfte mit Ärzten kooperieren. Der Arzt delegiert Aufgaben an die diplomierte Kraft. Er vermittelt also nicht nur den Patienten zu einer Pflegekraft, sondern tauscht sich auch mit dieser aus. Möglich ist dies etwa, wenn die Kommune beide anstellt oder zumindest als Freiberufler bezahlt. Denkbar ist auch, dass der Arzt die Pflegekraft direkt beschäftigt. Dann muss er allerdings auch die Leistungen von der Versicherung vergütet bekommen. Oder beide – Arzt und Pflegekraft – arbeiten mittels Kooperationsverträgen zusammen. Auch das braucht eine geänderte Finanzierungsstruktur. Es geht nur, wenn die Versicherungen wie beschrieben auch mit anderen als mit den Ärzten Kassenverträge eingehen.

Neue Angebote in der Altenbetreuung

Die Kooperationen bedürfen neuer ambulanter Einrichtungen. Gerade Tageszentren werden zunehmend wichtiger, je mehr Senioren in ihren Wohnungen bleiben wollen. Hier werden sich teilweise auch die stationären Einrichtungen öffnen und Senioren etwa die Teilnahme am Mittagessen ermöglichen. So würden wiederum Kapazitäten von mobilen Essenslieferanten für andere Betreuungsaufgaben frei und die Senioren, die häufig allein wohnen, würden aus der sozialen Isolation geholt.

Neben der Tagesbetreuung und besseren Angeboten im mobilen Bereich wird es auch generell neue Angebote in der Versorgungsstruktur geben müssen. So ist es sicherlich günstiger, verstärkt die altersgerechte Adaptierung der eigenen vier Wände zu fördern als teure Plätze in Altenheimen. Derzeit fördert das Bundessozialamt solche Adaptionen nur ab einer 50-prozentigen Behinderung. Als neue Heime könnten zudem gerade in Gemeinden jene Häuser adaptiert werden, die nach dem Auszug öffentlicher Einrichtungen wie Postämter, Bahnhöfe oder Gendarmerieposten leer stehen. Da diese meist im Ortszentrum liegen und der öffentlichen Hand gehören, wären sie allein aufgrund der Lage für Seniorenwohnungen geeignet. In ländlichen Gebieten lassen sich zudem Bauernhöfe adaptieren, wie dies etwa in Pilotprojekten bereits in Oberösterreich erprobt wird.

In Deutschland entstehen außerdem immer mehr Wohngemeinschaften alter Menschen. In den Niederlanden, aber auch in Dänemark haben diese bereits eine lange Tradition. Auch in Wien gibt es erste Projekte. Dank der begleitenden Betreuung ist die Eigeninitiative der Bewohner zum Teil sehr groß. Immer mehr Senioren experimentieren mit neuen Wohnformen, um ein vermeintlich einsames Ende im Pflegeheim zu vermeiden. Aus eigenem Interesse machen sie das, was auch die Politik aus Kostengründen erreichen will: Alt und hilfsbedürftig zu werden, soll nicht automatisch den Weg ins Pflegeheim bedeuten. Ob die Alten-WGs allerdings auch für den Fall gewappnet sind, dass ein Großteil der Bewohner pflegebedürftig wird, ist noch offen. Sicher ist, dass auch sie professionelle Betreuung bereits beim Entstehen benötigen. In der Anfangsphase sollte etwa für Supervision gesorgt sein, um aufflackernde Konflikte zu beseitigen.

Aufstand der Alten? 153

Wo Selbstorganisation nicht greift, springen zunehmend auch Bauträger ein, die Angebote wie betreutes Wohnen entwickeln. In Wien etwa baut die Buwog die ehemalige Heller-Süßwarenfabrik in ein Geriatriezentrum um. Betreiber des Zentrums wird der Wiener Krankenanstaltenverbund. In einem Teil des Areals werden zudem normale Wohnungen errichtet, die dann in Form von betreutem Wohnen älteren, aber rüstigen Menschen angeboten werden. Das auf dem Areal liegende Pflegezentrum erleichtert die Versorgung und bietet zahlreiche Synergien, wie die gemeinsame Nutzung der Küche.[110]

Findige Anbieter entwickeln aber schon neue Angebote. So bauen etwa Schweizer und deutsche Anbieter Alten- und Pflegeheime in Urlaubsgebieten wie Thailand auf. Der Vorteil: Die medizinische Versorgung ist dort in den vergangenen Jahren stark ausgebaut worden, und die Betreuungskräfte sind deutlich billiger als in Europa. „Dank der hier niedrigen Personalkosten haben Sie mindestens eine Pflegerin, die nur für Sie da ist. Sie macht mit Ihnen Ausflüge, geht mit Ihnen spazieren, spielt mit Ihnen Ball", wirbt etwa ein Anbieter im Internet. Einen „Langzeiturlaub" inklusive Betreuung gibt es hier schon ab 919 Euro pro Monat. Für weitere 200 Euro gibt es auch eine Nachtschwester, und ab 800 Euro im Monat wird sogar ein Angehöriger mitversorgt.[111]

Der Schweizer Sozialarbeiter Martin Woodtli erzählt im Internet, dass er vier Jahre lang für Ärzte ohne Grenzen in Thailand tätig war und später im Auftrag der Caritas den Flüchtlingsdienst in der Zentralschweiz leitete. Nach dem Tod seines Vaters übernahm er die Betreuung seiner an Alzheimer erkrankten Mutter und entschloss sich Ende 2002, mit ihr nach Thailand auszuwandern. Seine positiven Erfahrungen mit dem thailändischen Betreuungspersonal haben ihn dazu bewogen, ebenfalls ein Heim zu gründen und begleitete Ferien- und Langzeitaufenthalte für Menschen mit Demenz und ihre Angehörigen in Nordthailand anzubieten.[112]

Zwar zahlen die staatlichen Einrichtungen die Pflege im Ausland derzeit nur in den seltensten Fällen. Wir rechnen allerdings damit, dass sich diese Haltung in einigen Jahren ändern wird. Innerhalb der EU wird es möglich sein, sich in allen Ländern betreuen zu lassen. Während manche deshalb nach Osteuropa gehen, um dort Kosten zu sparen, werden andere, wohlhabendere Menschen nach Österreich kommen. Im Gesundheitsbereich sind derartige Lösungen schon jetzt möglich.

Neue Jobs und Dienstleistungen

Parallel zu neuen Versorgungsangeboten werden in den kommenden Jahren neue Dienstleistungen und vor allem Berufe entstehen. Taxifirmen werden sich mit speziellen Fahrzeugen genauso auf ältere Menschen einstellen wie neue

---

110 Wirtschaftblatt, 15.6.2007.
111 www.pflegeinthailand.de.
112 www.alzheimerthailand.com.

Dienstleister. So ist es durchaus denkbar, dass es in einigen Jahren einen Gebrauchtartikelhandel mit Heilbehelfen von der Gehhilfe über den Rollstuhl bis zum Pflegebett gibt, der mit Kassen und Ärzten zusammenarbeitet.

Gleichzeitig werden neue Jobs entstehen. So braucht es etwa sicher verstärkt eigene Berater, aber auch Mediatoren, die helfen, wenn das familiäre Betreuungssystem aus den Fugen gerät. Oder diplomiertes Personal, das nicht mehr die Betreuung übernimmt, sondern für Coaching, Beratung, begleitende Anamnese, die laufende Begleitung und Beurteilung des Zustandes, aber auch für das Training der Betreuer zuständig ist. Gerade für ältere Pflegekräfte eröffnen sich hier neue Berufsmöglichkeiten, bei denen ihre Erfahrung zum Tragen kommen wird. Sie kommen nach Hause, helfen und beraten die Pflegenden, bemerken beispielsweise, dass sich der Zustand des Pfleglings verschlechtert, erkennen etwa beginnende Demenz. Sie erfassen es aber auch, wenn der Pflegende Erholung braucht oder gar ins Burn-out rutscht.

Gleichzeitig wird diese von Experten als „Primary Nurse" bezeichnete Person oder aber eine andere auch Beratungen in Sachen Versicherungen und Beihilfen anbieten müssen. Ähnlich wie der Hausarzt im Gesundheitswesen ein Lotse sein soll, wird man auch im Pflegebereich einen Gatekeeper benötigen. Für die Experten des Wiener Ludwig-Boltzmann-Instituts für Medizin- und Gesundheitssoziologie muss diese Primary Nurse in einem interprofessionellen Team von Heimhilfen, Alten- und/oder Pflegehilfen bzw. jüngeren diplomierten Pflegekräften arbeiten, „um mit einem weiteren Netzwerk professioneller Gesundheitsberufe und der informell Pflegenden sowie nicht zuletzt mit den Klienten selbst die notwendigen hauswirtschaftlichen, pflegerischen und medizinischen Leistungen zu erbringen". (Krajic/Nowak, 2005, S. 10)

Der deutsche Sachverständigenrat schlägt zudem vor, dass es gerade im pflegerischen Bereich zu einer Neuordnung der Aufgaben kommen soll. „Tätigkeiten können von einer Berufsgruppe auf eine andere übertragen werden, es kann zu einer Spezialisierung auf bestimmte Aufgaben kommen und neue Aufgabengebiete müssen integriert werden, indem sie an bestehende Berufsgruppen vergeben beziehungsweise durch neue Berufsgruppen abgedeckt werden." (SVR, 2007, S. 22) Aufgaben der Fachpflege könnten etwa an die Pflegehilfe übergehen. Zudem sollen Präventionsaufgaben, Patientenschulungen, Beratungen und organisatorische Aufgaben an nichtärztliche Berufe abgegeben werden. „In Zukunft sollte die Pflege eigenständig erstens den pflegerischen Bedarf einschätzen, zweitens Verantwortung für die Durchführung der Pflege tragen und drittens die Überprüfung der Resultate der pflegerischen Versorgung übernehmen. Die Verordnungsfähigkeit für Pflegebedarfsartikel sollte in die Hand der Pflege gelegt werden", empfehlen die Sachverständigen (SVR, 2007, S. 23). Allerdings muss dann auch die mobile Pflege aufgewertet werden. Sie darf nicht mehr einfach als billiger Ersatz für die stationäre Versorgung gesehen werden, sondern als bessere Alternative. Das bedeutet auch, dass es dort hoch qualifiziertes Personal brauchen wird.

Die Ärzte wiederum könnten dadurch entlastet werden und ihrerseits mehr Möglichkeiten zur Betreuung der Patienten finden. Wünschenswert ist in diesem Zusammenhang auch die seit längerem diskutierte Einführung eines eigenen Facharztes für Geriatrie. Das Wort Geriatrie kommt aus dem Griechischen. „Geron" bedeutet „Alter" oder „Greis". Die Geriatrie ist also die Lehre von den speziellen Krankheiten des alten Menschen. Geriatrische Medizin befasst sich mit Erkrankungen und Entwicklungen, die typischerweise viele Krankheitsabläufe bei älteren Menschen komplizieren. Die vier großen Themenkreise, mit denen sich die geriatrische Medizin beschäftigt, sind intellektueller Abbau, Immobilität, Instabilität und Inkontinenz. In diese Bereiche fallen Erkrankungen wie Demenz, Morbus Alzheimer, Arthrose, Osteoporose, Depression und damit verbundene Folgeerscheinungen. Neben der Erfüllung der spezifischen medizinischen Aufgaben hat die Geriatrie das Ziel, die größtmögliche Selbstständigkeit des Menschen im höheren Alter zu erhalten bzw. wiederherzustellen, folglich Pflegebedürftigkeit zu vermeiden, zumindest aber zu verringern.

In Finnland, Italien, Spanien und einigen deutschen Bundesländern gibt es bereits derartige Fachärzte, die in der Akutversorgung, Rehabilitation sowie an Langzeitpflege-Einrichtungen tätig sind. Doch selbst dort, wo die Geriatrie als Facharztausbildung verankert ist, hat sie noch um Anerkennung innerhalb des Medizinsystems und um Interessenten für das Fach zu kämpfen. In Österreich wird über ihre Einführung erst diskutiert. Bisher gibt es lediglich ein Fortbildungsdiplom der Ärztekammer. Nimmt die geriatrische Fachausbildung in den meisten Ländern zwischen vier und siebeneinhalb Jahre in Anspruch, so beziffert die Vereinigung europäischer Fachärzte die Ausbildung in Österreich auf acht Wochenenden innerhalb von zwei Jahren.[113]

113 ORF-Radio Ö1 – Radiodoktor.

Schnittstellen aufheben

von Dr. Roland Paukner (Direktor der Teilunternehmung Pflegeheime im Wiener Krankenanstaltenverbund)

Die demographische Entwicklung stellt die Gesellschaft und nicht zuletzt auch Wien vor neue Herausforderungen. Waren im Jahr 2006 noch rund 271.000 Menschen in Wien über 65 Jahre alt, sollen es im Jahr 2020 bereits 314.000 Menschen sein. Auch die Zahl jener Menschen, die älter als 75 und älter als 85 Jahre alt sind, wird signifikant steigen. Dadurch wächst der Bedarf an Pflege- und Betreuungseinrichtungen. Die Stadt Wien hat es sich deshalb zum Ziel gesetzt, in den kommenden Jahren das Pflege- und Betreuungsangebot auszubauen, zu flexibilisieren und zu regionalisieren.

Das Angebot reicht im ambulanten Bereich von Pensionistenklubs und Tageszentren für Senioren über Heimhilfe und Essen auf Rädern bis hin zur medizinischen Hauskrankenpflege. Im stationären Bereich soll durch das so genannte Geriatriekonzept in den kommenden Jahren die Struktur verändert und verbessert werden. Mit dieser Reform reagiert man auf die Veränderung der Altersstruktur, nicht zuletzt auch auf die unausgewogene regionale Verteilung der Standorte sowie die zum Teil nicht mehr zeitgemäßen Wohnstandards der Häuser und auf die hohen Anforderungen des Wiener Wohn- und Pflegeheimgesetzes.

Bis 2015 plant die Stadt deshalb, mit gemeinnützigen Trägern ein dichtes Netz kleinerer und modernster Pflegeeinrichtungen zu errichten. Die Stadt Wien spezialisiert sich mit ihren eigenen Einrichtungen auf die hohen Pflegestufen mit einem wachsenden Bedarf an medikalisierter Pflege. Und nicht zuletzt hier wird das Management der Schnittstellen zwischen den stationären Einrichtungen und der mobilen Betreuung einerseits und den medizinischen Einrichtungen andererseits immer wichtiger. Und auch dort versucht man verstärkt, sich mit dem niedergelassenen Bereich zu vernetzen.

Menschenfreundlich und kostensparend

Dabei stellen die Geriatriezentren der Stadt selbst bereits eine Schnittstelle zwischen der Akutmedizin und der reinen Pflege dar. Die Häuser haben eine Sonderfunktion, weil sie auch über einen eigenen medizinischen Bereich verfügen. Im oberen Spektrum der Pflegebedürftigkeit gibt es einfach eine bestimmte Zahl von Menschen, die eine gewisse medizinische Hilfe benötigen. In Wien decken die Geriatriezentren und die Häuser der Barmherzigkeit diesen Bereich ab. Wir sind in der Lage, vieles vor Ort medizinisch abzudecken und zu erledigen. Das verhindert, dass die pflegebedürftigen Menschen in regelmäßigen Abständen ins Akutspital müssen. Denn einerseits werden die Betroffenen auf diese Weise durch den Milieuwechsel massiv beeinträchtigt und andererseits spart dies Kosten in der teuren, stationären Akutmedizin.

Wäre die Zwischenfunktion einer medikalisierten Pflege nicht vorhanden, käme es sicherlich zu einer größeren Anzahl von Spitalsaufnahmen. Und damit werden die Probleme in den Akutbereich verschoben. Es ist deshalb eine absolute Notwendigkeit, über derartige Strukturen zu verfügen. So wird verhindert, dass aus dem Pflegeheim die Drehtüre „Medizin" in den stationären Bereich entsteht.

Dazu kommt, dass die geriatrische Kompetenz eine ganz spezielle medizinische Kompetenz ist. Wien rückt deshalb auch wieder ab von dem Konzept, die Geriatriezentren in einen Spitalsverbund zu integrieren. Es sind eben keine Spitäler. Sie sollen ihre Zwischenfunktion behalten und auch optisch und architektonisch nicht aussehen wie ein Krankenhaus. Wer fühlt sich schon jahrelang in einem Spital wohl? Die Menschen verbringen im Schnitt mehrere Jahre in den Geriatriezentren, weshalb gerade bei den Neubauten und Renovierungen der Wohncharakter im Vordergrund stehen soll. Gleichzeitig aber soll medizinisch alles, was zur stationären Basismedizin gehört, vorhanden sein. Das Ziel ist, alles, was man ohne Milieuwechsel vornehmen kann, vor Ort zu machen und instabilen Patienten auf diese Weise regelmäßige Verlegungen zu ersparen. Ein Großteil der medizinischen Probleme lässt sich so vor Ort lösen; allerdings wird man sicher keine Operationssäle finden.

Betrachtet man die Struktur der Herkunft der zu betreuenden Menschen, so übernehmen die Geriatriezentren im Groben etwa die Hälfte ihrer Patienten von zu Hause und die andere Hälfte aus Akutspitälern. Kommt jemand von zu Hause, so meist deshalb, weil ein akuter Pflege- und Betreuungsbedarf aufgetreten ist. Entweder durch die akute Verschlechterung einer Erkrankung oder einfach, weil jemand im Alter schwächer wird. Bei Aufnahmen aus Kliniken findet sich im Vorfeld meist ein akutes Ereignis wie ein Sturz, der einen schweren Bruch zur Folge hatte. Umgekehrt – und das geht in den öffentlichen Debatten oft unter – entlassen die Geriatriezentren, auch ohne die Kurzzeitpflege gerechnet, fast ein Viertel der Bewohner nach einer bestimmten Zeit wieder. Entweder in niederschwellige Einrichtungen oder – den größeren Teil – wieder nach Hause. Hier werden massive Veränderungen deutlich, die in den vergangenen Jahren und Jahrzehnten stattgefunden haben – galt der Aufenthalt in einem Pflegeheim doch oft als Endstation.

Parallel zur Kurzzeitpflege bieten die Geriatriezentren des Krankenanstaltenverbundes auch Urlaubsbetreuung als spezielle Betreuungsform an. Um jene Angehörige, die zu Hause Pflegearbeit leisten, zu entlasten und ihnen die Möglichkeit zur Erholung und Regeneration zu geben, werden in Geriatriezentren Urlauberbetten für sonst zu Hause betreute Pflegepatienten angeboten. Sie können hier bis zu maximal fünf Wochen pro Jahr bleiben.

Das alte Gesetz bremst

In der Kurzzeitpflege selbst strebt man von vornherein an, die Menschen durch gezielte Remobilisierung und Rehabilitationsmaßnahmen so weit zu unterstützen, dass sie wieder in ihre Wohnung zurückkönnen. Derzeit beträgt der normale Zeitraum für Kurzzeitpflege drei Monate. In dieser Zeit werden von der Stadt auch die Wohnungskosten übernommen, damit die Menschen ihre Wohnung erhalten und später wieder nach Hause können. Dieser Zeitraum kann je nach medizinischer und therapeutischer Indikation bis auf sechs Monate ausgeweitet werden. Gerade bei neurologischen Erkrankungen und speziell bei Schlaganfällen ist das in einigen Fällen aber immer noch zu kurz. Wir hätten mehr Erfolge, wenn man die Unterstützungen auf ein dreiviertel Jahr ausweiten würde. Gerade bei neurologischen Erkrankungen sticht ins Auge, dass man mit einer längeren Remobilisationsphase auch nach einem oder einem dreiviertel Jahr durchaus Chancen hat, mehr Menschen wieder nach Hause oder zumindest in eine niederschwellige Einrichtung entlassen zu können.

Derzeit ist es so, dass ein Bewohner in die Langzeitpflege kommt, wenn die sechs Monate abgelaufen sind und er noch nicht so weit ist, entlassen zu werden. In der Langzeitpflege wird dann nicht mehr mit jener Intensität remobilisiert wie in der Kurzzeitpflege, weil einfach weniger Ressourcen vorhanden sind. Problematisch ist auch die Grenze für die so genannte Prokuratio. Das ist jene Grenze, wo die Krankenversicherung der Meinung ist, dass medizinisch keine Besserung mehr zu erwarten ist und für die Pflege eines Patienten deshalb nicht mehr aufkommt. Dadurch wird man dann automatisch zum so genannten „Pflegefall", und es ändert sich die Situation für den Betroffenen massiv. Dann ist nämlich das Land verpflichtet, für die Pflege zu sorgen. Und das wiederum hat die Konsequenz, dass ab diesem Zeitpunkt 80 Prozent der Pension einbehalten werden, um die Versorgung zu finanzieren. In einigen Bundesländern wird sogar ein Regressanspruch gegen direkte Angehörige gestellt.

Eine derartige gesetzliche Grenze erscheint mir absolut problematisch. Gerade durch den medizinischen Fortschritt in den vergangenen Jahren ist es medizinisch nicht mehr haltbar, hier wirklich eine so scharfe Grenze zu ziehen. Es ist heute auch nach längeren Betreuungsphasen möglich, Menschen wieder zu mobilisieren und sogar zu heilen. Rutscht allerdings jemand in die Prokuratio und danach auch noch in die Langzeitpflege, haben viele Bewohner das Problem, von den verbleibenden 20 Prozent der Pension ihre Wohnung über längere Zeit nicht mehr erhalten zu können. Und damit schwindet auch die Möglichkeit, nach erfolgter Mobilisierung wieder nach Hause zurückkehren zu können. Kann jemand die Wohnung nicht weiter finanzieren oder sind keine Verwandten eingesprungen, dann ist die Wohnung weg und es gibt kein Zurück mehr.

Aufnahme und Entlassung managen

Eine Möglichkeit, hier gegenzusteuern, sind auch die Verbreiterung des Angebots und das bessere Management von Entlassungen und Aufnahmen. Generell werden die Informationen zwischen Medizin und Geriatrie beim Fonds Soziales Wien gebündelt, der als Vertreter des Sozialhilfeträgers, also des Landes Wien, fungiert. Er nimmt die Finanzierung vor und ist die zentrale Stelle, die das Aufnahme- und Transferierungsmanagement vornimmt.

Da gerade die Geriatriezentren im Normalfall Entlassungen viel längerfristiger planen können als die Akutspitäler, kooperieren wir eng mit dem Fonds Soziales Wien und seinen Einrichtungen sowie mit den in „Pflege und Betreuung zu Hause" umbenannten ehemaligen Gesundheits- und Sozialzentren, welche die Betreuung daheim organisieren. So werden etwa während der Kurzzeitpflege mit den Patienten Ausflüge nach Hause unternommen. Das Ziel dabei ist, zu sehen, wie jemand zu Hause zurechtkommt, bevor er endgültig entlassen wird. Hier gibt es eigens geschulte Ärzte, Ergotherapeuten und Pflegepersonen, die im Team die Situation vor Ort beurteilen. Bei solchen Besuchen sollen etwa „Fallen" in der Wohnung erkannt werden, und man versucht zu beurteilen, was an Hilfen und Umbauten zu Hause benötigt wird.

Relativ neu ist nun der Ansatz, vor der Aufnahme in ein Geriatriezentrum zu versuchen, ein geriatrisches Assessment zu machen – also eine Vorbegutachtung und Beurteilung. In den Spitälern des Krankenanstaltenverbundes läuft das bereits zum Großteil mithilfe eines mobilen Teams. Gemeinsam mit dem Fonds Soziales Wien werden solche Teams nun auch für den niedergelassenen Bereich aufgebaut und damit für Aufnahmen von der Wohnung ins Geriatriezentrum. Das Ziel ist, vorab zu beurteilen, was ein Patient benötigt. Braucht er vor allem Remobilisation, braucht er etwa eher eine Spezialstation, die mit Demenz umgehen kann? Damit kann schon vorher geklärt werden, welcher Platz in welcher Station für den Betroffenen sinnvoll ist.

Im medizinischen Bereich entsteht ein Gemeinschaftsprojekt zwischen den Wiener Spitälern und der Wiener Gebietskrankenkasse. Auch hier sollen Entlassungsmanager implementiert werden. Bei rund jeder zehnten Entlassung sind die Patienten nicht in der Lage, nach dem Spitalsaufenthalt ihr Leben alleine zu meistern. Die Unterstützung durch Freunde oder Familie fehlt oft oder reicht nicht aus. Zumeist kommen ältere, multimorbide Personen in diese Lage, und deren Zahl nimmt aufgrund der Altersstruktur unserer Gesellschaft weiter zu. Die Aufgabe der speziell ausgebildeten Entlassungsmanager ist es, Patienten vor der Entlassung aus dem Spital optimal auf die Rückkehr in die eigenen vier Wände vorzubereiten. Sie stellen eine umfassende und individuell abgestimmte ambulante Pflegeversorgung zu Hause sicher. Versorgungslücken an der Nahtstelle zwischen Krankenhaus und niedergelassenem Bereich werden auf diese Weise vermieden, Qualität und Effizienz in der Gesundheitsversorgung lassen sich steigern. Das Ziel ist auch hier, unnötige Pflegeheimeinweisungen durch das professionelle Entlassungsmanagement zu vermeiden.

In den neu zu bauenden Geriatriezentren versuchen wir ebenfalls, Synergien zu nutzen. In einem Gutteil der neuen Häuser wird es auch ein Tageszentrum geben, das vom Fonds Soziales Wien betreut wird. Die Idee dahinter: Wenn man schon Therapie und Ärzte im Haus hat, kann man diese ja auch dem Tageszentrum zur Verfügung stellen. Wo zudem die Möglichkeit besteht, betreute Wohnformen unterzubringen, werden im Akutfall auch die Menschen dort mitbetreut. Das hat nicht zuletzt auch den Vorteil, dass es Menschen, die es über längere Zeit hinweg gewohnt waren, in die Tageszentren zu fahren, viel leichter fällt, das Haus anzunehmen, wenn eine Verschlechterung eintritt und sie stationär aufgenommen werden müssen.

Nach dem Ausbau der Geriatriezentren wird Wien im ersten Schritt etwa zwölf bis dreizehn Häuser haben. Gleichzeitig wird sich die Bettenzahl etwas verknappen, weil wir uns einerseits auf höhere Pflegestufen konzentrieren und andererseits vorwiegend Ein- und einige Zweibettzimmer anbieten werden. Die Zahl der Plätze in den Geriatriezentren der Stadt Wien wird dadurch bis 2010 von derzeit über 4000 auf 3500 sinken. Gleichzeitig wird die Gesamtzahl der Plätze durch Kooperationen mit privaten Einrichtungen aber auf über 10.000 steigen. Bis etwa 2013/14 wird man auf diesem Niveau bleiben und danach laut der derzeitigen Prognose ein bis zwei weitere Häuser benötigen.

Ausgebaut werden in Wien auch die zu den Akutspitälern gehörenden Akutgeriatrien. In diesen ist der Aufenthalt mit ca. vier Wochen begrenzt; sie betreuen Menschen, die altersbedingt verzögert, aber insgesamt recht rasch wieder auf die Beine kommen können. Hier werden Menschen aufgenommen, bei denen kurzfristig ein spezielles medizinisches und geriatrisches, aber vorübergehendes Betreuungsproblem auftritt, oder Menschen, die etwa nach einer Operation aufgrund ihres Alters etwas länger brauchen, bis sie wieder auf den Beinen sind.

Flexiblere Gesundheitsarbeiter

Die Entstehung neuer Berufe und neuer Aufgaben für die Beschäftigten im Pflege-, aber auch im Gesundheitsbereich stellt in den kommenden Jahren auch die Arbeitgeber vor neue Herausforderungen. Sie müssen einerseits mit den aufbrechenden Konflikten zwischen den Berufsgruppen umgehen, andererseits wollen sie ihr Personal wie beschrieben flexibler einsetzen. Dazu kommt weiterhin die Einstellung, dass nur Personalkürzungen oder die Optimierung der Arbeitsleistung bei gleichzeitiger Verkürzung der Arbeitszeit effizient und kostensparend sind.

Wie hier also gedacht wird, zeigt auch eine OECD-Studie aus dem Jahr 2007. Beim wirtschaftlichen Einsatz des Personals seien deutsche Krankenhäuser im internationalen Vergleich Spitze. Die OECD-Daten zeigen, dass in Deutschland 10,8 Klinikmitarbeiter die stationäre Versorgung für je 1000 Einwohner sichern. In Österreich sind es 15,3, in Irland 14,9, in Italien 12,3. Der Hauptgeschäftsführer der Deutschen Krankenhausgesellschaft, Georg Baum, urteilte über die beispiellos niedrige Personalausstattung, dass dies zeige, welche Anstrengungen die Krankenhäuser bereits unternommen hätten. Er warnte aber auch davor, den Bogen zu überspannen. Komme es zu einer weiteren Personalverknappung, sei die Versorgungsqualität gefährdet.

Bei derartigen Entwicklungen ist auch zu erwarten, dass die negativen Auswirkungen auf die Patienten (wie in Kapitel zwei beschrieben), die durch die Industrialisierung zu beobachten sind, in den kommenden Jahren weiter zunehmen werden. Selbst private Klinikanbieter in Deutschland setzen erst langsam auf moderne Managementmethoden. Bisher ist vor allem zu beobachten, dass der Rotstift regiert. Personalkürzungen und Ausgliederungen haben etwa nach dem Verkauf des Landesbetriebs Krankenhäuser (LBK) an den Asklepios-Konzern dort schon im ersten Jahr nach der Privatisierung für Frust gesorgt. In der Folge gab es für den Krankenhauskonzern ebenso ein Debakel wie für die Stadt: Rund 2000 der 11.000 Beschäftigten der Asklepios Kliniken Hamburg GmbH haben sich nach der Mehrheitsübernahme Anfang 2007 für eine Rückkehr in die Dienste der Hansestadt entschieden. Bei der Übergabe des Landesbetriebs Krankenhäuser Hamburg (LBK) an Asklepios war Beschäftigten, die schon vor dem 30.4.1994 beim LBK gearbeitet hatten, ein Rückkehrrecht in den öffentlichen Dienst garantiert worden. Dieses Rückkehrrecht stand bis Ende Juni 2007 rund 6800 Menschen zu. Rund 32 Prozent der Berechtigten haben das Rückkehrrecht in Anspruch genommen, obwohl unklar ist, was mit ihnen im öffentlichen Dienst passieren wird. Die Stadt hat für sie keine Beschäftigung. Experten hatten lediglich mit 300 bis 500 Rückkehrern gerechnet.[114]

Im mobilen Pflegebereich wirkt sich der Spardruck sogar noch stärker aus. Einerseits wächst der Zeitdruck, andererseits wünschen sich die Patienten vor

---

114 Die Welt, 8.7.2007.

Ort mehr Zuwendung. Gleichzeitig steigt der Dokumentationsaufwand. Doch statt das Personal hier gezielt zu unterstützen, berichten Experten und Beschäftigtenvertreter, dass mobile Dienste das Personal eher verwalten, als es tatsächlich zu managen (Simsa u.a., 2003, S. 64). Schwierig wird die Situation dadurch, dass Personen, die in mobilen Diensten arbeiten, ihren Arbeitsplatz mehrmals täglich wechseln. Sie verfügen somit nicht über private Räume. Ihr Pausenraum ist das Dienstauto, die Erholungszeit fällt meist mit den Wegzeiten zwischen zwei Klienten zusammen (Krajic/Nowak, 2005, S. 30).

Einen Ausweg bieten hier in allen Bereichen moderne Managementmethoden, wie bereits in Kapitel drei skizziert. Sie setzen nicht einfach den Rotstift an, sondern versuchen durch flexiblen Personaleinsatz, eine bessere Planung und durch die Betreuung der Beschäftigten die Leistungen zu optimieren. Ob sie sich allerdings durchsetzen werden, ist fraglich. Nicht die Kostenreduktion, sondern die Qualität sollte im Vordergrund stehen. Gelingen könnte das durch eine verstärkte Kontrolle durch die öffentliche Hand. Qualitätskontrolle ist eine Methode, die zu Investitionen – auch im Personalbereich – führt. Dazu müsste es allerdings auch Sanktionen bei Nichterfüllen oder qualitätsabhängige Prämien geben. Zuallererst muss die öffentliche Hand dafür aber Ziele definieren – Ziele für das, was das Gesundheitswesen eigentlich leisten soll. Ziele, die messbar sind, etwa die Reduktion von Herzinfarkten, von Krebs oder die Senkung der Komplikationsraten in Kliniken.

Gesundheitsziele beziehen sich auf die Früherkennung, Behandlung und Rehabilitation konkreter Krankheitsbilder, auf Prävention oder auf die Verbesserung gesundheitsrelevanter Strukturen. Gesundheitsziele werden in anderen Ländern im Diskurs zwischen Politik, Kostenträgern und Leistungserbringern, Selbsthilfe- und Patientenorganisationen sowie Wissenschaft erarbeitet. Sie bilden einen gemeinsamen Handlungsrahmen, innerhalb dessen Fachkompetenzen gebündelt und als Wissen bereitgestellt, Ressourcen gezielt und koordiniert eingesetzt sowie Einzelprojekte zu einer konzertierten Aktion vernetzt werden können. Und sie bringen die verantwortlichen Akteure im Gesundheitswesen an einen Tisch. Langfristig könnten solche Gesundheitsziele dazu beitragen, die Ressourcen möglichst wirtschaftlich und wirksam zur Verbesserung der Gesundheitssituation sowie zur Versorgung der Bevölkerung einzusetzen. Doch vor einer konkreten Ausarbeitung derartiger Ziele drücken sich die Politiker seit Jahren.

Zu diskutieren ist auch die Honorargestaltung in den Kliniken. Weil man sich davor scheut, Ärzten angemessene Honorare zu zahlen, bietet man ihnen die Möglichkeit zum Erwerb von Nebeneinkünften durch die Behandlung von Privatpatienten. Volkswirtschaftlich könnte es durchaus sinnvoll sein, Ärzten mehr zu zahlen und ihnen dafür, wie jedem anderen Angestellten auch, nebenberufliche Einkünfte zu verbieten. Da die Zahlungen der sonderklasseversicherten Patienten nur zu einem kleinen Teil an das jeweilige Krankenhaus gehen, sondern vor allem an den behandelnden Arzt, machen Privathonorare im Schnitt bereits ein Drittel des Einkommens eines angestellten Spitalsarztes aus, heißt es von Seiten der Ärztekammer.[115] Der österreichische Rechnungshof kritisierte diese Entwicklung mehrmals.

In diesem Zusammenhang ist auch das derzeitige Verhältnis zwischen Grundgehalt und Zulagen kontraproduktiv. Ein Arzt oder auch eine diplomierte Krankenschwester bzw. ein diplomierter Pfleger müssen ihr Grundeinkommen durch Zulagen für Nachtdienste, verlängerte Dienste und Wochenenddienste aufbessern. Würden diese Leistungen verstärkt im Grundgehalt abgebildet, würde die Tendenz der Spitalsärzte, bis zu 48 Stunden durchgehend im Einsatz zu sein, radikal zurückgehen. Grundsätzlich lässt sich die Frage der fairen Entlohnung aber nur dann beantworten, wenn man Arbeitszeitregelungen und Bezugshöhe gemeinsam betrachtet.

Aber auch andere Faktoren wie die hohe Teilzeitquote im Gesundheitswesen machen eine faire Entlohnung zur Herausforderung. Wie will man die psychische und emotionale Belastung der Tätigkeiten bewerten oder gar messen? Wie wird künftig die persönliche Zuwendung bei der Pflege und Betreuung von alten Menschen gewertet? Können wir diesen Teil der Leistung weiter nonmonetär kompensieren? Dies wird uns wohl nie zur Gänze gelingen. Wir müssen aber Rahmenbedingungen schaffen, die eine weitere Erbringung dieser wertvollen Arbeit ohne Gefährdung der Gesundheit der Beschäftigten möglich machen.

Eine wesentliche Maßnahme sehen wir in der Ausweitung der Teilzeitbeschäftigung bei gleichzeitiger Zahlung eines Zuschlages. Erstens sollen mit der zeitlichen Differenz zur Vollzeitbeschäftigung Möglichkeiten zur Regeneration geschaffen werden, zweitens würde die Belastung eben durch einen Teilzeitzuschlag berücksichtigt. Das bedeutet 30 Wochenstunden arbeiten, aber 40 Stunden bezahlt bekommen. Oder 20 Wochenstunden arbeiten und 26 Stunden bezahlt bekommen. Damit wäre ein existenzsicherndes Einkommen möglich. Der Beruf würde aus arbeitsmedizinischer Sicht wieder gesünder und attraktiver. Und die Burn-out-Raten würden dramatisch sinken.

Mit diesen Maßnahmen ist vor allem eine Verlängerung der Berufsverweildauer zu erwarten. Zu diesem Schluss kommen auch die Unternehmensberater von Ernst & Young. „Im Jahr 2004 haben angesichts der ständigen Überlastungssituation der Mitarbeiter, der geringen gesellschaftlichen Anerkennung des Pflegeberufs sowie einer Überbürokratisierung etwa 40.000 Pflegekräfte [in Deutschland, Anm. d. Verf.] gefehlt. Die Entbürokratisierung und die Verbesserung der Vergütungssituation der Mitarbeiter wären bedeutende Maßnahmen, diesem eklatanten Fachkräftemangel entgegenzuwirken." (Böhlke u.a., 2005, S. 114) In Summe nutzt das nicht nur dem System, sondern auch den Unternehmen, weil Qualifikationen nicht nur erhalten bleiben, sondern ausgebaut werden. Wir sind überzeugt, dass aufgrund der beschriebenen Effekte und Effizienzsteigerungen derartige Maßnahmen für das System kaum Mehrausgaben bedeuten. Aufgrund der Umwegrentabilität wäre dies volkswirtschaftlich insgesamt sogar günstiger.

---

115 Wirtschaftsblatt, 1.3.2003.

Gefordert ist allerdings nicht nur das Management. Auch die Arbeitnehmervertreter müssen sich verstärkt und vor allem bereichsübergreifend für die Beschäftigten einsetzen. Derzeit sind die Interessen aber nicht nur zwischen Ärzten und Pflegepersonal, sondern auch innerhalb der Gruppen oft widersprüchlich. Die Ärztekammer etwa tut sich schwer, zwischen Turnusärzten und Primarärzten zu vermitteln. Ähnlich geht es der Gewerkschaft. Da gibt es zwar eine Fachgruppenvereinigung der Gesundheitsberufe, doch dahinter verbergen sich Gesundheitsarbeiter der Gemeindebediensteten genauso wie Beamtengewerkschafter und Vertreter der Gewerkschaft der Privatangestellten. Dazu kommt, dass die Arbeitnehmervertreter in der Sozialversicherung gleichzeitig auch die Funktion von Dienstgebern für die dort Beschäftigten haben. Die Kassen werden ja von Wirtschafts- und Arbeiterkammer im Rahmen der Selbstverwaltung geführt.

Moderne Zeiten in der Medizin

Wie wird in einigen Jahren die Arbeitswelt im Gesundheitswesen aussehen? Einen ersten Einblick bietet das neue Krankenhaus im niederländischen Sittard. Dort entsteht bis 2008 auf der grünen Wiese das Krankenhaus der Zukunft. Das Ziel der Planer: Ein Spital für das 21. Jahrhundert, in dem nach modernsten Standards gearbeitet wird. Und ein Haus, in dem papierlos kommuniziert wird. Computerterminals werden hier flächendeckend über die gesamte Klinik verteilt sein. Jeder entsprechend Berechtigte soll überall Zugang zu Daten haben. Gleichzeitig wird es Laptops und Handheld-PCs geben. Patientenakten, Befunde, Pflegeberichte sind digitalisiert und jederzeit verfügbar. Behandlungen werden nur noch zentral geplant. „Nicht der Radiologe macht den Termin, sondern die zentrale Planungsabteilung."[116] Je besser die Planung, umso besser die Auslastung.

Auf dem Reißbrett wurden hier nicht nur das Gebäude, sondern auch gleich die Behandlungswege, Prozesse und Abläufe mitgeplant. Nichts wird dem Zufall überlassen. Die pflegerischen Maßnahmen sind genauso im System gespeichert wie weitere Behandlungen. Für die Beschäftigten gibt es verschiedene Zugriffsrechte. Selbst die Patienten haben einen Terminal am Bett. Dort können sie nicht nur im Internet surfen, sondern wie ein Hotelgast auch aus verschiedenen Menüs auswählen oder verschiedene Services abrufen. Je nach Anfrage kommt dann ein zuständiger Mitarbeiter. So soll verhindert werden, dass etwa eine Krankenschwester ein Glas Wasser bringt. Dafür sei sie nämlich schlicht überqualifiziert, sagen die Klinikverantwortlichen. Die Schwester hat anderes, Wichtigeres zu tun. Dafür kommt bei Bedarf auch der Arzt zum Patienten. Im Ambulanzbereich gibt es sogar einzelne Zimmer für Besprechungen und Untersuchungen. Das Warten am Gang hat so ein Ende.

Auch die Logistik ist speziell ausgeklügelt. Dafür gibt es drei Ebenen im Spital. Eine für Patienten und Besucher, eine für das Personal und eine für die

[116] GSD-Magazin, 2007.

Versorgung. Viele Transportleistungen werden vollautomatisch mit computergesteuerten Transportfahrzeugen erledigt, die auch über mehrere Etagen hinweg jedes Ziel finden. In der holländischen Klinik wird es nur noch Einzelzimmer geben – 400 Stück und damit weniger als in der alten Klinik. Höhere Leistungen, kürzere Wartezeiten und eine effizientere Behandlung sollen aber zu einer besseren Auslastung und zu einer geringeren Verweildauer der Patienten führen.

Bei allen Spitalsneubauten ist derzeit ein ähnlicher Trend zu beobachten. Die Regel „Je größer ein Krankenhaus, desto besser" hat ausgedient (Wettke, 2007, in: Klauber u.a., S. 29). Dafür werden die Stationen größer. Sie werden aber von mehreren Fachabteilungen gemeinsam belegt. Dadurch soll der Betrieb effizienter werden. Und es wird über kurz oder lang auch weniger Krankenhäuser geben. Stattdessen entstehen ambulante Versorgungszentren und im niedergelassenen Bereich Ärztezentren, die mehr Leistungen der Kliniken übernehmen. Wie im Bereich der Altenpflege entstehen auch im Medizinbetrieb neue Berufe. Viele davon haben mit Gesundheit nur noch wenig zu tun, dafür mehr mit Technik, Logistik und Verwaltungsaufgaben.

Doch die Visionen für das Gesundheitswesen gehen noch viel weiter. In Deutschland hat dazu das Wissenschaftliche Institut der Allgemeinen Öffentlichen Krankenkassen (AOK) Experten gebeten, spielerisch Szenarien für die Zukunft zu entwickeln. Sie sollten nicht überlegen, was realistisch ist, sondern Trends identifizieren und weiterentwickeln. Sie bedienten sich dabei des Forschungs- und Entwicklungsansatzes der so genannten ConceptCars, den es in der Automobilindustrie gibt. Viele dieser Autos werden nie realisiert, aber sie werden als Designstudien auf Automobilmessen präsentiert und geben der ganzen Branche neue Impulse. Airbags wurden auf diese Weise ebenso entwickelt wie Antiblockiersysteme.

Ein paar dieser entwickelten Gesundheitsideen lassen erahnen, wohin die Reise in den kommenden 20 bis 30 Jahren gehen wird. So könnten etwa Patienten, die ihren Operations- oder Untersuchungstermin Monate im Voraus vereinbaren, mit Prämien oder bestimmten kostenlosen Zusatzangeboten belohnt werden. Kliniken könnten damit versuchen, Auslastungsschwankungen zu reduzieren. Denkbar sind auch Rabatte etwa auf Selbstbehalte bei steigender Inanspruchnahme von Gesundheitsleistungen. Auch das Marketing wird immer wichtiger. Krankenhäuser, Facharzt- oder Apothekengruppen könnten ähnlich wie Supermärkte Mitgliederklubs aufbauen. „Neben einer individuellen Ansprache ermöglicht der Club seinen Mitgliedern exklusive Vorteile (z.B. Primararzt direkt, Einzelzimmer etc.) und spannende Events (z.B. Führungen durch den Operationssaal, Liveübertragungen aus dem OP)". (Müschenich u.a., 2007, in: Klauber u.a., S. 159)

Denkbar sei aber auch die Verknüpfung mit zusätzlichen, nichtmedizinischen Dienstleistungen. „Beispiele dafür sind der Betreuungsservice für Haus und Garten während des Krankenhausaufenthaltes, der Einkaufsservice am Tag der Entlassung oder die kostenfreie Renovierung der Wohnung des Patienten während des Aufenthalts in der Rehabilitationsklinik." Oder man kombiniert den

Moderne Zeiten in der Medizin

Urlaub mit der Behandlung. Warum soll es für einen 70-Jährigen nicht möglich sein, sich auf einem Kreuzfahrtschiff ein künstliches Hüftgelenk einsetzen zu lassen? „Seine aktive Ehefrau kann sich auf dem Schiff intensiv um ihren Mann kümmern." (ebd., S. 160) Umgekehrt gibt es in Kliniken für leichte Probleme eigene Selbstdiagnostik-Center, bei denen man sich nicht nur mithilfe digitaler Bildgebung untersuchen lässt, sondern neben der Diagnose auch gleich das passende Rezept bekommt.

Dass durch derartige Maßnahmen zur Umsatz- und Gewinnoptimierung von Krankenhäusern die gesamten Gesundheitsausgaben eines Landes steigen, fällt für die Unternehmen nicht ins Gewicht. Ihr Ziel ist betriebswirtschaftlich. Volkswirtschaftliche Zusammenhänge interessieren da wenig. Doch die Rechnung könnte ohne den Wirt gemacht werden. Steigen nämlich die Gesundheitsausgaben, so werden die Krankenversicherungen auf weitere Kostensenkungen bestehen und die Preise drücken und so auch die Krankenhäuser und die dortigen Beschäftigten erneut unter Druck bringen.

Neue Dienstleistungen

Eine andere neue Dienstleistung, die bereits in den USA angeboten wird, findet – quasi als Pendant zu Fast Food – in so genannten Retail-Kliniken statt. Diese haben schlicht das System von Diskontern, wie man sie aus dem Autowerkstätten-Bereich kennt, für den Gesundheitsbereich übernommen. Statt Bremsen, Stoßdämpfern und Reifenwechsel gibt es in den ambulanten Behandlungseinheiten einfachste medizinische Handlungen: Da wird etwa Schnupfen behandelt oder eine andere banale Erkrankung. Schnell muss es gehen – und mit Diskont-Preisliste. Meist sind diese Einrichtungen in Supermärkten oder Apotheken oder an diese angegliedert. Betrieben werden sie von Ärzten oder ausgebildeten Krankenschwestern.

Auch in anderen Bereich gibt es medizinisches Fast-Food. „Botox to go" etwa. Das ist ein Laden, in dem man sich im Vorübergehen eine Behandlung mit dem in der Schönheitsmedizin eingesetzten Nervengift Botox verabreichen lässt. Wie der Sender NBC berichtet, ist für den Schuss Botox zwischendurch in der New Yorker „Praxis" eines solchen Arztes nicht einmal ein Termin nötig. Zunehmender Beliebtheit erfreuen sich auch so genannte Botox-Partys – in Anlehnung an die früher beliebten Tupperware-Partys. Eine Gruppe Frauen und Männer trifft sich in einem Sport- oder Kosmetikstudio oder auch zu Hause. Es gibt Imbiss und Getränke, und im 15-Minuten-Takt geht man abwechselnd zu einem Arzt in den Nebenraum, der einem die kleinen Fältchen im Gesicht quasi wegspritzt.

Generell werden im Gesundheitswesen immer mehr neue Dienstleistungen angeboten werden und gleichzeitig neue Strukturen entstehen. Durch den Rückzug der öffentlichen Hand aus der Finanzierung und die steigenden Selbstzahlungen für Patienten ist in Deutschland bereits ein Trend zur Diskontmedizin im niedergelassenen Bereich zu beobachten. Nach dem Internetversandhändler

DocMorris hat ein ehemaliger Textilunternehmer die Franchise-Idee McZahn entwickelt. Patienten erhalten dort deutlich günstigeren Zahnersatz als bei gewöhnlichen Zahnärzten. Die Produkte werden in Asien gefertigt und eingeflogen. Die freiberuflichen Zahnärzte übernehmen von McZahn Ausstattung und Angebote und profitieren nicht zuletzt von dessen Marketing. Im Gegenzug zahlen sie für die Einrichtung der Praxis 35.000 Euro und liefern 20 bis 45 Prozent der Honorare an die Zentrale ab.[117]

Franchising tritt somit auch in der Gesundheitswirtschaft seinen Siegeszug an. Was McDonald's vorgemacht hat, ist in Praxen von Zahn- und Augenärzten, bei Anbietern von Reha, im medizinischen Rückentraining oder bei Schönheitsanbietern machbar. Vorreiter im Franchising und der Filialisierung in der Gesundheitswirtschaft sind Optikerketten. Sie haben vorgezeigt, wie die Zukunft der Zahnärzte und Apotheker aussehen könnte. Zudem werden Berufsgruppen, die keine Patientenzuweisungen bekommen oder deren Leistungen nicht von den Kassen bezahlt werden, wie etwa Alternativmediziner, verstärkt Marketing betreiben und so auch die geltenden Werbeverbote aufbrechen. Gleichzeitig gehen in Deutschland auch die Versicherungen neue Wege. Die Optikerkette Fielmann etwa bietet künftig genauso wie der Kaffee-Filialist Tschibo Krankenversicherungen an.

Es ist auch zu beobachten, dass niedergelassene Ärzte ihr Angebot von so genannten individuellen Gesundheitsleistungen, die ebenfalls nicht von den Kassen bezahlt werden, verstärkt ausbauen. Umgekehrt steigt mit wachsendem Gesundheitsbewusstsein der Bevölkerung die Bereitschaft, sich mehr zu leisten und dafür auch mehr Geld auszugeben. In Deutschland werden solche Leistungen als „IGeL" bezeichnet und heftig diskutiert.

Individuelle Gesundheitsleistungen sind Leistungen, die Ärzte ihren gesetzlich krankenversicherten Patienten gegen Selbstzahlung anbieten können. Die verschiedenen IGeL sind nicht verbindlich. Nach Ansicht von Konsumentenschützern und Krankenkassen sind aber nicht alle dieser Leistungen medizinisch sinnvoll. Das ist auch der Grund, warum sie von Kassen eben nicht in ihrem Leistungskatalog enthalten sind. Nicht zuletzt deshalb sind die wachsenden Angebote innerhalb der Ärzteschaft umstritten. Nach Ansicht der Patientenbeauftragten der deutschen Bundesregierung bieten Ärzte zusätzliche Maßnahmen an, deren Nutzen häufig fragwürdig sei. Der Buchautor Jörg Blech bezeichnet IGeL überhaupt als „intransparentes Gemisch entbehrlicher Leistungen". Und in der Tat wird eine Vielzahl wissenschaftlich zweifelhafter Methoden als IGeL-Leistung angeboten. Gleichwohl gibt es auch medizinisch sinnvolle IGeL-Leistungen. Darunter können im Einzelfall einige Untersuchungen zur Früherkennung von Krankheiten fallen, wie die Suche nach Hautkrebs und nicht zuletzt Reiseschutzimpfungen.

Das Problem bei all diesen Leistungen: Patienten können kaum beurteilen, was medizinisch sinnvoll und notwendig ist und was nicht. Und derjenige, der

---

117 Die Zeit, Nr. 26, 21.7.2007.

Moderne Zeiten in der Medizin

ihnen die IGeL anbietet, verdient auch daran, nämlich der Arzt. „Es geht hier nicht um Pannen [...]. Es geht um Heilversuche, von denen schon vorher klar ist, dass sie sinnlos und abträglich sind. Es geht um Schwindel im System." (Blech, 2005, S. 15) Eine der Auswirkungen der von Betriebswirten als angebotsinduzierte Medizin bezeichneten Entwicklung ist, dass Experten bereits davor warnen, dass zuviel geröntgt wird. Der Präsident des Bundesamtes für Strahlenschutz schätzt, dass in Deutschland pro Jahr rund 135 Millionen radiologische Untersuchungen vorgenommen werden. Das entspreche einer Quote von 1,6 pro Einwohner. Als höchst problematisch bezeichnete der Experte die Zunahme so genannter Manager-Check-Ups. Das sind Vorsorgeuntersuchungen, die Mediziner Geschäftsleuten mit dem Argument der Zeitersparnis anpreisen. Dabei würden umgekehrt weniger Röntgenuntersuchungen nach Auffassung der Strahlenschützer keineswegs bedeuten, auf Sicherheit zu verzichten. Es gebe alternative Diagnoseverfahren wie Sonographie, Endoskopie oder Magnetresonanz-Tomographie.[118] Und die Experten raten Patienten, sich einen Röntgenpass zuzulegen. Zahlen aus Österreich gibt es dazu noch keine. Tatsache ist aber, dass die Gerätedichte hier sogar noch deutlich größer ist als in Deutschland. Und diese Geräte müssen ausgelastet werden.

Auch hier helfen generell, wie bereits im Pflegebereich beschrieben, mehr Kontrolle und Transparenz. Wie das aussehen kann, zeigen die deutschen Betriebskrankenkassen (BKK). Sie bieten ihren Versicherten eine Art Einkaufsgemeinschaft für Selbstzahlerleistungen an. Niedergelassene Ärzte können sich gegen Gebühr als Partner registrieren, um ihre Leistungen in den Angebotskatalog aufnehmen zu lassen. Den Ärzten macht man das mit dem Argument schmackhaft, dass sie so Zugang zu einem größeren Kundenstamm – und damit zu einem größeren Potenzial an Leistungsnachfragern bekommen.

Eine ganz andere, neue Dienstleistung bietet in Wien die Firma Med Tech Plus an. Das ist ein Unternehmen, das als sozialökonomischer Betrieb Langzeitarbeitslose beschäftigt, medizinische Altgeräte sammelt, überprüft, zum Großteil repariert und bei Bedarf mit Ersatz- und Verschleißteilen bestückt. Danach werden diese Geräte im Rahmen der Entwicklungszusammenarbeit Medizinern in ärmeren Ländern zur Verfügung gestellt, aber auch an andere medizinische Zielgruppen verkauft. Finanziert wird der Betrieb aus Mitteln der Arbeitsmarktförderung, der EU und aus Wirtschaftserlösen. Trägerverein ist der Verband Wiener Volksbildung.

Neue Berufe

Eine Dienstleistung, die gleichzeitig ein neues Berufsbild bedingt, wird die Aufwertung des Allgemeinmediziners zum so genannten Gatekeeper sein. Er soll als Koordinations- und Gesundheitsdrehscheibe Patienten durchgehend betreuen und durch das Gesundheitswesen begleiten (Reisner/Dihlmann, 2006, S. 74).

---

[118] Frankfurter Rundschau, 12.7.2007.

So sollen Doppeluntersuchungen und Schnittstellenverluste vermieden werden. Gerade wenn neue Strukturen, aber auch neue Angebote im Gesundheitswesen entstehen, wird dieser Coach zunehmend wichtig. Allerdings müssen auch hier die Rahmenbedingungen erst geschaffen werden. Dazu gehört nicht zuletzt die Frage, wer diese Ärzte honoriert und vor allem wie.

Weiters muss ein Umdenken innerhalb der gesamten Ärzteschaft stattfinden. Es wird nämlich nicht leicht sein, Fachärzten und Klinikpersonal, von denen sich viele als Krone der Ärzteschaft sehen, die Wichtigkeit und Kompetenz des neuen Lotsen verständlich zu machen.

Ähnliche Schwierigkeiten werden auch neue Berufe haben, die entstehen oder gerade in Kliniken vom neuen Management geschaffen werden. Um Medikationsfehler zu vermeiden, werden etwa zunehmend Krankenhausapotheker auf den Stationen eingesetzt. Ihre Aufgabe wird es sein, die Mediziner bei der Medikamententherapie zu unterstützen. Früher waren sie vor allem dafür zuständig, dass die einzelnen Stationen mit ausreichend Medikamenten versorgt wurden. Das übernehmen künftig allerdings die Logistikexperten. Viel wichtiger wird angesichts der erwähnten hohen Raten an unerwünschten Nebenwirkungen und der wachsenden Zahl an neuen Medikamenten die Beratung und Kontrolle vor Ort. Apotheker wissen über Nebenwirkungen und Wechselwirkungen der Arzneimittel Bescheid und kennen sich mit der richtigen Dosierung oft besser aus als Ärzte.

Doch welcher Arzt wird sich gern von einem Apotheker dreinreden lassen? Dabei ist auch egal, dass die pharmakologische Ausbildung während des Medizinstudiums minimal ist und die Fortbildung oft von den Informationen der Pharmareferenten abhängt. Es geht schlicht um Machterhalt. Zur Not auch auf Kosten der Patienten. Hier ist somit der wachsende Einfluss des Klinikmanagements, das frei von solchen Befindlichkeiten sein sollte, zu begrüßen.

Weniger Akzeptanzprobleme dürften analog zu den Ärzte-Lotsen die beschriebenen Primary Nurses im Gesundheitsbereich haben – Pflegekräfte, die Patienten von der Aufnahme bis zur Entlassung begleiten, beraten und unterstützen. Der neue Beruf beugt nämlich auch dem Burn-out vor, weil das Personal für den Patienten direkt verantwortlich ist. Im bisherigen System versorgen viele Schwestern und Pfleger einen Patienten. Die Zuständigkeiten können von Tag zu Tag wechseln. In Kliniken mit Primary Nurses ist eine Schwester oder ein Pfleger der alleinige Ansprechpartner – von der Aufnahme bis zur Entlassung. Dieses Modell ist bereits in den 70er-Jahren an einer Universitätsklinik in Minneapolis entwickelt worden. Doch erst jetzt fasst es in Europa verstärkt Fuß. Hintergrund ist auch hier die zunehmende Industrialisierung. Um den Aufenthalt in den Kliniken kurz zu halten, ist nicht nur die medizinische Versorgung gefragt, sondern zum Teil noch stärker die Pflege. Gleichzeitig erhöht dieses System nicht nur die Qualität, es schafft auch klarere Zuständigkeiten, kürzere Kommunikationswege und erhöht die Zufriedenheit der Patienten und Beschäftigten. Letztere arbeiten so mit den anderen Berufsgruppen auch auf gleicher Augenhöhe.

Dass dadurch allerdings nicht unbedingt mehr Personal benötigt wird, könnte am Entstehen eines anderen Berufes liegen, der Pflegepersonal und Mediziner entlastet. Viel Zeit geht derzeit mit der Dienstplanerstellung verloren. In großen Unternehmen mit unterschiedlichen Schicht- und Arbeitszeitmodellen gibt es dafür eigens zuständige Experten. Gerade in Krankenhäusern wird das in einigen Jahren auch der Fall sein und somit ein völlig neues Berufsbild geschaffen werden.

Zu erwarten ist zudem eine wachsende Arbeitsteiligkeit, die zu einer steigenden Professionalisierung führt. Diskutiert wird etwa bereits über so genannte operationstechnische Assistenten (OTA) – in Anlehnung an die medizinisch-technischen Assistenten (MTA). Sie sollen Ärzten speziell im Operationssaal assistieren. Bisher ist gesetzlich vorgesehen, dass dies von diplomierten Pflegekräften mit einer eigenen Zusatzausbildung gemacht wird. Doch genau diese Kräfte fehlen derzeit in anderen Bereichen. Tatsächlich reicht die Zusatzausbildung für die Arbeit im OP aus. Angesichts der angespannten Personalsituation hat es also wenig Sinn, Menschen zuerst drei Jahre zu diplomierten Pflegekräften auszubilden und sie dann mit einer weiteren Ausbildung irgendwo einzusetzen, wo die Grundausbildung überhaupt nicht benötigt wird. Klinikmanager denken, dass sich durch das neue Berufsbild auch neue Personengruppen ansprechen lassen, die einen anderen Zugang zum Beruf haben und etwa eher technisch interessiert sind.

In Deutschland gibt es zudem bereits Pilotversuche, bei denen Pflegekräfte und Assistenten zunehmend Aufgaben von Klinikärzten übernehmen und unter Anleitung der Ärzte teilweise kleine Operationen durchführen. Wie weit diese Entwicklung geht, zeigt ein Beispiel der privaten Helios-Kliniken. Auf Druck von Ärztekammern und Fachgesellschaften wurde dort im Frühjahr 2007 ein Pilotprojekt gestoppt, bei dem die Klinik Narkosehelfer eingesetzt hatte. So genannte medizinische Assistenten für Anästhesie hatten teilweise selbstständig betäubte Patienten bei Operationen überwacht. Der Klinikkette war unter anderem vorgeworfen worden, das mögliche Einsparpotenzial sei ihr wichtiger als das Wohlergehen der Patienten. Dies hatte das Unternehmen zurückgewiesen. Es sei darum gegangen, für größeres Know-how in den OP-Sälen zu sorgen. Messbare Spareffekte habe es weder gegeben, noch seien diese angestrebt worden, rechtfertigte sich die Klinik.[119]

Das Beispiel zeigt jene Probleme, die durchaus nicht nur auf Spannungen zwischen den Berufsgruppen zurückzuführen sind. Für die Zusammenarbeit all dieser neuen Berufsgruppen wird es klare Leitlinien geben müssen und wie beschrieben auch Behandlungspfade. Diese legen den Ablauf von Diagnostik, Therapie und Pflege bei bestimmten Krankheitsbildern fest. Wie in der Industrie werden Aufgaben zunehmend in ihre Einzelteile zerlegt und einzelnen Personen übertragen. Gerade deshalb wird es wichtig sein, dass es auch Personen gibt, die dennoch den Patienten als Ganzen im Blick behalten. Gleichzeitig wird es wich-

---

[119] Financial Times Deutschland, 19.7.2007.

tig, dass die einzelnen Personen besser zusammenarbeiten. Der deutsche Sachverständigenrat fordert hierzu ein Aufweichen der hierarchischen Strukturen und mehr Teamarbeit, bei der die Zuständigkeiten nicht jeweils erst neu ausgehandelt werden müssen (SVR, 2007, S. 24).

Strukturen ändern sich

Diese Entwicklungen werden auch nach neuen Strukturen innerhalb des Gesundheitswesens verlangen. Und hier zeichnet sich zunehmend ab, dass am Behandlungsmonopol der Ärzte von verschiedenen Seiten her gekratzt wird. Eigentlich wird es nahezu von allen neuen Berufsbildern bedrängt. Nicht nur von den Gesundheitsberufen, sondern auch von Managern und Juristen, die vor allem in Spitälern vermehrt Aufgaben übernehmen werden. Gleichzeitig entscheiden immer öfter Versicherungen, was, wen und wie Ärzte behandeln müssen und dürfen. Der kaufmännische Bereich trifft so zunehmend Entscheidungen, und der Arzt wird zum ausführenden Organ.

Nicht zuletzt deshalb werden sich die Ärzte auch am Gesundheitsmarkt verstärkt zusammenschließen. Neben Unternehmensgruppen wie der beschriebenen Laborfirma Futurelab, die niedergelassene Institute aufkaufen, werden Ärzte auch Netzwerke oder Genossenschaften gründen. Sie werden entweder als Marke nach außen auftreten oder schlicht intern den Einkauf und das Praxismanagement organisieren. In Deutschland etwa organisiert die Curagita AG ein Netzwerk für Radiologen. Die 180 Mitglieder profitieren vor allem wirtschaftlich von dem Zusammenschluss. Die Vorteile für die beteiligten Praxen sind vielfältig. So berät Curagita seine Mitglieder nicht nur bei wirtschaftlichen Entscheidungen, sondern fungiert auch als eigener Pharmagroßhandel und kann so bei den Herstellern von Kontrastmitteln, Röntgenfilmen und medizinischen Geräten bessere Preise aushandeln – sehr zum Ärger der Pharmaindustrie.

Denkbar sind weiters Lösungen wie das US-Netzwerk Insight Health Services, das Arztpraxen kauft und die Infrastruktur samt Personal an die Ärzte zurückleast. Dafür werden die teilnehmenden Ärzte mit Aktien am Erfolg beteiligt. Bisher sind derartige Konstruktionen in Deutschland und Österreich rechtlich noch nicht möglich. Weil aber auch die Krankenkassen von den Einsparungen profitieren können, werden sie derartigen Lösungen sicherlich nicht im Weg stehen. Für die Beschäftigten in diesen Praxisgruppen muss die neue Struktur ebenfalls nicht unbedingt Nachteile haben. Sie können sich wesentlich besser organisieren und finden dort möglicherweise bessere Arbeitsbedingungen vor als allein bei einem einzelnen Arzt in dessen Praxis.

Neue Strukturen werden auch im Rehabilitationsbereich entstehen. Kliniken werden sich hier vernetzen und gleichzeitig Rehab-Leistungen ausgliedern. Gerade hier wird deutlich, dass aufgrund der demographischen Entwicklung künftig auch andere medizinische Leistungen gefragt sein werden. Ein Beispiel könnte das Modell sein, das seit einigen Jahren in der Stadt Schönebeck in Sachsen-Anhalt praktiziert wird: In dem 34.000 Einwohner zählenden Ort an der

Elbe haben sich vier Ärzte mit Physio- und Ergotherapeuten, Logopäden, einer Sozialarbeiterin sowie einem Pflegedienst und einem Sanitätshaus zu einem „Ambulanten Geriatrischen Rehakomplex" zusammengeschlossen, den sie neben ihrer normalen Praxis betreiben. Pro Jahr betreuen sie rund 800 Patienten.

Wenig zu erwarten ist allerdings vom Versuch zahlreicher Krankenhäuser, sich verstärkt auch auf wohlhabende Kunden aus dem Ausland zu spezialisieren. Mit eigenen neuen Patientenhotels und einer Spezialisierung versuchen sie, an finanzkräftige Patienten zu kommen. Viele übersehen dabei aus Gier, dass sie mit dieser Idee nicht allein sind. Nach einem Bericht des Magazins *Reader's Digest* erleben vor allem Thailand und Indien derzeit einen regelrechten Boom beim Medizintourismus. Demnach wurden allein in Thailand im Jahr 2004 über eine Million ausländische Patienten in Privatkliniken behandelt. Nach Schätzungen des thailändischen Klinikverbandes wurden dabei rund 455 Millionen Euro umgesetzt.

Auch die Medizinische Universität Wien und den Spitalsdienstleister Vamed zieht es nach Asien. Sie bauen, betreiben und managen dort ein Großkrankenhaus des staatlichen Erdölkonzerns Petronas. Die technische Ausstattung und das medizinische Angebot sollen dabei auf einem internationalen Top-Level liegen. Das Prince Court Medical Center in Kuala Lumpur gilt als Vorzeigeprojekt von Petronas. Dort wird es etwa nur Einzelzimmer und Suiten geben. Die Medizinuniversität Wien, die zeitlich befristet AKH-Ärzte nach Malaysia schickt, will für das Haus die besten Ärzte des gesamten südostasiatischen Großraumes verpflichten.[120]

Umgekehrt wächst der Medizintourismus in Europa vor allem in Billigländer in Osteuropa. Nicht nur Zähne werden in Ungarn erneuert, auch Kuren sind dort erheblich billiger. Nach Urteilen des Europäischen Gerichtshofes müssen die Krankenversicherungen Patienten, die sich in einem anderen EU-Land behandeln lassen, jenen Teil zahlen, den sie auch im Inland zahlen müssten. Zahlt die Kasse also 80 Prozent für eine Kur im Inland, muss sie es auch für die Kur in Ungarn tun. Weil diese dort aber billiger ist, ist auch der Selbstbehalt für die Patienten geringer. Die Situation hat etwa in Ostösterreich zu einem regelrechten Zahntourismus nach Ungarn geführt. Dabei holen die Zahnärzte ihre österreichischen Patienten sogar mit eigenen Autos in Österreich ab und fahren sie über die Grenze.

Durch den wachsenden Gesundheitstourismus werden aber auch Versorgungsengpässe überbrückt. So reisen Italiener nach Slowenien, wenn sie an Herz-Kreislauf-Erkrankungen, Augen- oder Stoffwechselkrankheiten leiden. Deutsche fahren nach Tschechien oder nach Belgien, wo es Überkapazitäten im Gesundheitswesen gibt. Wieder andere wählen Kroatien, um sich Zahnimplantate setzen zu lassen. Die Gründe sind meist dieselben: Neben der verkürzten Wartezeit und der daraus folgenden schnelleren Behandlung sind es die geringeren Kosten für die privatärztliche Operation und die Möglichkeiten, den Eingriff mit einem Urlaub verbinden zu können.

---

120 Wirtschaftsblatt, 22.7.2005.

„Wie konnten wir, die reichste Nation der Welt, so weit kommen, dass Kranke, die ihre Rechnungen nicht bezahlen können, wie Müll auf die Straße geworfen werden?"
US-Filmemacher Michael Moore

Schlussfolgerungen

Bis zu 2,9 Milliarden Euro seien allein in österreichischen Krankenhäusern einzusparen, sagt der Rechnungshof. Man müsse nur effizienter, moderner und sparsamer arbeiten. 2,9 Milliarden sind beinahe 30 Prozent der gesamten Krankenhausausgaben. Die Beamten des Rechnungshofes und andere Experten fordern die Schließung von Stationen oder ganzen Spitälern. Man müsse nicht überall teure Kliniken betreiben. Gute ambulante Einrichtungen reichen auch und seien billiger, rechnen sie vor. Andere fordern eine Spezialisierung. Nicht jede Klinik solle alles anbieten. Mit dem Fokus auf bestimmte Bereiche würde auch die Qualität steigen, sagen sie. Wieder andere fordern den Umbau von Spitalsstationen und Kliniken zu Altenbetreuungseinrichtungen. Diese würden in den kommenden Jahren verstärkt gebraucht, wenn die Bevölkerung immer älter wird. Das eingesparte Geld könnte so sinnvoller eingesetzt werden.

Doch das ist nicht das einzige Problem, mit dem das Gesundheitswesen zu kämpfen hat. Immer öfter ist auch die Kritik zu hören, dass überflüssige Behandlungen erfolgen, dass nicht alles, was Ärzte machen oder verordnen, wissenschaftlich abgesichert ist und dass die Qualität in vielen Bereichen generell zu wünschen übrig lässt. Oft werde nach alten Methoden behandelt, obwohl es längst bessere Möglichkeiten gebe. Und immer wieder müssen Pharmakonzerne Arzneimittel vom Markt nehmen, weil die Nebenwirkungen zu gravierend sind. Bis zum Stopp der Pillen sind sie allerdings möglichst teuer verkauft worden.

Reformen sind also an allen Ecken und Enden nötig. Doch wie sollen sie aussehen? Was sind die Ziele? Wollen wir ein billigeres Gesundheitswesen? Kaum ein Patient wird sich für Einsparungen aussprechen. Aber was ist mit dem Wunsch, die Gelder besser und effizienter einzusetzen? Geht das überhaupt, wenn wir gleichzeitig die Qualität erhöhen wollen? Oder werden am Ende doch nur die Leistungen gekürzt?

Die leeren Kassen der Sozialversicherungen, die demographische Entwicklung und der medizinisch-technische Fortschritt stellen unser Gesundheitswesen vor enorme Herausforderungen. Als Wundermittel sehen viele die Industrialisierung des Systems. Wir haben in diesem Buch zusammen mit Praktikern aus den verschiedensten Bereichen versucht, die aktuellen und künftigen Einwicklungen aufzuzeigen: Behandlungen werden in Prozesse zerlegt, Abläufe im Voraus definiert, die Arbeitsteilung innerhalb der Gesundheitsberufe nimmt zu und ebenso die elektronische Vernetzung, die Überwachung der Patienten und die Protokollierung der medizinischen Daten. Krankenhäuser werden in verschiedene Wirtschaftsbereiche zerlegt, manche werden privatisiert, andere ausgegliedert. Gleichzeitig entstehen immer mehr professionelle, private Gesundheitskonzerne, die behaupten, ihre Leistungen billiger und besser anzubieten.

Stehen wir also vor einer Amerikanisierung des Gesundheitswesens? Oder sind die Entwicklungen der einzige Weg, die bereits kranken Systeme vor dem Kollaps zu retten? Und welche Auswirkungen haben diese revolutionären Veränderungen für die Beschäftigten und die Patienten?

Bis zu 70 Prozent der Ausgaben im Gesundheitswesen entfallen auf das Personal. Natürlich kann man Spritzen und Verbandszeug billiger einkaufen. Aber wirklich sparen lässt sich nur, wenn man beim Personal ansetzt, sagen die Experten. Und hier liegt eines der Hauptprobleme im Gesundheitswesen. Solange wir keine Roboter haben und wollen, die unseren Gesundheitszustand analysieren und therapieren, uns operieren und dann wieder gesundpflegen, brauchen wir Menschen im Gesundheitswesen. Und hier zu sparen, bedeutet immer auch ein Risiko für die Qualität der Versorgung.

Im August 2007, kurz bevor dieses Buch in den Druck ging, präsentierte die OECD eine Studie, wonach die deutschen Kliniken den mit Abstand niedrigsten Personalstand haben. Man lobte das als besonders wirtschaftlichen Einsatz des Spitalspersonals. Die deutsche Krankenhausgesellschaft war allerdings wenig begeistert über das zweifelhafte Lob. Wenn es zu einer weiteren Personalverknappung komme, sei die Versorgungsqualität gefährdet, warnten die Spitalsmanager.[121]

Generell überlegen aber Krankenhausdirektoren nahezu in der ganzen Welt, wie sie Patienten schneller behandeln können. Wie sie ihr Personal besser und effektiver einsetzen. Die Entwicklungen führen zu einer Arbeitsverdichtung von Ärzten und Pflegepersonal. Es steigt die Zahl der pro Zeiteinheit zu behandelnden Patienten. Und es sinkt die durchschnittliche Aufenthaltsdauer der Patienten in den Kliniken. Das bedeutet wiederum, dass die Intensität der Versorgung zunimmt. Doch werden wir dadurch gesünder? Aus zahlreichen Analysen wissen wir, dass die beste Medizin zuerst einmal die persönliche Zuwendung ist. Ein Arzt kann noch so viele Maschinen haben, mit denen er uns untersucht. Er erfährt mehr über uns und unsere Gesundheit, wenn er mit uns redet und sich ein Bild macht über frühere Krankheiten und das Lebensumfeld – kurz, wenn er sich Zeit nimmt, sagt unter anderem auch der renommierte US-Krebs- und Aidsforscher der Harvard Medical School in Boston, Jerome Groopman.[122]

Doch Zeit ist Geld. Diese Grundformel der Industrialisierung gilt mehr denn je auch im Gesundheitswesen. Physiker definieren Leistung als Quotienten von Arbeit und Zeit. Je mehr also in kürzerer Zeit gearbeitet wird, umso höher ist die Leistung. Und genau das wollen Betriebswirte und Rechungshofprüfer – die Leistungsfähigkeit des Gesundheitswesens erhöhen. Patient zu sein bedeutet, um Zeit zu kämpfen, hat die Autorin Sybille Herbert im Frühjahr 2007 auf einem deutschen Krankenhausforum dem entgegengehalten. Immer öfter weisen Ex-

---

[121] Deutsche Krankenhausgesellschaft, Presseaussendung, 3.8.2007.
[122] Der Spiegel, 32/2007, 6.8.2007.

perten und Studien darauf hin, dass Qualitätsmängel in der Behandlung auch auf Personalmängel zurückzuführen sind. Leistungen werden minimiert, die angebotene Pflege auf das Notwendigste reduziert und zeitintensive Tätigkeiten wie Anleitung, Beratung, Gespräche und fördernde Pflege werden nicht angeboten – oder nur noch, wenn man privat dazuzahlt. In der weiteren Folge stellt sich dann sogar die Frage, ob Patienten notwendige Leistungen vorenthalten werden. Oder ob bei ihnen alternative Methoden mit geringeren Kosten angewendet werden, obwohl teurere Verfahren einen zusätzlichen Gesundheitsgewinn gebracht hätten.

Die deutsche Bundesärztekammer zeichnet aufgrund dieser Entwicklungen ein düsteres Szenario: „Krankenhäuser sind keine sozialen Einrichtungen mehr. Es sind Dienstleistungsunternehmen. Sie werden geführt wie normale Wirtschaftsbetriebe. Über die Existenz entscheiden mittelfristig nicht mehr die Politik und der öffentliche Krankenhausplan, sondern Soll und Haben in der Bilanz". (Bundesärztekammer, 2007, S. 13)

Bisher wurde die Diskussion vor allem unter Experten und Politikern geführt. Doch wir sollten uns alle die Frage stellen, was für ein Gesundheitswesen wir wollen: eines, das sich rechnet? Oder eines, das für die gesamte Bevölkerung da ist und allen eine soziale Versorgung unabhängig von Einkommen, sozialem Status, Alter, Geschlecht und Gesundheitszustand bietet? Gibt es neben der reinen betriebswirtschaftlichen Rationalität auch noch eine medizinisch-soziale?

Drehen wir die Situation einmal um: Weil die Zukunft vielleicht nicht rosig aussieht, sollte man die Gegenwart nicht beschönigen. Auch hier liegt vieles im Argen und ist verbesserungswürdig. Es ist niemandem geholfen, das Schlechte in den bestehenden öffentlichen Gesundheitssystemen zu übergehen, weil sie auch Gutes bieten und weil die Alternative – eine totale Privatisierung und völliger Wettbewerb – noch weit schlimmer wären. Der US-Filmemacher Michael Moore sagt in seinem Film „Sicko", in dem er Missstände im US-Gesundheitssystem aufzeigt: „Dieser Film ist eine Warnung an andere Länder: Wenn euer System nicht funktioniert, repariert es. Aber übernehmt nicht das unsere."

Wirtschaftlichkeit und ein soziales System müssen kein Widerspruch sein. Man sollte fern aller ideologischen Brillen die Ökonomie als dienendes Instrument sehen, nicht als Selbstzweck. In einer Welt der knappen Ressourcen sollten die Ziele die Suche nach größerer Effizienz und der effektivere Einsatz der Mittel sein – mit dem übergeordneten Ziel, die Versorgung für die Patienten und die Arbeitsbedingungen für die Beschäftigten zu verbessern. Die Alterung der Gesellschaft wird uns allerdings zu einem sorgfältigeren Umgang mit der Medizin zwingen. „Das Überflüssige, das Sinnlose, das Verschwenderische in der Medizin werden wir uns nicht mehr leisten können", sagt der Gesundheitsjournalist Jörg Blech (Blech, 2005, S. 12).

Jeder Arzt, jeder Pharmaunternehmer, jede Pflegekraft und jeder Medizintechniker, der oder die sich echten Verbesserungen widersetzt und tradierte

Methoden und Machtstrukturen erhalten will, ist verantwortlich, wenn die negativen Folgen der Industrialisierung wie Personalabbau und Rationierungen die Oberhand gewinnen. Die Kräfte der Ökonomie erweisen sich nämlich nicht nur als Gegner der Beschäftigten und Patienten. In vielen Bereichen bringen sie durchaus auch Vorteile. Werden etwa moderne Managementmethoden eingesetzt, werden auch die hierarchischen Strukturen aufgebrochen. Das weit verbreitete Thema Burn-out könnte in den Mittelpunkt der Betrachtungen rücken, die Zufriedenheit und Motivation der Beschäftigten könnte erhöht werden. Es bedarf aber auch eines Umdenkens auf den gerade neu entstehenden Managementebenen. „Unsere Führungskräfte müssen in beiden Dingen versiert sein: Geld und Soziales. Sie müssen dieses Spannungsfeld aushalten können und es nicht auflösen in die eine oder andere Richtung", sagt der Leiter des Bereichs Soziale Arbeit der Caritas Wien, Werner Binnenstein-Bachstein.[123]

Immer wieder hören wir von Politikern, dass wir eines der besten Gesundheitssysteme der Welt haben. Gleichzeitig aber wird kräftig reformiert, gekürzt und gespart. Wir sind überzeugt, dass im bestehenden Gesundheitswesen längst nicht alles rosig aussieht. Es besteht tatsächlich an vielen Ecken und Enden Reformbedarf. Doch dafür braucht es vor allem Transparenz und Offenheit. Wir müssen die Probleme ehrlich ansprechen und dann Lösungen diskutieren. Mit diesem Buch möchten wir einen Beitrag zu diesem Diskussionsprozess leisten. Und wir zeigen die Trends und Entwicklungen sowie ihre – positiven und negativen – Folgen für die Patienten und Beschäftigten. Wir sind überzeugt: Eine gesunde Zukunft ist machbar. Doch es braucht dabei die Mithilfe aller Beteiligten.

Aus diesem Grund setzen wir zusammen mit diesem Buch auch eine Initiative für mehr Transparenz. Wir möchten die bestehenden Probleme aufzeigen, aber auch jene, die durch die Reformen, durch die Industrialisierung und den Spardruck entstehen. Und wir möchten den Leserinnen und Lesern dieses Buches die Möglichkeit geben, das, was im Alltag des Gesundheitswesens falsch läuft, aufzuzeigen. Auf der Internetseite www.medizinvomfliessband.at sammeln wir wahre Geschichten aus dem Medizin- und Pflegebereich. Von Patienten genauso wie von Beschäftigten im Gesundheitswesen. Geschichten über ein System, das immer mehr wie eine Industriebranche geführt und behandelt wird. Wir wollen dabei niemanden persönlich anklagen, beschuldigen oder kritisieren. Wir wollen nur die Schwächen des Systems zeigen. Und das geht am besten mit vielen persönlichen Geschichten – Erzählungen, die zeigen sollen, dass es nicht um Einzelfälle geht, sondern dass die Probleme ein System haben. Machen Sie mit!

---

123 „treffpunkt" – Zeitschrift des Kardinal-König-Hauses, September 2007.

*"Heute sind die Strukturen so, dass Menschen ins Spital
geschickt werden, um zu sterben.
Das ist inhuman und das ist nicht in Ordnung."*
Franz Bittner, Obmann der Wiener Gebietskrankenkasse

Nachworte der Beschäftigten und Gesundheitspolitiker

Die Entwicklungen im Gesundheitswesen werden von den darin tätigen Personen, Beschäftigten, aber auch Politikern sehr unterschiedlich und sehr kontroversiell eingeschätzt. Wie beurteilen allerdings Primarärzte, Krankenschwestern und -pfleger, Turnusärzte, Fachärzte, Apotheker, Physiotherapeuten und Vertreter der Krankenkassen die künftigen Trends? Wovor fürchten sie sich, was sehnen sie herbei? Was würden sie ändern, wenn sie eine Woche Gesundheitsministerin oder Gesundheitsminister wären? Wie werden sich ihr Arbeitsplatz und ihr Berufsbild in Zukunft ändern? Und wie glauben sie selbst, dass künftig die Strukturen im Gesundheitswesen aussehen werden?

Für dieses Buch haben wir nicht nur bei Theoretikern, Gesundheitsökonomen und Gesundheitsmanagern recherchiert, sondern auch mit den Menschen in der Praxis gesprochen. Mit jenen Menschen, die täglich mit Patienten zu tun haben – und mit den Versicherungsvertretern. Ihre Ansichten wollen wir hier einfach unkommentiert und unverändert wiedergeben. Das Gesamtbild der Antworten gibt einen guten Überblick, wie unterschiedlich der Bereich strukturiert ist und wie verschieden die Menschen denken.

Den Auftakt macht ein Gespräch mit den beiden führenden Sozialversicherungsvertretern in Österreich, dem Obmann der Wiener Gebietskrankenkasse und Vorsitzenden der Trägerkonferenz im Hauptverband der Sozialversicherungsträger, dem Gewerkschafter Franz Bittner, und seinem Stellvertreter in der Trägerkonferenz, dem Vizeobmann der Sozialversicherungsanstalt der gewerblichen Wirtschaft und Generalsekretär des ÖVP-Wirtschaftsbundes, Karlheinz Kopf. Das Gespräch fand im Sommer 2007 im Tiroler Bergdorf Alpbach am Rande des dortigen Europäischen Forums Alpbach statt. Der Kongress gilt seit Jahren als Denkerforum, bei dem auch über die jeweils eigenen Grenzen hinaus gedacht werden soll. Wir baten die beiden Krankenversicherungsspitzen deshalb auch um einen Ausblick, wie sich das Gesundheitswesen ihrer Meinung nach in den kommenden Jahren und Jahrzehnten entwickeln wird und verändern soll. Im Anschluss daran haben wir insgesamt zwölf Menschen, die im Gesundheits- und Altenbetreuungsbereich arbeiten, jeweils neun Fragen zu ihrer eigenen Zukunft und jener des Systems gestellt.

Die Krankenkassen-Bosse

Redet man über Reformen im Gesundheitsbereich, taucht sehr schnell die uneinheitliche Finanzierungsstruktur als Problem auf. Krankenkassen zahlen die niedergelassenen Ärzte und einen Teil der Spitalskosten; Bund, Länder und Gemeinden einen anderen Teil der Spitäler. Will eine Seite Kosten reduzieren, versucht sie, Patienten in den Bereich des jeweils anderen zu „verschieben" – also entweder mehr in Spitälern behandeln zu lassen oder eben im niedergelassenen Bereich. Eine einheitliche Finanzierung wird zwar immer wieder als Rezept propagiert, doch keine Seite will Kontrolle und Macht abgeben. Wird es irgendwann eine einheitliche Finanzierung geben?

Franz Bittner: Ja. Ich bin davon überzeugt, sie wird über die bei der letzten Reform gestarteten Landesgesundheitsplattformen stattfinden, die schon jetzt gemeinsam finanzierte Projekte entwickeln sollen. Das ist das einzige Instrument, mit dem derzeit eine Bündelung der Finanzströme möglich ist, und man wird es auch irgendwann komplett so machen. Wahrscheinlich wird der Impuls dazu aus unterschiedlich großen Projekten heraus in diese Richtung kommen. Welches Bundesland mit seinen Krankenversicherungsträgern als erstes die Nase vorn hat, das hat praktisch auch in der Finanzierung die Nase vorne.

Karlheinz Kopf: Also, ich bin hier anderer Meinung. Das heißt, ich denke auch, dass es eine einheitliche Finanzierung geben wird. Aber ich möchte den vielleicht schwierigeren Weg gehen: die ausschließliche Finanzierung aus den Händen der Sozialversicherung und eine strukturelle Trennung der Leistungserbringung und der Finanzierung. Den Umweg über die Landesgesundheitsplattformen brauche ich nicht.

Franz Bittner: Das sehe ich noch nicht als Widerspruch zu mir. Die einheitliche Finanzierung kommt. Ich glaube nur, dass sie über die Plattformen stattfinden wird. Einfach weil dieser Weg schon morgen umsetzbar ist. Finanzierung aus einer Hand aus der Sozialversicherung ist nicht so leicht machbar. Wo wir sicher nicht zusammenkommen, wir zwei, ist die strikte Trennung von Anbietern und Leistungserbringern.

Karlheinz Kopf: Die Dinge hängen zusammen. Derzeit hat man die Parallelität der Finanzströme, die eine Optimierung des Angebots und die Steuerung schwierig machen. Zum anderen hat man die Verquickung, dass die Finanziers gleichzeitig auch Leistungserbringer sind und Spitäler oder Ambulatorien führen. Das macht das System noch komplexer. Ich weiß schon, dass das jetzt eine am grünen Tisch entworfene Vision ist. Aber in Wahrheit ist eine saubere Trennung, wie wir sie bereits zwischen Sozialversicherung und niedergelassenem Bereich haben, sinnvoll. Wir schließen dort mit den Ärzten Verträge ab, und dann vergüten wir die erbrachten Leistungen. So ähnlich würde ich es mir auch im Spital wünschen. Über allem liegt dann der so genannte österreichische Strukturplan Gesundheit als politisches Steuerungsinstrument, das vorgibt, welche Angebote benötigt werden. Nur Leistungen, die diesem ÖSG folgen, dürfen überhaupt aus diesem Topf bezahlt werden. Jeder, der eine Leistung anbietet, die nicht in dieses Konzept passt, kann das natürlich trotzdem machen, aber er muss es selbst zahlen.

Sie haben also beide das gleiche Ziel. Doch die Wege dahin sind unterschiedlich. Es scheint, als dominiere beim einen noch der Wunsch, während sich beim anderen bereits der Pragmatismus breit macht. Wird am Ende also doch die Finanzierung über die Landesplattformen laufen, die Länder und Krankenkassen gemeinsam steuern?

Karlheinz Kopf: Also, das versuche ich zu verhindern, das sage ich gleich.

Franz Bittner: Ich habe hier ja jetzt eigentlich eine starke ÖVP-Position vertreten. Die letzte Regierung von ÖVP und BZÖ bzw. FPÖ ist den Kompromiss gegangen und hat die Landesplattformen entwickelt, weil auch sie keine andere realistische Möglichkeit gesehen hat. Aus Sicht des Bundes waren die Landesgesundheitsplattformen der Kompromiss aus der Zweckmäßigkeit im föderalistischen System in Österreich heraus. Wenn klar ersichtlich ist, dass eine Partei, die dem Liberalen stärker verhaftet ist als die Sozialdemokratie, einen solchen Kompromiss schließen muss, dann kann man als Pragmatiker davon ausgehen, dass die ersten Projekte auf dieser Ebene stattfinden. Dazu müssen die Länder wirklich mit so etwas beginnen und sich mit den Krankenversicherungen verständigen. Wenn diese dann erfolgreich sind, wird der Weg von dort in die andere Richtung gehen. Das ist aber eben ein langer Weg.

Sie haben den Föderalismus und die Unbeweglichkeit der Bundesländer angesprochen – ist der Föderalismus gesundheitsgefährdend?

Franz Bittner: In manchen Bereichen ja. Der Förderalismus stört ja das System in einem großen Ausmaß. Er kostet sehr viel Geld und im Gesundheitswesen im Besonderen. Die Landesplattformen sind logischerweise eine stark förderalistische Position, da bin ich bei Karlheinz, denn die ist ja das eigentliche Problem.

Karlheinz Kopf: Die Zwischenüberschrift ist damit schon gerettet.

Franz Bittner: Kopf präferiert den kurzen Weg – und ich hätte auch nichts dagegen. Was ich nicht teile mit dem Kollegen Kopf ist die völlige Trennung von Einkäufern und Leistungsanbietern. Das kann ich mir nicht vorstellen. Nicht aus dem sozialdemokratischen Blickwinkel, sondern weil es eine Fülle von Einrichtungen gibt, wo man dann vor der Entscheidung steht, ob man sie privatisiert oder ob man sie schließt. Damit sind etwa die Unfallkrankenhäuser gemeint oder die Gesundheitszentren der Gebietskrankenkassen, die Rehabilitationszentren der Pensionsversicherungen und viele andere Bereiche, wie die Rehabilitationseinrichtungen der Unfallversicherung.

Wie soll diese Trennung konkret aussehen?

Karlheinz Kopf: Ich skizziere ja jetzt einfach einmal einen Idealzustand. Wir wollen ja über die Zukunft sprechen. Und der lautet: Ich habe über allem selbstverständlich eine politisch gesteuerte Strukturplanung. Ohne die geht es ja nicht. Ich will ja eine flächendeckende Versorgung ...

Franz Bittner: ... Konsens. Die Politik hat festzulegen, was zu tun ist ...

Karlheinz Kopf: ... und sie hat auch notfalls einzugreifen, wenn irgendwo Engpässe entstehen. Aber ansonsten möchte ich, dass einer die Finanzierung übernimmt. Er hat die Beiträge aus der Krankenversicherung und bekommt auch die Steuergelder, die jetzt an die Länder fließen. Und auf der anderen Seite hab ich die Leistungserbringer, und dort ist völlig egal, ob das ein Ordensspital, ein Privater ist oder eine Stadt oder ein Land. Die Politik muss dort einschreiten, wo es eine Unterversorgung gibt. Wenn sich also irgendwo kein privater Anbieter findet, wird wohl oder übel die öffentliche Hand, also die Länder oder Gemeinden, dort eine Einrichtung betreiben. Weil die Kassen aber finanzieren, was im ÖSG vorgesehen ist, hat man dann auch die Gewähr, dass die erbrachten Leistungen bezahlt werden. Derzeit gibt es eine völlig heterogene Situation: Die Krankenkassen haben selbst Spitäler, Ambulatorien und und und.

Und diese Einrichtungen müssen die Krankenkassen dann verkaufen?

Franz Bittner: In seiner Konsequenz ja.

An wen sollen die Kassen ihre Einrichtungen verkaufen? Sollen sie diese privatisieren?

Karlheinz Kopf: Das bleibt ihnen überlassen. Sie sollten sicher einen Käufer suchen. Der kann dann ja Auflagen bekommen. So wie die Wettbewerbshüter in anderen Bereichen eingreifen, wenn die Situationen nicht mehr passen, kann das auch hier das Fall sein. Die Kassen bekommen dann etwa die Auflagen, sich von etwas zu trennen. Die Länder und Privaten müssen ihr Leistungsangebot an den ÖSG anpassen. Natürlich kann jeder eine Einrichtung dann auch unwirtschaftlich führen, wenn er glaubt, mehr anbieten zu müssen. Er bekommt aber eben nur die Leistungen ersetzt, die der ÖSG vorschreibt. Bietet man was anderes an, ist es selbst zu finanzieren.

Wie sollen die Gelder dann verteilt werden? Über so genannte Fallpauschalen, wie sie in Deutschland bereits im Einsatz und wie sie in der Schweiz geplant sind?

Karlheinz Kopf: Das ist ein Vertragssystem wie mit niedergelassenen Ärzten, die auch nach Leistungen bezahlt werden.

Franz Bittner: Das ist mir zu einfach. Es entspricht nicht der derzeitigen Struktur. Man wird eigene Einrichtungen, die erfolgreich sind, nicht abgeben, nur weil sie vielleicht auch mit dem niedergelassenen Bereich konkurrieren. Wenn es Einrichtungen gibt, die teurer sind, haben wir schon jetzt echten Handlungsbedarf. Aber wir haben auch Einrichtungen, die Leistungen erbringen, die der niedergelassene Bereich nicht bereit ist zu erbringen. Wenn du, Karlheinz, sagst, dass die Sozialversicherungen diese Leistungen nicht mehr erbringen sollen, dann verschieben sich solche „unwirtschaftliche" Bereiche wohl zu den

Ländern. Das soll mir auch recht sein. Aber es gibt Bereiche, die wir anbieten, die sonst niemand machen will, weil es nicht attraktiv ist. Etwa weil wir sozial Schwache betreuen oder alte Menschen, die in der Privatwirtschaft niemand in einer Privatordination sehen will.

Karlheinz Kopf: Ja klar, wenn es irgendwo einen Mangel an Bedarfsdeckung gibt, wird die Politik handeln müssen. Aber jetzt ist das ja nicht der Fall, es ist im Gegenteil zu viel. Die öffentliche Hand, also die Länder und Gemeinden, haben zu viele Strukturen geschaffen, wo der Restrukturierungsbedarf politisch nun nicht mehr durchsetzbar ist. Schließ einmal irgendwo eine Abteilung, da gibt es einen riesigen Wirbel.

Franz Bittner: Ja, das geht nicht, selbst wenn es sinnvoll ist. Schließ etwa in einem Haus eine Chirurgie und mach gleichzeitig eine Neurologie auf. Der Primar hat in diesem unehrlichen System, wo er nicht einmal ordentlich bezahlt wird, sondern an sonderklasseversicherten Patienten in Privatbetten mitverdient, den Nachteil. Wenn ich also Betten abbaue, gebe ich Betten vom Primar der Chirurgie an den Primar der Neurologie. Das ist schon vom Dienstvertrag her gar nicht denkbar.

Wird es also auch künftig Einrichtungen geben, wo es eine starke Gruppe gibt, die öffentlich Druck dafür macht und nicht dort, wo es gesundheitspolitisch einen Sinn ergibt?

Karlheinz Kopf: Das ist die jetzige Situation. Später habe ich aber ja eine Trennung. Da kann schon einer irgendwo ein Spital bauen und betreiben. Aber es zahlt ihm niemand mehr, wenn es im ÖSG nicht vorgesehen ist. Jene Bereiche, die keiner macht, aber die benötigt und finanziert würden, können dadurch wieder wirtschaftlich attraktiv sein. Da wird dann schon einer kommen und es machen. Das ist in einer Marktwirtschaft so. Wenn ich irgendwo Nachfrage habe, die nicht gedeckt werden kann, wird es für einen Privaten attraktiv sein, weil es finanziert wird.

Es gibt Menschen, die sagen, dass es nicht nur zu viele Krankenhäuser gibt, sondern auch zu viele Krankenversicherungen. Wenn es eine einheitliche Finanzierung durch die Kassen gibt, braucht es da eigentlich noch neun Gebietskrankenkassen und Sonderversicherungsträger wie die Bauernkasse, die Beamtenversicherung, die Kasse der Eisenbahner und jene der Selbstständigen?

Karlheinz Kopf: Warum nicht? Es gibt ja auch unterschiedliche Situationen. Natürlich gleichen wir bereits den Beitragssatz in der Krankenversicherung an, aber ich habe etwa bei Selbstständigen und Unselbstständigen eine unterschiedliche Einkommensermittlung. Theoretisch auch eine unterschiedliche Leistungshonorierung. Wenn ich den Finanzstrom der Gebietskrankenkassen kanalisieren kann in einen, dann hab ich in Wirklichkeit noch fünf echte Krankenkassen, die Gebietskrankenkasse, die Beamten, die Eisenbahner, die Bauern und uns, die Selbstständigen.

Wir leben aber in einer Arbeitswelt, in der die Beschäftigten längst nicht mehr ihr Leben lang in einer Kasse bleiben. Immer mehr Menschen wechseln die Beschäftigungsformen, sind manchmal angestellt und dann wieder freiberuflich. Ist das nicht ein enormer Aufwand, wenn die immer zwischen den Versicherungen hin- und herwechseln?

Karlheinz Kopf: Gerade weil es diese unterschiedlichen Situationen und die beruflichen Wechsel der Menschen gibt, sind die verschiedenen Kassen sinnvoll. Außerdem hat man so zumindest etwas Wettbewerb, auch wenn es eher ein Beautycontest ist, weil man ja ein Pflichtversicherungssystem hat. Ich möchte nicht eine Einheitskasse mit einer Pflichtversicherung haben. Ich möchte aber auch nicht die deutschen Verhältnisse mit konkurrierenden Kassen, weil sich dort zeigt, dass der Wettbewerb offensichtlich nichts bringt außer höhere Verwaltungskosten, die vermutlich in Werbungskosten stecken. Ein Wettbewerb von Ideen und Benchmarks ist mir aber sehr recht.

Franz Bittner: Der Arbeitsmarkt ist tatsächlich gekennzeichnet von prekären Beschäftigungsverhältnissen, die derzeit vor allem der Selbstständigenversicherung zugute kommen. Sie hat dadurch viele junge Versicherte mit guten Gesundheitsrisiken. Die Gebietskrankenkassen haben so mehr ältere Menschen, die auch mehr Unterstützung benötigen. Hier müsste man einen gerechten Ausgleich für beide Seiten schaffen.

Durch die Finanzierung aus einer Hand würden auch Steuermittel in die Sozialversicherung fließen. Gleichzeitig steigt schon jetzt der Steueranteil im Gesundheitswesen. Verlieren die Krankenversicherungen dadurch nicht ihre Legitimation?

Karlheinz Kopf: Der Steueranteil steigt? Echt? Ich möchte jedenfalls beim Versicherungsprinzip bleiben wollen. Und selbst wenn es zu einer Verbreiterung der Beitragsgrundlage durch die Einbeziehung anderer Einkommensarten kommt, darf die nur das Ziel haben, die Lohnnebenkosten zu senken und nicht das Ziel, mehr Geld ins System zu bringen.

Franz Bittner: Karlheinz muss das so sagen. Er braucht ja etwas für seine Leute.

Karlheinz Kopf: Klar ist jedenfalls, dass es auch durch die Verbreiterung der Basis ein Beitragssystem bleibt.

Diese Verbreiterung der Beitragsgrundlage und die Besteuerung von Kapital- und Vermögenserträgen ist eigentlich eine Forderung der SPÖ. Was ist der Hintergrund?

Karlheinz Kopf: Der Anteil der Löhne und Gehälter am Volkseinkommen, also der Anteil der Lohnsumme, sinkt relativ. Es gibt heute Leute, die ihren Lebensunterhalt auch aus Kapitalerträgen bestreiten. Es geht ja um Gerechtigkeit, dass jeder Versicherte gemäß seiner Leistungsfähigkeit bis zur Höchstbeitragsgrundlage zahlt. Wir wollen aber nicht mehr Geld ins System bringen, sondern die Lohnnebenkosten, ist gleich die Beiträge, senken.

Franz Bittner: Das Wirtschaftsforschungsinstitut hat für uns errechnet, wenn man die Beitragsgrundlage verbreitert und gleichzeitig auch die Wertschöpfung einbezieht, könnte man die Beiträge zur Krankenversicherung für Arbeitnehmer und Arbeitgeber jeweils von derzeit 3,75 Prozent auf 2,5 Prozent reduzieren. Damit könnte man also die Arbeitskosten reduzieren, wenn man es wertneutral macht. Wenn man die Beiträge nur um einen Prozentpunkt senkt, bleibt sogar Geld für das System übrig.
Karlheinz Kopf: In der Folge klaffen aber die Beitragsgrundlagen auseinander. Die Arbeitgeber zahlen dann eben aufgrund einiger Produktionsfaktoren. Ich habe auch keine Scheu, in den Mund zu nehmen, dass diese Produktionsfaktoren auch Abschreibungen und Zinsaufwendungen sein können, was immer als Wertschöpfungsabgabe verteufelt wird. Natürlich ist das nicht investitionsfreundlich. Aber das, was wir jetzt haben, ist beschäftigungsfeindlich. Wir haben in den Unternehmen eben Aufwand für Personal und Aufwand für Abschreibungen. Das könnte ich gleichwertig behandeln.

Das wird die Industriellenvereinigung nicht gerne hören. Allerdings gibt es auch immer weniger Industriebeschäftigte.
Karlheinz Kopf: Eben.
Franz Bittner: Ja, das ist ja der Grund, warum das einen Sinn ergibt. Derzeit finanzieren vor allem die Dienstleister den Wohlfahrtsbereich. Eine Änderung würde zu einer Entlastung der Dienstleistung führen. Und das würde auch in vielen Bereichen neue Investitionen ermöglichen und die Konsumquote erhöhen.

Und nicht zuletzt auch die vielen Beschäftigten im Gesundheitswesen günstiger machen? Die Personalkosten liegen ja bei bis zu 70 Prozent.
Karlheinz Kopf: Dort eine Entlastung zu bekommen, wäre sicher ein schöner Nebeneffekt.

Eine Vision, die im Zusammenhang mit Gesundheitsreformen von einigen Experten immer wieder entwickelt wird, ist, dass sich die Versorgung auf die medizinische Grundversorgung reduzieren wird. Alles was darüber hinausgeht, könnte dann privat zu versichern oder zu zahlen sein.
Franz Bittner: Hier bin ich eher wieder Pragmatiker. Wenn sich nichts ändert und wir das Finanzierungssystem nicht umstellen, werden die Mittel geringer, und das wird zwangsweise dazu führen, dass es zu einer Grundversorgung kommt. Die Debatte wird uns nicht erspart bleiben, wenn das System nicht die nötigen Mittel bereitstellt. Wenn jemand über seine Versicherung dann nicht mehr alles finanziert bekommt, haben wir nicht mehr eine Diskussion um die Hotelkomponente in der Sonderklasse. Wir kommen dann hin zur Finanzierung des höherwertigen Stent oder höherwertigen Implantats. Das ist dann was anderes als Zwei-Klassen-Medizin. Wer Geld hat, kann sich derzeit nicht mehr aussuchen. Er kann sich den Operateur aussuchen, aber nicht das beste Implan-

tat. Es gibt aber Bereiche im österreichischen Gesundheitssystem, wo es diese Grundversorgung bereits gibt. Etwa im Zahnbereich. Hier zahlt die Krankenversicherung nichts dazu. Wir zahlen nur die Prothetik, aber etwa überhaupt keine Implantattechnik.

Karlheinz Kopf: Im Pensionsbereich gibt es durch die Höchstbemessungsgrundlage eine Grundversorgung. Man bekommt dadurch eine nach oben begrenze Höchstpension. Wer mehr will, muss das privat versichern. Im Gesundheitsbereich bin ich aber bei Franz Bittner. So etwas möchte ich nicht – eine Gesundheitsversorgung, die irgendwo abschneidet. Eine Grundversorgung, wo es dann heißt, ab einem Alter von 70 Jahren gibt es etwa das künstliche Knie oder die Hüfte nicht mehr.

Franz Bittner: Es wäre allerdings recht leicht machbar, dass das nicht passiert. Die Gesundheitsausgaben liegen seit Jahren etwa konstant bei zehn Prozent des BIP, und damit kommen wir ja eigentlich aus. Gelingt es uns, diesen Teil zu halten, kann wenig passieren.

Karlheinz Kopf: Vorsicht! Die gleiche Betrachtung streben andere auch an, etwa das Bildungswesen und andere Bereiche. Das würde außerdem bedeuten, dass man nie Geld frei machen kann für einen Zukunftsbereich, den wir heute noch nicht kennen.

Franz Bittner: Ich will damit ja nicht sagen, dass sich nichts ändern kann im System. Die Umwandlung von Spitals- in Pflegebetten reduziert ja nicht die Betten, macht aber das System vielleicht besser.

Karlheinz Kopf: Natürlich ist es unrealistisch, im Gesundheitsbereich zu glauben, dass die Ausgaben sinken können. Aus den zehn Prozent, die wir ja jetzt haben, kann man aber umgekehrt auch ohne Steigerung der Ausgaben noch viel mehr für die Patienten herausholen.

Können Sie ein Beispiel dafür nennen?

Franz Bittner: Wir haben etwa eine Osteoporosestudie, die zeigt, dass wir viel Geld für hervorragende Diagnostik ausgeben – zum Teil unnötig – und außerdem eine schlechte Therapie haben. Im internationalen Vergleich geben wir das meiste Geld für Osteoporose aus. Die Schweden geben pro Fall etwa 10.000 Euro aus und wir 30.000. Zudem fehlen klare Behandlungsrichtlinien. Wenn sich etwa eine 65-Jährige den Arm bricht, bekommt sie einen Gips, ohne dass im Krankenhaus jemand nachschaut, ob sie Osteoporose hat. Umgekehrt messen wir wahllos bei Menschen, wo es keine Anzeichen für Osteoporose gibt, die Knochendichte und erwischen die 65-Jährige mit Osteoporose noch immer nicht, weil es keine Guidelines gibt und wir sie ohne Untersuchung vom Spital wieder heimschicken. Das ist Ressourcenvergeudung. Wir könnten mehr machen.

Karlheinz Kopf: Woran liegt es in diesem Fall?

Franz Bittner: An den fehlenden Richtlinien und vor allem an den fehlenden Sanktionsmöglichkeiten. Medizinisch und wissenschaftlich ist das alles ausverhandelt. Dennoch wird gemacht, was Geld bringt. Es wird etwa bereits 55-Jährigen angeboten, die Knochendichte zu messen, obwohl klar ist, dass das noch nichts bringt. Es ist so, als würde ich ständig erwischt beim Schlecht-Auto-Fahren. Da sollte man überlegen, ob man nicht noch einen Kurs machen sollte.

Karlheinz Kopf: Nach meinem Modell mit einem Finanzier, nämlich der Sozialversicherung, könnte diese so eine Bedingung aufstellen.

Franz Bittner: Das tun wir ja jetzt auch.

Karlheinz Kopf: In letzter Konsequenz ist dann eben der Vertrag zu kündigen, wenn jemand ihn nicht erfüllt. Das ist derzeit aber schwer.

Pflegeorganisationen kritisieren immer wieder die unübersichtliche Finanzierungsstruktur, die es auch in ihrem Bereich gibt. Ähnlich wie Sie beide wünschen sich diese auch die Finanzierung der Pflege aus einer Hand. Ein neuer Pflegefonds könnte die Mittel bündeln und soll bei den Krankenversicherungen angesiedelt werden. Was halten Sie von dieser gesamthaften Finanzierung von Gesundheit und Altenbetreuung aus einer Hand?

Franz Bittner: Es spricht sicher einiges dafür. Wenn wir die Position vertreten, alles aus einer Hand zu finanzieren, kann man darüber nachdenken, ob es nicht sinnvoll ist, eben von der Geburt bis zur Palliativmedizin alles zu finanzieren. Wir wissen ja auch, dass das Sterben in der Regel vor allem in den Ballungszentren in den Krankenhäusern stattfindet. Die Bettenstation in einem Pflegeheim ist ja mit einer echten Erkrankung überfordert und schickt die Menschen dann ins Spital. Und schon haben wir drei Bereiche: Im Pensionistenheim zahlt man selbst mit Pflegegeld. Und in der Bettenstation steigen die Kosten auf 70 Euro pro Tag, wobei mir bei der Höhe auch nicht nachvollziehbar ist, was die dort tun. Es ist dem Personal gesetzlich ja nicht erlaubt, etwa eine Infusion anzuhängen. Also muss man jemanden dafür ins Spital schicken. Das ist ein ineffizientes System. Hier kann man schon sagen, dass die letzten Tage eines Menschen dadurch sehr inhuman gestaltet werden. Ob wir diese gemeinsame Finanzierung aus heutiger Sicht machen können, ist eine andere Frage, es ist aber sicher sinnvoll.

Karlheinz Kopf: Vom Prinzip her hast du völlig Recht. Unser beider Argument für die Finanzierung aus einer Hand ist ja die bessere Abstimmung der verschiedenen Einrichtungsebenen. Hier kann man natürlich die Pflege mitnehmen. Die Frage ist, wo steigt man von unten her mit der Pflegefinanzierung ein? Ab wann zahlen wir denn dann? Außerdem darf es nicht dazu kommen, dass man bei einer Steuerquote von 42 Prozent weitere Einnahmen – Stichwort Pflegeversicherung – erfindet.

Es geht lediglich um die Frage, ob man die bestehenden Finanzströme bündeln soll.

Karlheinz Kopf: Ja, das ist ein reizvoller Gedanke. Nicht unattraktiv. Es wirft einige Fragen auf, aber ...

Franz Bittner: Es wäre sicher vieles humaner und besser zu machen. Die Einrichtungen der Palliativmedizin etwa bei der Caritas Socialis sind humaner. Man hat die Garantie, dass man nicht im Spital stirbt. Heute sind die Strukturen so, dass Menschen ins Spital geschickt werden, um zu sterben. Das ist inhuman und das ist nicht in Ordnung.

Karlheinz Kopf: Ja, es erweitert unseren Ansatz und ist sinnvoll. Man darf aber das System nicht überfordern.

Franz Bittner: Aber es ging ja jetzt nicht um die Frage, wie man die Pflege finanziert, sondern nur, wie man sie steuert. Und als Versichertenvertreter muss ich sagen, dass man durch die Bündelung der Finanzströme sicher mehr Humanität gewinnt.

Medizinisch-technische Assistentin/Analytikerin

Angaben zur Person
Name: Maria Neubauer
Alter: 58
Beruf: biomed. Analytikerin
Arbeitgeber: LKH Graz/Kages

1. *Welche Erwartungen hatten Sie bei Berufseintritt?*
   Keine speziellen, wohl die Erwartung eines angesehenen Berufs und die Vorstellung, dass man immer gebraucht werden würde.

2. *Wie sieht heute die Realität aus?*
   Die Realität entspricht den Erwartungen, vielleicht mit kleinen Einschränkungen, da viele Berufsgruppen in ähnlichen Bereichen Fuß fassen wollen.

3. *Welche Ihrer Tätigkeit machen Sie am liebsten?*
   Man kann praktisch schwer eine Auswahl treffen, da diese mannigfaltigen Aufgabenbereiche alle höchst interessant sind. Mir persönlich gefallen am besten die Gebiete der Hämatologie und der Hämostaseologie.

4. *Welche Ihrer Tätigkeit machen Sie am wenigsten gern?*
   All jene Tätigkeiten, die Routine sind, dennoch gemacht werden müssen und die geistige Mitarbeit nicht besonders fordern.

5. *Was würden Sie brauchen, damit Sie Ihren Beruf besser machen könnten?*
   Der Beruf ist optimal, es bleiben keine Wüsche offen.

6. *Wenn Sie eine Woche Gesundheitsministerin wären, was würden Sie ändern?*
   Verbesserung der ärztlichen Ausbildung. Die Basisversorgung in den Spitälern muss gewährleistet sein. Bei Spezialerkrankungen (nicht akut) Schaffung von Schwerpunktspitälern für die Patientenversorgung.

7. *Wie wird sich Ihr Arbeitsplatz/Berufsfeld in Zukunft ändern?*
   Große Flexibilität ist gefragt, Spezialisierung, besonderes Engagement und Leistung auf dem Gebiet der Forschung; Mobilität innerhalb der EU muss selbstverständlich werden. Auch akademische Karrieren ermöglichen.

8. *Wie wird sich das Gesundheitswesen künftig verändern?*
   Eigenvorsorge und Selbstbehalte werden unumgänglich sein. Medizinische Kosten explodieren auf das 20-fache. Medikamente (z.B. Onkologie, Kardiologie) kosten das 20-fache der herkömmlichen Medizin.

9. *Würden Sie Ihren Beruf wieder ergreifen?*
   Jederzeit! Das ist ein optimaler Beruf – wie es eigentlich alle Berufe des medizinisch-technischen Dienstes sind. Drei Jahre Ausbildung mit allen Möglichkeiten, eine angeschlossene akademische Ausbildung zu absolvieren.

Oberärztin

Angaben zur Person
Name: Claudia Naumann
Alter: 59 Jahre
Beruf: Oberärztin Psychiatrie
Arbeitgeber: Stadt Wien

1. *Welche Erwartungen hatten Sie bei Berufseintritt?*
   Der Kontakt zu den Menschen war mir wichtig, und ich wollte den Menschen mit etwas Nützlichem helfen.

2. *Wie sieht heute die Realität aus?*
   Es finden viele Routineabläufe statt, und ich habe immer weniger Zeit für die Menschen direkt. Der Kontakt beschränkt sich meist auf Rituale.

3. *Welche Ihrer Tätigkeit machen Sie am liebsten?*
   Direkte Gespräche mit den Patienten und daraus auch die Ableitung meiner Handlungsabläufe.

4. *Welche Ihrer Tätigkeit machen Sie am wenigsten gern?*
   Zugeschüttet werden mit irgendwelchen neuen Vorschriften und Reglementierungen.

5. *Was würden Sie brauchen, damit Sie Ihren Beruf besser machen könnten?*
   Mehr Zeit und mehr Kontinuität für die direkte Arbeit mit den Patienten. Das war früher besser und ist heute verloren gegangen.

6. *Wenn Sie eine Woche Gesundheitsministerin wären, was würden Sie ändern?*
   Als Gesundheitsministerin kann ich ja nichts ändern. Finanzministerin wäre besser. In dieser Position würde ich versuchen, das System gerechter zu finanzieren.

7. *Wie wird sich Ihr Arbeitsplatz/Berufsbild in Zukunft ändern?*
   In der Psychiatrie wird stärker medikalisiert. Es gibt immer weniger die Möglichkeit, ganzheitlich mit Patientenproblemen umzugehen.

8. *Wie wird sich das Gesundheitswesen künftig verändern?*
   Es werden wohl mehr Betten abgebaut, was dazu führt, dass wir Patienten auch abweisen müssen. Die Rationierung nimmt also zu.

9. *Würden Sie Ihren Beruf wieder ergreifen?*
   Ja, leider.

Allgemeinmedizinerin

Angaben zur Person
Name: Dr. Tina Bräutigam
Alter: 32
Beruf: Ärztin Allgemeinmedizin
Arbeitgeber: selbstständig, Linz

1. *Welche Erwartungen hatten Sie bei Berufseintritt?*
   In einem umfangreichen und abwechslungsreichen Berufsfeld tätig sein zu können. Kontakt zu anderen Menschen verschiedener Altersgruppen.

2. *Wie sieht heute die Realität aus?*
   Auf Grund meiner Wahlarzttätigkeit so, wie ich es mir vorgestellt habe.

3. *Welche Ihrer Tätigkeit machen Sie am liebsten?*
   Das Gespräch und die Arbeit mit meinen Patienten, für die ich mir dank meiner Wahlarzttätigkeit ausreichend Zeit nehmen kann.

4. *Welche Ihrer Tätigkeit machen Sie am wenigsten gern?*
   Die bürokratischen Tätigkeiten wie beispielsweise Abrechnung etc.

5. *Was würden Sie brauchen, damit Sie Ihren Beruf besser machen könnten?*
   Für die Patienten wäre es besser, wenn sie eine höhere Rückerstattung von der Krankenkasse bekommen würden.

6. *Wenn Sie eine Woche Gesundheitsministerin wären, was würden Sie ändern?*
   Einen generellen Selbstbehalt bei Ärzten einführen.

7. *Wie wird sich Ihr Arbeitsplatz/Berufsfeld in Zukunft ändern?*
   Das hängt vor allem vom „Gesundheitsbudget" ab.

8. *Wie wird sich das Gesundheitswesen künftig verändern?*
   Das Gesundheitswesen wird, so wie es derzeit existiert, nicht mehr lange aufrecht zu erhalten sein. Aufwändigere Diagnostik und aufwändigere Therapien bringen eben auch mehr Kosten.

9. *Würden Sie Ihren Beruf wieder ergreifen?*
   Ja, ich könnte mir trotz der vielen „Hürden" keinen schöneren Beruf vorstellen.

Diplomierte Gesundheits- und Krankenschwester/Spital

Angaben zur Person
Name: Elfriede Fridrich
Alter: 48
Beruf: DGKS
Arbeitgeber: Privatspital

1. *Welche Erwartungen hatten Sie bei Berufseintritt?*
   Mit Menschen zu arbeiten, sie zu unterstützen und für sie da zu sein.

2. *Wie sieht heute die Realität aus?*
   Genauso, ich kann diese Ideale umsetzen.

3. *Welche Ihrer Tätigkeit machen Sie am liebsten?*
   Mit Patienten reden. Eigenverantwortung in der Betreuung und Pflege.

4. *Welche Ihrer Tätigkeit machen Sie am wenigsten gern?*
   Chemotherapie richten; Nachtdienst.

5. *Was würden Sie brauchen, damit Sie Ihren Beruf besser machen könnten?*
   Ich habe alles, um meinen Beruf gut ausüben zu können.

6. *Wenn Sie eine Woche Gesundheitsministerin wären, was würden Sie ändern?*
   Aufbau von extramuraler Versorgung, insbesondere bei pflegebedürftigen Menschen jeden Alters.

7. *Wie wird sich Ihr Arbeitsplatz/Berufsfeld in Zukunft ändern?*
   Ich glaube, in meinem Bereich gar nicht.

8. *Wie wird sich das Gesundheitswesen künftig verändern?*
   Es besteht die Gefahr, dass durch Einsparungen die medizinische und pflegerische Betreuung ins Schwanken kommt.

9. *Würden Sie Ihren Beruf wieder ergreifen?*
   Ja, ich möchte keinen anderen Beruf.

Diplomierte Gesundheits- und Krankenschwester/ Altenbetreuung

Angaben zur Person
Name: Rosa Strohner
Alter: 63
Beruf: DGKS
Arbeitgeber: Medicare

1. *Welche Erwartungen hatten Sie bei Berufseintritt?*
   Helfen, trösten, Sinnvolles tun, positives Feedback.

2. *Wie sieht heute die Realität aus?*
   Hektik, Desorganisation, zu viele Vorschriften, zu wenig Vertrauen in unsere Tätigkeit, viele Vorschriften vom Schreibtisch von Leuten, die keine Ahnung von der Realität haben.

3. *Welche Ihrer Tätigkeit machen Sie am liebsten?*
   Pflege und therapeutische Maßnahmen.

4. *Welche Ihrer Tätigkeit machen Sie am wenigsten gern?*
   Den Arzt bedienen.

5. *Was würden Sie brauchen, damit Sie Ihren Beruf besser machen könnten?*
   Mehr Vertrauen in meine Ausbildung, weniger Vorschriften, weniger Mappenarbeit (Handzeichen etc.), ausreichend Zeit, um sich auf den Rhythmus des Patienten einzustellen.

6. *Wenn Sie eine Woche Gesundheitsministerin wären, was würden Sie ändern?*
   Mehr Personal. Das bedeutet für Patienten in der Pflegestufe bis 5: pro Pflegeperson sechs Patienten, in der Pflegestufe 5–6: vier Patienten und in der Pflegestufe 7 maximal drei Patienten pro Pflegekraft.

7. *Wie wird sich Ihr Arbeitsplatz/Berufsfeld in Zukunft ändern?*
   Unrealistische Vorschriften, noch mehr „Absicherung" durch Schreibarbeit. Noch mehr Sparmaßnahmen, kein individuelles Arbeiten.

8. *Wie wird sich das Gesundheitswesen künftig verändern?*
   Die, die am wenigsten sagen können, werden auch am wenigsten bekommen (zwei Klassen von Medizin und Pflege).

9. *Würden Sie Ihren Beruf wieder ergreifen?*
   Ja! Ja! Ja!

Apotheker

Angaben zur Person
Name: Dr. Klaus Flisser
Alter: 39
Beruf: Apotheker
Arbeitgeber: selbstständig

1. *Welche Erwartungen hatten Sie bei Berufseintritt?*
   Beratungstätigkeit am Endverbraucher, Herstellung von Arzneimitteln.

2. *Wie sieht heute die Realität aus?*
   Hoher Verwaltungsaufwand.

3. *Welche Ihrer Tätigkeit machen Sie am liebsten?*
   Herstellung von Arzneimitteln, Beratung.

4. *Welche Ihrer Tätigkeit machen Sie am wenigsten gern?*
   Rezepttaxierung und -bewilligung.

5. *Was würden Sie brauchen, damit Sie Ihren Beruf besser machen könnten?*
   Weniger Bürokratie in der Abrechnung.

6. *Wenn Sie eine Woche Gesundheitsminister wären, was würden Sie ändern?*
   Hauptaugenmerk auf die Spitalskosten, Einsatz effizienter Arzneimittel forcieren (auch wenn das nicht immer die billigsten sind).

7. *Wie wird sich Ihr Arbeitsplatz/Berufsfeld in Zukunft ändern?*
   Die Konkurrenz wird stark zunehmen. Höhere Anforderungen an die Fortbildung.

8. *Wie wird sich das Gesundheitswesen künftig verändern?*
   Richtung Zwei-Klassen-Medizin, Grundversorgung versus Spitzenmedizin.

9. *Würden Sie Ihren Beruf wieder ergreifen?*
   Ja.

Pflegedienstleitung/Altenpflege

Angaben zur Person
Name: Sonja Wieser
Alter: 36
Beruf: Pflegedienstleitung Altenwohn- und Pflegeheim
Arbeitgeber: Diakonie Kärnten

1. *Welche Erwartungen hatten Sie bei Berufseintritt?*
   Die Betreuung alter Menschen zu verbessern bzw. ihren Lebensabend lebenswert zu gestalten.

2. *Wie sieht heute die Realität aus?*
   Ich habe viele meiner Ziele erreicht und einen Arbeitsplatz, der es mir ermöglicht, sicher noch viel mehr zu erreichen bzw. umzusetzen.

3. *Welche Ihrer Tätigkeit machen Sie am liebsten?*
   Planen und organisieren, strukturieren und evaluieren.

4. *Welche Ihrer Tätigkeit machen Sie am wenigsten gern?*
   Dienstplan schreiben.

5. *Was würden Sie brauchen, damit Sie Ihren Beruf besser machen könnten?*
   Eine bessere Finanzierung der Pflegebetten seitens des Landes, denn nur so könnte man Rahmenbedingungen verändern.

6. *Wenn Sie eine Woche Gesundheitsministerin wären, was würden Sie ändern?*
   Ich würde den Bereich Prävention, Prophylaxe fördern und intensivieren und den Bereich Krankenversicherung überarbeiten.

7. *Wie wird sich Ihr Arbeitsplatz/Berufsfeld in Zukunft ändern?*
   Ich glaube, der Arbeitsplatz wird sich nicht wesentlich verändern, jedoch ist immer mehr „Know-how" nötig, um den Job gut ausüben zu können.

8. *Wie wird sich das Gesundheitswesen künftig verändern?*
   Das System ist so, wie es jetzt ist, künftig nicht mehr finanzierbar. Nur das Anheben der Rezeptgebühr und der Selbstbehalte ist dafür keine Lösung. Versicherungen und Prävention müssen sich viel besser vereinen. Ansonsten wird das System zu teuer für die Bevölkerung und die Grundversorgung nicht mehr gewährleistet sein.

9. *Würden Sie Ihren Beruf wieder ergreifen?*
   Ja, immer wieder.

Pflegehelfer/Altenpflege

Angaben zur Person:
Name: Wolfgang Gstrein
Alter: 35
Beruf: Pflegehelfer
Arbeitgeber: Sozialzentrum Satteins

1. *Welche Erwartungen hatten Sie bei Berufseintritt?*
   Einen anspruchsvollen Beruf zu haben. Mit Menschen zu arbeiten.

2. *Wie sieht heute die Realität aus?*
   Alles dreht sich schlussendlich ums Geld, was sich in knapp kalkulierter Personalbesetzung niederschlägt. Leistungsansprüche werden immer höher geschraubt, Leistungsnachweise wichtiger. Der bürokratische Aufwand steigt und die pflegerische Seite muss vernachlässigt werden.

3. *Welche Ihrer Tätigkeit machen Sie am liebsten?*
   Arbeit, bei der ich Zeit habe, um das Wohlsein der Bewohner zu fördern.

4. *Welche Ihrer Tätigkeit machen Sie am wenigsten gern?*
   Lange Berichte über meine Tätigkeiten schreiben, die dann eh niemand liest bzw. nur im Notfall, wenn es um die Abrechnung des Pflegegeldes geht.

5. *Was würden Sie brauchen, damit Sie Ihren Beruf besser machen könnten?*
   Mehr Arbeitskollegen, mehr Fortbildung, weniger Bürokratie.

6. *Wenn Sie eine Woche Gesundheitsminister wären, was würden Sie ändern?*
   Ein einheitliches Sozialversicherungssystem machen, sprich eine Krankenkasse, die für jeden gleich viel bezahlt. Die sozialen Unterschiede in Bezug auf Sozialleistungen sind meiner Ansicht nach zu enorm.

7. *Wie wird sich Ihr Arbeitsplatz/Berufsbild in Zukunft ändern?*
   Computergestützte Leistungsnachweise werden immer genauer. Leistungen werden immer mehr optimiert, sprich: die Arbeitszeit am Bewohner/Patienten wird genauer erfasst bzw. berechnet. Grob gesagt, ist zu befürchten, dass sich das Bild des Pflegers dem Bild des Wärters annähert.

8. *Wie wird sich das Gesundheitswesen künftig verändern?*
   Qualität in der Pflege wird immer mehr zum Luxus, den sich nicht jeder leisten kann. Wer es sich leisten kann, wird Pflege bzw. Betreuung erhalten, wer nicht, wird mit Grundversorgung in allen Belangen zufrieden sein müssen.

9. *Würden Sie Ihren Beruf wieder ergreifen?*
   Ja, denn die Erfahrungen mit den Patienten und Bewohnern sind es wert.

Physiotherapeut

Angaben zur Person
Name: Hannes Rümmele
Alter: 30 Jahre
Beruf: Physiotherapeut
Arbeitgeber: Vorarlberger Krankenhaus-Betriebsgesellschaft

1. *Welche Erwartungen hatten Sie bei Berufseintritt?*
   Als Physiotherapeut arbeitet man idealerweise in einer vielfältigen Arbeitskulisse. Da man viele Möglichkeiten von therapeutischen Maßnahmen hat, möchte man diese auch zur Anwendung bringen.

2. *Wie sieht heute die Realität aus?*
   Natürlich richtet sich der Idealzustand immer nach den Erfordernissen und den Möglichkeiten der Institution, in der man arbeitet. Daher kommt es immer wieder zu dem Gefühl eines „Schaffensvakuums", da man den Eindruck hat, immer dasselbe zu tun.

3. *Welche Ihrer Tätigkeit machen Sie am liebsten?*
   Die Arbeit am Patienten ist mir am liebsten. Sich mit dem Patienten befassen zu können und ein gutes Klima schaffen.

4. *Welche Ihrer Tätigkeit machen Sie am wenigsten gern?*
   Leider nimmt, wie überall im medizinischen Bereich, die Dokumentation immer mehr Raum ein.

5. *Was würden Sie brauchen, damit Sie Ihren Beruf besser machen könnten?*
   Mehr Zeit. Zudem würde ich mir mehr Unterstützung im Fortbildungsbereich wünschen. Je solider die Ausbildung, desto besser die Therapie.

6. *Wenn Sie eine Woche Gesundheitsminister wären, was würden Sie ändern?*
   Ich denke, sinnvolle Veränderungen können nur Hand in Hand mit dem Sozialministerium erreicht werden.

7. *Wie wird sich Ihr Arbeitsplatz/Berufsbild in Zukunft ändern?*
   Momentan wird die Ausbildung zu den Fachhochschulen verlagert – mit einem größeren Schwerpunkt auf wissenschaftlichem Arbeiten. Das bedeutet weiter weg vom Patienten.

8. *Wie wird sich das Gesundheitswesen künftig verändern?*
   Im Gesundheitswesen schlägt leider immer mehr die Tendenz durch, dass, wie in der Wirtschaft auch, durch Personalkürzungen gespart wird. Das bedeutet für alle noch weniger Zeit. Dass darunter die Qualität der Arbeit leiden wird, müssen wir erst erleben, damit wir es glauben.

9. *Würden Sie Ihren Beruf wieder ergreifen?*
   Auf jeden Fall. Ich habe jeden Tag das Gefühl, jemandem geholfen zu haben.

Assistenzarzt

Angaben zur Person:
Name: Klaus C. (Name geändert)
Alter: 30
Beruf: Assistenzarzt/Orthopädie
Arbeitgeber: Stadtspital im Bundesland Salzburg

1. *Welche Erwartungen hatten Sie bei Berufseintritt?*
   Patienten zu helfen.

2. *Wie sieht heute die Realität aus?*
   Die Realität entspricht durchaus den Vorstellungen.

3. *Welche Ihrer Tätigkeit machen Sie am liebsten?*
   Operieren.

4. *Welche Ihrer Tätigkeit machen Sie am wenigsten gern?*
   Infusionen anhängen.

5. *Was würden Sie brauchen, damit Sie Ihren Beruf besser machen könnten?*
   Nichts.

6. *Wenn Sie eine Woche Gesundheitsminister wären, was würden Sie ändern?*
   Ich würde eine Ambulanzgebühr einführen für Patienten, die außerhalb der Ambulanzzeiten kommen und kein Notfall sind.

7. *Wie wird sich Ihr Arbeitsplatz/Berufsbild in Zukunft ändern?*
   Wahrscheinlich nicht wesentlich.

8. *Wie wird sich das Gesundheitswesen künftig verändern?*
   Es wird wohl versucht werden, weiter einzusparen.

9. *Würden Sie Ihren Beruf wieder ergreifen?*
   Ja, sofort.

Primararzt

Angaben zur Person:
Name: Erik F. (Name geändert)
Alter: 57
Beruf: Chirurg
Arbeitgeber: Städtisches Krankenhaus

1. *Welche Erwartungen hatten Sie bei Berufseintritt?*
   Durch soziales und helfendes Engagement Freude, Befriedigung und Erfüllung zu erlangen.

2. *Wie sieht heute die Realität aus?*
   Freude, Befriedigung und Erfüllung im Beruf sind immer noch vorhanden, obwohl der physische und psychische Druck manchmal stark ist.

3. *Welche Ihrer Tätigkeit machen Sie am liebsten?*
   Medizinische Tätigkeiten, die mit meinem erlernten Beruf unmittelbar zusammenhängen, z.B. operieren, endoskopieren und der Umgang mit den Patienten.

4. *Welche Ihrer Tätigkeit machen Sie am wenigsten gern?*
   Administration, „sinnlose" Besprechungen und Sitzungen ...

5. *Was würden Sie brauchen, damit Sie Ihren Beruf besser machen könnten?*
   Mehr Zeit!

6. *Wenn Sie eine Woche Gesundheitsminister wären, was würden Sie ändern?*
   Die „leistungsfeindliche" Plafondierung der erbrachten Leistungen in den Spitälern abschaffen. Die Spitalsbehörde (Land) darf nicht „Mitspieler" und „Schiedsrichter" in einer Person sein!

7. *Wie wird sich Ihr Arbeitsplatz/Berufsfeld in Zukunft ändern?*
   Durch die Zentralisierung und die zunehmende Spezialisierung wird das Leistungsspektrum eingeschränkt, die Motivation wird verloren gehen.

8. *Wie wird sich das Gesundheitswesen künftig verändern?*
   Weniger finanzielle Ressourcen, Einschränkung der „finanzierbaren" Leistungen, Zentralisierung und Zusammenlegung von Spitälern, Gruppenpraxen im niedergelassenen Bereich, Intensivierung der Prophylaxe ...

9. *Würden Sie Ihren Beruf wieder ergreifen?*
   Ja, auf jeden Fall.

Forschender Arzt

Angaben zur Person
Name: Thomas K. (Name geändert)
Alter: 35
Beruf: Arzt
Arbeitgeber: AKH Wien

1. *Welche Erwartungen hatten Sie bei Berufseintritt?*
   Starker Konkurrenzkampf.

2. *Wie sieht heute die Realität aus?*
   Ebenso.

3. *Welche Ihrer Tätigkeit machen Sie am liebsten?*
   Interventionen (Gastroskopie, Herzkatheter etc.).

4. *Welche Ihrer Tätigkeit machen Sie am wenigsten gern?*
   Blutabnahmen, venöse Zugänge legen, Infusionen anhängen. All diese Tätigkeiten sind von Gesetzes her Arbeit des Pflegepersonals.

5. *Was würden Sie brauchen, damit Sie Ihren Beruf besser machen könnten?*
   Weniger Nachtdienste, mehr Forschungszeit. Zur Zeit wird Forschung im ärztlichen Beruf hauptsächlich in der Freizeit betrieben.

6. *Wenn Sie eine Woche Gesundheitsminister wären, was würden Sie ändern?*
   Strukturen, die Arzttätigkeit und Forschungszeit betreffen, österreichweit vereinheitlichen: Ärzte sollen Medizin und nicht „Hilfsarbeit" verrichten. Es braucht einen fixen Prozentsatz an echter Forschungsarbeit neben der klinischen Arbeit.

7. *Wie wird sich Ihr Arbeitsplatz/Berufsfeld in Zukunft ändern?*
   Ist ungewiss. In erster Linie werden wohl einige Stellen abgebaut werden.

8. *Wie wird sich das Gesundheitswesen künftig verändern?*
   Es müssen unbedingt mehr Ärzte angestellt werden, damit das System nicht früher oder später zusammenbricht.

9. *Würden Sie Ihren Beruf wieder ergreifen?*
   Ja.

Literatur

Bartens Werner (2007) Das Ärztehasserbuch, München
Blech Jörg (2005) Heillose Medizin – Fragwürdige Therapien und wie Sie sich davor schützen können, Frankfurt/Main
Böhlke Rudolf/Söhnle Niels/Viering Stefan (2005) Gesundheitsversorgung 2020, hg. v. Ernst & Young, Frankfurt/Main
Breitscheidel Markus (2006) Gesund gepflegt statt abgezockt – Wege zur würdigen Altenbetreuung, Berlin
Breyer Friedrich/Zweifel Peter/Kifmann Mathias (2005) Gesundheitsökonomik, Berlin
Bundesärztekammer (2007) Zunehmende Privatisierung von Krankenhäusern in Deutschland, Bonn
Chorherr Thomas (2007) Hilfe, wer pflegt mich?, Wien
Danzinger Anna/Kloimüller Irene (2003) Meisterhafte Pflegekunst – Altersgerechte Karrierewege im Pflegeberuf. Projektbericht, Wien
Donohue Julie et al. (2007) A Decade of Direct-to-Consumer Advertising of Prescription Drugs. In: NEJM August 16 (7)
Flenreiss Gerhard (Hg) (2004) Sicher.Flexibel. Zeitarbeit in Österreich, Wien
Friedman Thomas (2006) Die Welt ist flach, Frankfurt/Main
Goldman Dana/Joyce Geoffrey/Zheng Yuhui (2007) Increase in Prescription Drug Cost Sharing Associated With Lower Rates of Drug Treatment, Adherence. JAMA 298 (1), 61–69
Hall Robert E/Jones Charles I (2007) The Value of Life and the Rise in Health Spending. Quaterly Journal of Economics 2
Hirm Wolfgang (2007) Angriff aus Asien – Wie uns die neuen Wirtschaftsmächte überholen, Frankfurt/Main
Hofmarcher Maria/Rack Herta (2006) Gesundheitssysteme im Wandel – Österreich, European Observatory on Health Systems and Policies, Berlin
Hofmarcher Maria/Riedel Monika (2002) Nachfragemodell Gesundheitswesen – Endbericht II, Wien
Isfort Michael/Weidner Frank (2007) Pflege-Thermometer 2007, Köln
Jessen Jens (2006) Feuilleton. Die Zeit, 26.10.2006, Hamburg
Kammertöns Hanns-Bruno/Lebert Stephan (2007) Ich hasse den Tod – Dossier. Die Zeit, 6.6.2007, pp. 15 ff., Hamburg
Klauber Jürgen/Robra Bernt-Peter/Schellschmidt Henner (2007) Krankenhausreport 2006, Bonn
Kopetsch Thomas (2001) Zur Rationierung medizinischer Leistungen im Rahmen der gesetzlichen Krankenversicherung, Baden-Baden
Krajic Karl/Nowak Peter (2005) Pflegenotstand in der mobilen Pflege? – Diagnosen und Lösungsmöglichkeiten, Wien
Merz Friedrich (2004) Nur wer sich ändert, wird bestehen – Vom Ende der Wohlstandsillusion – Kursbestimmung für unsere Zukunft, Freiburg

Müschenich Markus et al. (2007) ConceptHospital – Strategien für das Krankenhaus der Zukunft. In: Klauber Jürgen et al., Krankenhaus-Report 2006, Bonn

Niejahr Elisabeth (2005) Alt sind nur die anderen – So werden wir leben, lieben und arbeiten, Frankfurt/Main

Niermann Inga (2007) „Blutige Entlassung" verlagert Kosten in die Reha. Deutsches Ärzteblatt, April 2007

Nützel Nikolaus (2007) Gesundheitspolitik ohne Rezept – Warum Deutschlands Medizinbetrieb so schwer zu kurieren ist, München

OECD (2004) Auf dem Weg zu leistungsstarken Gesundheitssystemen, Paris

Österreichisches Bundesinstitut für Gesundheitswesen (2006) Pflegebericht, Wien

Pelikan Jürgen et al. (2003) Das gesundheitsfördernde Krankenhaus, hg. v. Bundesministerium für Soziale Sicherheit und Generationen, Wien

Peters Maren (2007) Kurze Nächte, krumme Rücken, kranke Seelen. Der Tagesspiegel, 15.4.2007, Berlin

Reisner Christoph/Dihlmann Michael (2006) [Wahl]Arzt in Österreich – Überlebensstrategien im Gesundheitssystem von morgen, Wien

Riedel Monika et al. (2002) Nachfragemodell Gesundheitswesen. Endbericht Teil II – Studie im Auftrag des Bundesministeriums für soziale Sicherheit und Generationen, Wien

Rümmele Martin (2005) Kranke Geschäfte mit unserer Gesundheit, St. Pölten

Sachverständigenrat für die Konzertierte Aktion im Gesundheitswesen (1996) Gesundheitswesen in Deutschland – Kostenfaktor und Zukunftsbranche, vol I, Bonn

Sachverständigenrat zur Begutachtung der Entwicklung im Gesundheitswesen (2007) Kooperation und Verantwortung – Voraussetzungen einer zielorientierten Gesundheitsversorgung, Kurzfassung, Bonn

Salfeld Rainer/Wettke Jürgen (2001) Die Zukunft des deutschen Gesundheitswesens – Perspektiven und Konzepte, Berlin

Schirrmacher Frank (2006) Minimum – Vom Vergehen und Neuentstehen unserer Gemeinschaft, München

Silvers John Byron (2001) The role of the capital markets in restructuring health care. In: Schmidt Christian/Möller Johannes (2007) Katalysatoren des Wandels. In: Klauber Jürgen et al. (2007) Krankenhausreport 2006, Bonn

Simsa Ruth et al. (2003) Personalmanagement und Arbeitszufriedenheit in Organisationen der Altenpflege und -beratung, Wien

von Weizsäcker Ernst Ulrich/Young Oran/Finger Matthias (Hg) (2006) Grenzen der Privatisierung – Bericht an den Club of Rome, Stuttgart

Wettke Jürgen (2007) Deutscher Krankenhausmarkt im europäischen/internationalen Umfeld. In: Klauber Jürgen et al. (2007) Krankenhaus-Report 2006, Bonn

Wurzer Alfred et al. (2004) Selbstbehalte – Eine Bestandsaufnahme zur Orientierungshilfe, Klagenfurt

Glossar

Angebotsinduzierte Nachfrage: Der Erbringer einer Leistung oder eines Gutes bestimmt durch das Angebot, welche Leistung ein Kunde nachfrägt. Dem liegt oft ein Informationsmangel seitens des Kunden zugrunde.

Arbeitgeberbeitrag: Anteil des Sozialversicherungsbeitrags, den der Arbeitgeber direkt zahlt. Beträgt in Deutschland und Österreich bei der Krankenversicherung für gewöhnlich 50 Prozent und wird den → *Lohnnebenkosten* zugerechnet. Der Name ist irreführend, da der Arbeitgeberbeitrag ebenfalls ein Bestandteil des Lohns ist, eigentlich also vom Lohn des Beschäftigten abgezogen wird.

Arbeitskräfteüberlasser: Überlasser ist, wer Arbeitskräfte zur Arbeitsleistung an Dritte vertraglich verpflichtet. Der Überlasser ist im arbeits- und sozialrechtlichen Sinn Arbeitgeber, er besitzt alle mit dem Dienstverhältnis zusammenhängenden Rechte und Pflichten. Die zwischen Überlasser und Arbeitnehmer getroffene Vereinbarung über die Arbeitsbedingungen ist im Dienstvertrag geregelt. Wird die Arbeitskraft einem Beschäftiger überlassen, ist der Überlasser verpflichtet, der Arbeitskraft die wesentlichen Umstände seiner Überlassung mitzuteilen (Beschäftiger, Arbeitszeit und -ort, Entgelt und Dauer der Überlassung). Der Überlasser ist verantwortlich für die Einhaltung des Arbeitsschutzes. Er muss die Überlassung unverzüglich beenden, sobald er weiß oder wissen muss, dass der Beschäftiger trotz Aufforderung die Arbeitnehmerschutz- oder die Fürsorgepflichten nicht einhält.

ASVG: Allgemeines Sozialversicherungsgesetz. Regelt das Gesundheitssystem. Seit der Einführung im Jahr 1956 wurde es 68-mal geändert.

Ausgliederungen: Das Verlagern von Dienstleistungen aus dem Unternehmen in Tochterfirmen oder Fremdunternehmen. Hauptgrund für Ausgliederungen ist in der Regel der Versuch, Kosten einzusparen.

Behandlungspfade: Leitlinie zur besten Durchführung einer Krankenhaus-Gesamtbehandlung unter Wahrung der festgelegten Behandlungsqualität und Berücksichtigung der notwendigen und verfügbaren Ressourcen sowie unter Festlegung der Aufgaben und der Durchführungs- und Ergebnisverantwortlichkeiten. Behandlungspfade steuern den Behandlungsprozess, sind gleichzeitig ein behandlungsbegleitendes Dokumentationsinstrument und erlauben das Kommentieren von Abweichungen von der Norm zum Zwecke fortgesetzter Evaluation und Verbesserung. Meist werden sie berufsgruppen- und institutionsübergreifend im Konsens im Behandlungsteam gefunden. Durch die strukturierte Dokumentation geplanter Behandlungen, Operationen, Medikamentengaben, Aufenthalte etc. können Behandlungspfade auch als Instrument der Plankostenrechnung genutzt werden.

Beveridge-System: Dieses auch als „universalistisch" bezeichnete Modell ist im Gegensatz zum so genannten → *Bismarck-System* dadurch gekennzeichnet, dass es 1. die gesamte Bevölkerung abdeckt statt nur die Gruppe der versicherten Arbeitnehmer, dass es 2. vorwiegend aus dem Staatsbudget finanziert wird statt über Einkommensbeiträge und dass es 3. einheitliche Pauschalleistungen vorsieht. Dieses Prinzip ist charakteristisch für die Gesundheitssysteme in Großbritannien und den skandinavischen Ländern. Der Name stammt von Sir William Beveridge, der 1942 in Großbritannien einen Bericht zur umfassenden Errichtung eines Systems der sozialen Sicherheit vorlegte.

Bismarck-System: Modell, das auf sozialen Krankenversicherungen beruht, für die primär den Beschäftigten Einkommensbeiträge abgezogen werden. Typisch für die Systeme in Deutschland und Österreich und benannt nach seinem „Erfinder", dem deutschen Reichskanzler Otto von Bismarck.

Bruttoinlandprodukt (BIP): Summe der Güter und Dienstleistungen, die in einem Jahr in einem Land erwirtschaftet werden; wird entweder nominell (zu laufenden Preisen) oder real (in konstanten Preisen) gemessen. Das reale Inlandsprodukt je Einwohner wird als Wohlstandsindikator verwendet. Aufgrund von Erfassungs-, Abgrenzungs- und Bewertungsproblemen ist das Inlandsprodukt dafür allerdings nur bedingt tauglich. So werden etwa die im Bereich der Schattenwirtschaft erzeugten Waren und Dienstleistungen nicht erfasst. Zudem wird das bestehende Vermögen nicht eingerechnet.

Bruttosozialprodukt (BSP), auch Bruttonationalprodukt: Summe der Güter und Dienstleistungen, die in einem Jahr von den Bürgern eines Landes (egal ob im In- oder Ausland) erwirtschaftet werden.

Burn-out: Bezeichnet einen besonderen Fall berufsbezogener chronischer Erschöpfung. Ständige Frustration, das Nichterreichen eines Zieles, zu hohe persönliche Erwartungen an eigene Leistungen, Überlastung etc. können bis zum Burn-out erschöpfen. Burn-out-Syndrome sind vielfältig und individuell unterschiedlich: Depressionen, physiologische Beschwerden wie Schlafstörungen, Kopfschmerzen, Magenkrämpfe oder körperliche Dysfunktionen. Typisch sind auch Schuldgefühle oder Versagensängste. Der „Ausgebrannte" erlebt seine Umwelt im Allgemeinen als nicht mehr kontrollierbar und zieht sich eher in sich zurück.

Chefarztpflicht: Um die Verschreibung teurer Medikamente einzudämmen, müssen diese in Österreich von Kassenchefärzten genehmigt werden.

Daseinsvorsorge: Der Begriff umschreibt die staatliche Aufgabe zur Bereitstellung der für ein sinnvolles menschliches Dasein notwendigen Güter und Leistungen – der so genannten Grundversorgung. Dazu zählt als Teil der Leistungsverwaltung die Bereitstellung von öffentlichen Einrichtungen für die Allgemeinheit, also das Verkehrs- und Beförderungswesen, das Gesundheitswesen, Gas-, Wasser-, und Elektrizitätsversorgung, Müllabfuhr, Abwasserbeseitigung, weiters Bildungs- und Kultureinrichtungen, Pflegeeinrichtungen, Friedhöfe usw.

Demographie: Bezeichnet die wissenschaftliche Untersuchung der Zahl und Zusammensetzung der Bevölkerung (z.B. nach Geschlecht, Alter, Nationalität) sowie deren räumliche Verteilung und Entwicklung. Die Veränderung der Bevölkerungsgröße und -zusammensetzung wird durch demographische Prozesse bzw. Ereignisse verursacht. Solche Prozesse sind Wanderungen und natürliche Bevölkerungsbewegungen, zu denen Geburten, Todesfälle, Heiraten und Scheidungen gehören.

Disease-Management-Programme: Dahinter verbergen sich verpflichtende Therapiestandards, die eingehalten werden müssen. Vorerst gibt es diese Standards nur für bestimmte Volkskrankheiten.

E-Card: Die E-Card hat in Österreich den Krankenschein ersetzt. Sie dient als Versicherungskarte zur Identifikation eines Patienten und zur Abrechnung der ärztlichen Leistungen. Technisch ist es auch möglich, die Chip-Karte mit zusätzlichen Funktionen zu versehen.

E-Health: Was der Kunstbegriff E-Health genau bezeichnet, darüber herrscht bisher keine Einigkeit. Je nachdem welche Zielgruppe anvisiert wird, vermischt sich E-Health mit den etablierten Begriffen wie Telemedizin oder ebenfalls neuen Ausdrücken wie Online-Health, Cybermedizin und (Internet-)Consumer-Health-Informatics. Häufig werden mit E-Health die Vernetzungsbestrebungen im Gesundheitssystem umrissen.

ELGA: Eine elektronische Gesundheitsakte soll die bei Leistungserbringern und Patienten verteilt anfallenden klinischen und gesundheitsbezogenen Daten eines Menschen zusammenfassen und diese omnipräsent, lebenslang und unabhängig von Ort und Zeit allen am Behandlungsprozess Beteiligten bedarfsgerecht zur Verfügung stellen.

Fallpauschalen: Abrechnungssystem für Krankenhäuser. „Diagnosis related groups" (DRGs) sind diagnoseorientierte, „differenzierte" Fallkostenpauschalen. Beispiel: Eine Blinddarmoperation wird mit einem pauschalen Betrag vergütet, unabhängig von den tatsächlich verursachten Kosten.

Fluktuation: Personalwechsel in der Mannschaft, oft in Verbindung mit geringer Arbeitszufriedenheit. Hat deutlich negative Effekte auf die Produktivität (Wissen muss weitergegeben bzw. neu aufgebaut werden) und die Gruppendynamik (Kommunikationsstrukturen müssen adaptiert werden).

Franchise: Der Begriff Franchising oder Konzessionsverkauf bezeichnet eine Mischung aus indirektem und direktem Verkauf. Beim Franchising stellt ein Franchise-Geber einem Franchise-Nehmer die regionale Nutzung eines Geschäftskonzeptes ebenso wie die Nutzung von Warenzeichen, Warenmustern oder Geschmacksmustern gegen Entgelt zur Verfügung.

Freier Dienstnehmer: Den freien Dienstvertrag unterscheiden vom → *Werkvertrag* vor allem zwei Merkmale: 1. wird die Arbeitsdauer – und nicht das Werk – abgegolten, 2. wird die Dienstleistung im Wesentlichen persönlich erbracht (die Betriebsmittel dazu stellt der Arbeitgeber bereit). Ein freier Dienstnehmer ist nicht an Weisungen gebunden und unterliegt keinen Beschränkungen des persönlichen Verhaltens. Er regelt seinen Arbeitsablauf eigenverantwortlich. Freie Dienstnehmer besitzen einen eingeschränkten arbeitsrechtlichen Schutz. Freie Dienstnehmer, die unter der Geringfügigkeitsgrenze beschäftigt sind, müssen vom Auftraggeber bei Beginn des Arbeitsverhältnisses unfallversichert werden; zusätzlich können sie sich freiwillig kranken- und pensionsversichern. Übersteigt das monatliche Entgelt die Geringfügigkeitsgrenze, muss der freie Dienstnehmer als solcher bei der Gebietskrankenkasse angemeldet werden und ist somit kranken-, pensions- und unfallversichert. Freie Dienstnehmer sind einkommens-, jedoch nicht lohnsteuerpflichtig, da sie wie Selbstständige behandelt werden.

Fringe-Benefits: Freiwillige Gehaltsnebenleistungen, die unabhängig von Unternehmenserfolg und individuellen Leistungen ausbezahlt werden (z.B. Dienstauto, Handy, Vergünstigungen, Sonderkonditionen, außerhalb Österreichs auch das 14. Monatsgehalt etc.)

Gatekeeper: Personen, die aufgrund ihrer Fähigkeiten und Positionen die Behandlung und Betreuung von Menschen sowie ihre Mobilität innerhalb des Gesundheitswesen beeinflussen können. Sie haben eine Art Lotsenfunktion und leiten Patienten durch das und innerhalb des Systems.

Generika: Billige Kopien von Medikamenten, deren Patentschutz abgelaufen ist. Kassen hoffen, mit dem Generika-Einsatz Kosten zu sparen.

Geriatrie: Wird auch als Altersmedizin oder Altersheilkunde bezeichnet und ist die Lehre von den Krankheiten des alten Menschen. Dies betrifft vor allem Probleme aus den Bereichen der Inneren Medizin, der Orthopädie, Neurologie und Psychiatrie (Gerontopsychiatrie). Geriatrie ist keinesfalls mit Palliativmedizin zu verwechseln, die sich das Ziel setzt, dem Menschen im letzten Stadium einer unheilbaren Krankheit ein menschenwürdiges Sterben zu ermöglichen. Die Geriatrie tritt an, dem alten, aber vor allem dem sehr alten Menschen zu einem besseren Leben zu verhelfen.

Globalisierung: Wirtschaftlicher Prozess, der die Internationalisierung der Märkte, die Herausbildung eines einheitlichen internationalisierten Kapitalmarktes und die tendenziell weltweite Ausbreitung kapitalistischer Marktverhältnisse zum Ziel hat.

Grundversorgung: Basisversorgung, die durch Versicherungen abgedeckt wird. Der Begriff wird meist nicht definiert, sondern als Argument dafür verwendet, dass nicht alles finanziert werden kann.

Hauptverband, Kurzform für Hauptverband der Sozialversicherungsträger: Dieser ist keine Dachorganisation der österreichischen Krankenkassen, sondern wurde von ihnen zur übergreifenden Koordination gegründet. Weil alle Kassen mitreden, wirkt der Hauptverband schwerfällig.

Heuschrecken: Abwertende Tiermetapher für Private-Equity-Gesellschaften. Der Begriff wurde im Frühjahr 2005 geprägt. Auslöser war eine Äußerung des damaligen SPD-Vorsitzenden Franz Müntefering. Er verglich das Verhalten mancher „anonymer Investoren" mit Heuschreckenplagen. Im politischen Sprachgebrauch hat sich der Begriff „Heuschrecken" durchgesetzt. Er richtet sich neben Private-Equity-Gesellschaften auch gegen andere Formen der Kapitalbeteiligung mit mutmaßlich zu kurzfristigen oder überzogenen Renditeerwartungen, wie etwa Hedge-Fonds.

Hire & fire: Wörtlich „heuern und feuern"; Personalpolitik, bei der der Personalbedarf unmittelbar an die betrieblichen Bedürfnisse angepasst wird. In guten Konjunkturzeiten werden Mitarbeiter aufgenommen und bei verschlechterter Wirtschaftslage ohne Rücksicht auf soziale Erfordernisse sofort wieder abgebaut. Dies ist vermeidbar durch verschiedene flexible Personaldienstleistungen.

Human Capital: Humankapital, d.h. das Arbeitsvermögen und die Leistungsfähigkeit des Personalstands eines Unternehmens. Die Mitarbeiter werden nicht mehr als „Ressource" verstanden, sondern als langfristiges Kapital.

Human Resources (HR): Überbegriff für sämtliche Personalagenden. HR wird auch als Abkürzung für die Personalabteilung eines Unternehmens sowie für die Gesamtheit der Mitarbeiter eines Unternehmens verwendet.

Insourcing: Wiedereingliederung von zuvor ausgegliederten Prozessen und Funktionen von Unternehmen (→ *Ausgliederung*). Insourcing reduziert die Abhängigkeit von externen Zulieferern, da wieder größere Teile des Gesamtproduktionsprozesses im eigenen Unternehmen vorgenommen werden. Auch die Verlässlichkeit der Planung erhöht sich, und die benötigte Qualität kann eher garantiert werden.

Job-Rotation: Bewusster und geregelter Wechsel des Arbeitsplatzes innerhalb eines Unternehmens.

Job-Sharing: Zwei oder mehr Dienstnehmer teilen sich einen oder mehrere Vollzeit-Arbeitsplätze. Der Arbeitsplan wird dabei meist von ihnen selbst erstellt.

Job-Hopping: Häufiger Wechsel des Arbeitgebers, oft auch schon nach kurzer Zeit.

Kerngeschäft: Operativer Teil eines Unternehmens, der für den Umsatz verantwortlich ist und daher nicht ausgelagert werden kann. Sekundäre Geschäftsbereiche hingegen tragen nicht unmittelbar zum Unternehmenserfolg bei und werden gerne ausgelagert (→ *Ausgliederung*).

Leistungsbezogene Krankenanstaltenfinanzierung (LKF): Dies ist ein Punktesystem zur Spitalsfinanzierung in Österreich und ähnelt den → *Fallpauschalen*. Der Wert der Punkte, die für eine bestimmte Behandlung erteilt werden, richtet sich aber nach der Summe der in einem Bundesland erbrachten Punkte: Je mehr Punkte, umso weniger sind sie wert.

Liberalisierung: Umfassender Begriff zur Beschreibung wirtschaftlicher Veränderungen im Zuge der → *Globalisierung* der Wirtschaft. Die Konzeption geht zurück auf einen der Begründer des Neoliberalismus, Friedrich August von Hayek. Hauptziel der Liberalisierung ist die Öffnung aller Wirtschaftsbereiche für internationale Märkte.

Managed Care: Wörtlich „geführte Versorgung". Dies bedeutet die Anwendung von betrieblichen Managementprinzipien auf die medizinische Versorgung und ihre Steuerung von der Versicherungs- bzw. Finanzierungsseite her. Das Prinzip transferiert Führung und Kontrolle auf die Kostenträger von Gesundheitsleistungen (konkret auf die Anbieter von Krankenversicherungsschutz). Die typische Managed-Care-Organisation ist die Health Maintenance Organisation (HMO).

Medizinische Versorgungszentren (MVZ): In medizinischen Versorgungszentren sollen sich niedergelassene Ärzte und Kliniken besser miteinander vernetzen. MVZ sind Versorgungseinrichtungen in Deutschland, die – ähnlich wie Praxen – ambulant Patienten versorgen. In ihnen arbeiten mindestens zwei verschiedene Fachärzte gemeinsam – als Vertragsärzte oder als Angestellte. Für jeden Mediziner im MVZ muss der Betreiber einen Kassenarztsitz aufkaufen, um die ambulanten Behandlungen abrechnen zu können.

Neuer Selbstständiger: Hierunter fallen alle gewerblichen Tätigkeiten, für die keine Gewerbeberechtigung notwendig ist (z.B. Autoren, Vortragende, Psychotherapeuten, Gutachter). Die Merkmale der neuen Selbstständigkeit ähneln jenen von Werkvertragsnehmern mit Gewerbeberechtigung: Es herrscht persönliche und wirtschaftliche Unabhängigkeit vom Auftraggeber, die Tätigkeit muss nicht persönlich ausgeübt werden (Vertretungsrecht), und der Werkvertragsnehmer ist nicht weisungsgebunden. Der Auftragnehmer verfügt außerdem über die notwendige unternehmerische Struktur (Büro, Betriebsmittel etc.). Mit der Erbringung des Werkes ist das so genannte Zielschuldverhältnis erfüllt, d.h. die Fertigstellung des vereinbarten Werkes bedeutet automatisch die Beendigung des Schuldverhältnisses. Neue Selbstständige sind kranken-, pensions- und unfallversichert. Sie müssen ihre Tätigkeit bei der Sozialversicherungsanstalt der Gewerblichen Wirtschaft melden, wenn das Jahresbruttoeinkommen € 6.453,36 übersteigt. Sie sind einkommensteuer-, jedoch nicht lohnsteuerpflichtig und haben dem Wohnsitzfinanzamt im Folgejahr eine Einkommensteuererklärung abzuliefern.

Non-Profit-Organisation (NPO): Organisation ohne Erwerbszweck. Dies sind Institutionen, die ohne Gewinnerzielungsabsicht agieren. Zu den auf Bundes-, Landes- oder Gemeindeebene arbeitenden öffentlichen NPOs gehören öffentliche Verwaltungen und Betriebe (Krankenhäuser, Universitäten). Private NPOs werden nach ihrem Zweck untergliedert in wirtschaftliche (Gewerkschaften), politische (Parteien, Bürgerinitiativen), soziokulturelle (Sport- und Freizeitvereine, Kirchen) und karitative NPOs.

Patchworker: Sind teilweise als → *freie Dienstnehmer* bzw. → *neue Selbstständige* in mehreren Unternehmen und Funktionen gleichzeitig tätig und erledigen zusätzlich Aufträge. Sie verfügen eigenständig über ihre Zeit; über Telekommunikationswege sind sie mit ihren Arbeit- und Auftraggebern verbunden.

Payrolling: Zum Abbau von Planstellen werden Beschäftigte zu gleichen Konditionen bei einem Personaldienstleister angestellt. Sie arbeiten weiterhin an ihrem vertrauten Arbeitsplatz, scheinen aber nicht mehr im Unternehmen auf.

Personal: 1. Stammpersonal (auch Eigen-, Stamm- oder Kernpersonal) bezeichnet die Gesamtheit aller selbstständig und unselbstständig tätigen Mitarbeiter eines Unternehmens, für die Planstellen vorhanden sind. 2. Fremdpersonal (auch Randpersonal) wird eingesetzt zum Ausgleich von Arbeitsspitzen, als Urlaubsvertretung, bei Krankenständen, (→ *Payrolling*).

Personalentwicklung: Teilfunktion des *Personalmanagements*, die darauf abzielt, Personalbedarf durch Qualifizierung der Mitarbeiter abzudecken und somit deren Arbeitsfähigkeit zu erhalten.

Personalmanagement: Verwaltung des Personals (→ *Human Capital*); früher Personalwirtschaft genannt. Teilbereiche: Analyse des Personalbedarfs, Bestandsaufnahme, Personalveränderung, Einsatz des Personals (→ *Personalentwicklung*), Personalkostenmanagement, Personalführung, Personalmarketing.

Primary Nurses: Pflegekräfte, die Patienten von der Aufnahme bis zur Entlassung begleiten, beraten und unterstützen. Der neue Beruf beugt auch dem Burn-out vor, weil das Personal für die Patienten direkt verantwortlich ist.

Private Equity: Privates Beteiligungskapital ist der allgemeine Begriff für das von privaten und institutionellen Anlegern beschaffte Beteiligungskapital an in der Regel nicht an der Börse gehandelten Unternehmen.

Privatisierung: Überbegriff für eine Reihe unterschiedlicher Formen der Übertragung von Aufgaben, die ehemals dem öffentlichen Bereich vorbehalten waren, auf den privaten Sektor.

Privatversicherungen: Zu unterscheiden sind private Zusatzversicherungen oder private Vollversicherungen.

Public Private Partnerships (PPP): Vertragliche Partnerschaften zwischen privaten Unternehmen und der öffentlichen Hand. Diese können folgende Formen annehmen: Finanzierungs-PPP (die private Bank finanziert, der Staat bezahlt Leasing oder Miete), Betreiber-PPP (ein Privater betreibt, der Staat bezahlt) oder BOT (Build-Operate-Transfer: ein Privater baut und betreibt mit exklusivem Recht, nach Vertragsende geht das Eigentum an den Staat über). In der Regel enthalten PPPs Elemente aus allen drei Formen.

Rationalisierung: Zielt auf Effizienzsteigerung durch bessere Nutzung der vorhandenen Möglichkeiten ab; der gleiche Effekt kann entweder mit weniger Mitteln oder ein besserer Effekt kann mit gleichen Mitteln erzielt werden.

Rationierung: Bezeichnet ursprünglich die kontrollierte Güterzuteilung in Krisen- und Kriegssituationen; im Gesundheitsbereich bedeutet Rationierung die künstliche Verknappung von ausgewählten Leistungen, indem der Zugang zu ihnen erschwert wird.

Sabbatical: Auszeit vom Beruf zum Zweck der Erholung, Weiterbildung, Neuorientierung, Kinderbetreuung (nicht gleichzusetzen mit Karenz), letztlich Wiedergewinnung bzw. Steigerung der Motivation der Mitarbeiter. Der Dienstnehmer erhält während der Pause keine Bezüge, dafür aber die Garantie, danach wieder an seinen Arbeitsplatz zurückkehren zu können.

Sonderversicherungsträger: Versicherungsträger für bestimmte Berufsgruppen, etwa die Sozialversicherungsanstalt der gewerblichen Wirtschaft, die Sozialversicherungsanstalt der Bauern, die Beamtenversicherungsanstalt oder die Versicherungsanstalt der Eisenbahner. Sie haben teilweise nur Krankenversicherungsfunktion, teilweise auch Unfall- und Pensionsversicherungsfunktion.

Sozialversicherung: Bezeichnung für die Gesamtheit gesetzlicher Pflichtversicherungen für breite Bevölkerungsschichten gegen Schäden, welche die soziale Existenzgrundlage der Versicherungsmitglieder beeinträchtigen. Generell sind dies Unfall-, Pensions- und Krankenversicherung.

Umlagesystem: System, in dem die Leistungen direkt aus den laufenden Beiträgen der Erwerbstätigen finanziert werden.

Werkvertrag: Der Werkvertrag regelt die Zusammenarbeit zwischen Auftraggeber und selbstständigem Unternehmer (dieser kann auch eine Gesellschaft sein). Beim Werkvertrag wird im Gegensatz zum Dienstvertrag der Erfolg bzw. das Ergebnis und nicht die Tätigkeit als solche bezahlt. Man unterscheidet zwischen Werkverträgen mit Gewerbeberechtigung und solchen ohne Gewerbeberechtigung (→ *neue Selbstständige*).

Work-Life-Balance: Gleichgewicht zwischen Arbeit und Privatleben. Siehe auch → *Sabbatical*.

Zeitarbeit, veraltet auch Leiharbeit, Personalleasing: Zeitlich befristete Überlassung von eigenen Mitarbeitern an Dritte (→ *Fremdpersonal*). Flexible Arbeitsform, die mit jährlich zweistelligen Zuwachsraten zu den am stärksten expandierenden Wirtschaftszweigen gehört und mittlerweile mit rund 38.000 Arbeitnehmern einen wichtigen Beitrag am heimischen Arbeitsmarkt leistet. Arbeitskräfteüberlassungsgesetz (AÜG) und Kollektivvertrag regeln die Rahmenbedingungen für Zeitarbeiter und -angestellte. Zeitarbeiter besitzen dieselben Rechte und Ansprüche wie jeder Arbeiter oder Angestellte in Österreich: Dienstvertrag, Kranken-, Unfall-, Pensions- und Arbeitslosenversicherung, Urlaubsanspruch, Urlaubs- und Weihnachtsgeld.

Links

www.sozialversicherung.at
Offizielle Website des Hauptverbands der Sozialversicherungen mit Links zu allen Krankenversicherungen.

www.oecd.org
Organisation für wirtschaftliche Zusammenarbeit und Entwicklung. Förderung und Koordination der Wirtschafts-, Sozial-, Währungs- und Entwicklungspolitik von 30 Mitgliedstaaten.

www.who.int/en/
Weltgesundheitsorganisation

www.oebig.at
Österreichisches Bundesinstitut für das Gesundheitswesen. Analysiert Gesundheitssysteme und liefert und koordiniert Strukturdaten.

www.ihs.ac.at
Institut für höhere Studien. Bedeutendes Sozial- und Wirtschaftsforschungsinstitut in Österreich.

www.ams.or.at
Arbeitsmarktservice Österreich

www.arbeiterkammer.at
Bundeskammer für Arbeiter und Angestellte

www.bmwa.gv.at
Bundesministerium für Wirtschaft und Arbeit

http://portal.wko.at
Wirtschaftskammer Österreich

www.ciett.org
Conféderation Internationale des Entreprises de Travail Temporaire

www.csreurope.org
Corporate Social Responsibility Europe

www.eurofound.eu.int
European Foundation for the Improvement of Living and Working Conditions

www.iao.fraunhofer.de
Fraunhofer-Institut Arbeitswirtschaft und Organisation

www.ig-zeitarbeit.de
Interessenverband deutscher Zeitarbeitsunternehmen

www.ilo.org
International Labour Organisation

www.lexisnexis.at/ard/
Recherche-Service zum österreichischen Arbeits-, Sozial- und Lohnsteuerrecht

www.oegb.at
Österreichischer Gewerkschaftsbund

www.vza.org
Österreichischer Verband Zeitarbeit und Arbeitsvermittlung

www.armutskonferenz.at
Österreichisches Netzwerk sozialer Organisationen zur Armutsbekämpfung und Analyse

www.patientenanwalt.com
Niederösterreichischer Patientenanwalt

www.hauskrankenpflege.at
Rotes Kreuz

www.caritas.at
Caritas

www.volkshilfe.at
Volkshilfe

www.diakonie.at
Diakonie

www.hilfswerk.at
Hilfswerk

www.ebn.at
Plattform Pflegeforschung von Kages (Steiermark) und KAV (Wien)

www.ars.at
Akademie für Recht und Steuern

Autorenverzeichnis

Autoren

Gerhard Flenreiss, geb. 1965 in Wien, ist geschäftsführender Gesellschafter der „MediCare Personaldienstleistungen GmbH" in Wien. Davor war er Managing Director von Manpower in Österreich. Er ist Bundesvorsitzender der Personaldienstleister in der Wirtschaftskammer Österreich. Darüber hinaus war er Chefverhandler bei den europaweit bahnbrechenden Verhandlungen für Kollektivverträge, Mindestlöhne und volle soziale Absicherung für Zeitarbeiter. Er ist Herausgeber des Buches „Sicher. Flexibel. Zeitarbeit in Österreich" (WUV Universitätsverlag).
www.medicare.at

Martin Rümmele, geb. 1970 in Vorarlberg, ist seit 1988 Journalist und Experte für Gesundheitswirtschaft. Von 1997 bis 2007 war er Redakteur der Tageszeitung Wirtschaftsblatt mit dem Schwerpunkt Gesundheitsökonomie; davor Arbeit für regionale Zeitungen in Westösterreich, der Ostschweiz und Süddeutschland sowie für die Austria Presse Agentur. Mehrere Auszeichnungen für Gesundheitsjournalismus (2002 Vereinigung der Österreichischen Pharmazeutischen Industrie, 2003 Österreichische Ärztekammer, 2004 Arbeitsgemeinschaft der Ordensspitäler). Bisherige Buchveröffentlichung: „Kranke Geschäfte mit unserer Gesundheit", Residenz-Verlag.
www.krankegeschaefte.at
www.martinruemmele.at

Gastautoren

Gerald Bachinger ist Sprecher der Arbeitsgemeinschaft der Patientenanwälte Österreichs und seit 1999 Patienten- und Pflegeanwalt für das Land Niederösterreich. Bachinger studierte Rechtswissenschaften an der Universität Wien, war ab 1985 in der Verwaltung des Landes Niederösterreich tätig – seit 1987 in der Gesundheitsverwaltung mit dem Schwerpunkt Gesundheitsgesetze – und arbeitete in der Leitung von fünf Landeskrankenanstalten mit. Er ist zudem Mitglied der Gesundheitskommission des Bundes.

Alexander Bodmann ist seit Mai 2007 Generalsekretär der Caritas der Erzdiözese Wien. Nach dem Studium der Betriebswirtschaft an der Wirtschaftsuniversität Wien mit Schwerpunkt Controlling arbeitete er als Controller in der Schoellerbank. Danach folgten verschiedene Tätigkeiten in der Caritas der Erzdiözese Wien: Obdachlosenbetreuer, Leiter des Controllings, Leiter des Kinderheims für behinderte Kinder und Jugendliche „Am Himmel", Bereichsleiter für die mobile Betreuung, Pflege und Hospizarbeit.

Christoph Gierlinger leitet seit 1999 den Zentralbereich Informatik der Vinzenz Gruppe Krankenhausbeteiligungs- und Management GmbH und ihrer Beteiligungen. Davor arbeitete er als Prokurist der RiS GmbH (Unternehmensberatung und Informationstechnologie) in Steyr und war Geschäftsführer am Forschungsinstitut Anwendungsorientierte Wissensverarbeitung im Softwarepark Hagenberg. Er studierte Informatik an der Johannes-Kepler-Universität-Linz.

Michael Heinisch ist seit 2001 Vorsitzender der Geschäftsführung der Vinzenz Gruppe Krankenhausbeteiligungs- und Management GmbH mit sieben gemeinnützigen Ordensspitälern in Österreich. Er studierte Handelswissenschaften an der Wirtschaftsuniversität Wien und war von 1996–1999 Projektleiter für Strategieentwicklungs- und Kostenmanagementprojekte am Malik Management Zentrum St. Gallen. Von 1999–2001 leitete er das Controlling der VATECH Transmission & Distribution.

Roland Paukner ist seit April 2005 Direktor der Teilunternehmung Pflegeheime der Stadt Wien. Er studierte Medizin an der Universität Wien und ist Allgemeinmediziner. Bis 2004 war er Mitglied des Vorstandes der Ärztekammer Wien und Vizeobmann der Sektion Allgemeinmedizin. Er ist außerordentliches Mitglied des Landessanitätsrates Wien. 1986 war er Konsulent des Gesundheitsstadtrates für die Integration von Gesundheits- und Sozialeinrichtungen. 1989 wurde er in die Spitalsreformkommission berufen.

Andreas Reifschneider ist seit 2001 in der niederösterreichischen Landeskliniken-Holding für den Krankenanstaltenverband Waldviertel (Spitalsstandorte Allentsteig, Eggenburg, Horn, Gmünd, Waidhofen, Zwettl) zuständig, seit 2005 als Regionalmanager. Nach dem Studium der Rechtswissenschaft an der Universität Wien war er von 1989 bis 2000 in wechselnden Positionen als Human-Resource-Manager bei Philips tätig, zuletzt bei Philips Speech Processing (Wien – Aachen – Dallas – Taipeh) als Vice President.

SpringerMedizin

Michael Dihlmann, Christoph Reisner

Moderne Praxisführung

Gründung, Management, Nachfolge und Niederlegung

2008. Etwa 200 Seiten. 20 Abbildungen.
Broschiert ca. EUR 29,95, sFr 49,–
ISBN 978-3-211-74146-7
Edition Ärztewoche

Dieses Fachbuch wendet sich an niedergelassene Ärzte und solche, die es werden wollen. Zahlreiche wirtschaftlich und rechtlich relevante Themen wurden aufgearbeitet, die für Ärzte aller Fachrichtungen, in alltäglichen Situationen von Nutzen sind. Hierbei wurde darauf Wert gelegt, dass „die Sprache der Ärzte" gesprochen wird. Teile des Buches befassen sich mit den Themen „Praxisgründung" und „Praxisniederlegung", wobei sich der Großteil der Kapitel mit Fragestellungen befasst, die für alle Niedergelassenen immer wichtiger werden. Zudem werden ärztliche Kooperationsformen genannt, die im Alltag von Kassenärzten eine große Rolle spielen. Das Buch enthält des weiteren zahlreiche Hinweise für Gesundheits- und Standespolitiker.

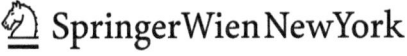

P.O. Box 89, Sachsenplatz 4–6, 1201 Wien, Österreich, Fax +43.1.330 24 26, books@springer.at, **springer.at**
Haberstraße 7, 69126 Heidelberg, Deutschland, Fax +49.6221.345-4229, SDC-bookorder@springer.com, springer.com
P.O. Box 2485, Secaucus, NJ 07096-2485, USA, Fax +1.201.348-4505, service@springer-ny.com, springer.com
Preisänderungen und Irrtümer vorbehalten.

SpringerMedizin

Sabine Fisch

Medizinstudium – Ius Practicandi – was nun?

Facharztausbildung in Österreich

2007. Etwa 180 Seiten. 10 Abbildungen.
Broschiert **EUR 24,95**, sFr 41,–
ISBN 978-3-211-69776-4
Edition Ärztewoche

Das Medizinstudium ist erfolgreich abgeschlossen. Die erste große Hürde mit der Promotion genommen. Ab nun stellt sich meist die Frage: Wohin soll die medizinische Laufbahn führen? Dieser Leitfaden wird Ihnen in dieser schwierigen Entscheidung ein wertvoller Begleiter sein. Eine erfahrene MedizinJournalistIn portraitiert alle Facharztrichtungen der Ausbildungsordnung der Österreichischen Ärztekammer. Diese reichen vom Anästhesisten über den Chirurgen und Internisten bis hin zum Pharmakologen und Zahnmediziner. Außerdem stellt sie Ihnen die Additivfächer zu den einzelnen Sonderfächern vor und informiert Sie über die neue Ausbildung zum Allgemeinmediziner und Zahnmediziner. Folgende Fragen werden dabei kompakt und übersichtlich beantwortet. Wie gestaltet sich die Ausbildung? Welche Fähigkeiten sind in welchem Fach gefragt? Welche persönlichen Eigenschaften muss ein promovierter Mediziner/eine promovierte Medizinerin für die einzelnen Fächer mitbringen? Und: an welches Fach haben Sie bisher noch nie gedacht?

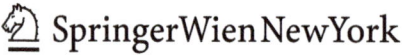

SpringerWienNewYork

P.O. Box 89, Sachsenplatz 4–6, 1201 Wien, Österreich, Fax +43.1.330 24 26, books@springer.at, **springer.at**
Haberstraße 7, 69126 Heidelberg, Deutschland, Fax +49.6221.345-4229, SDC-bookorder@springer.com, springer.com
P.O. Box 2485, Secaucus, NJ 07096-2485, USA, Fax +1.201.348-4505, service@springer-ny.com, springer.com
Preisänderungen und Irrtümer vorbehalten.

Springer Medizin

Viktoria Hausegger

Erfolgreiches Marketing für die Arztpraxis

Verständlich - zielgerichtet - leicht umsetzbar

2007. X, 154 S. 12 Abb.
Brosch., EUR € (D) 24.95, sFr 41.00
ISBN-13 978-3-211-69774-0
Edition Ärztewoche,

Damit Sie im Praxisalltag die Zufriedenheit und die Bindung zu ihren Patienten verbessern, gewinnt Dienstleistungsmarketing zunehmend an Bedeutung. Professionelles Marketing für Ärzte ist dabei viel mehr als Werbung und Promotion und hat nichts mit „marktschreierischem Auftreten" zu tun. In diesem Buch erfahren Sie prägnant und übersichtlich das erforderliche Know-how für einen gelungenen Marketingprozess. Dem Leser wird rasch klar, warum das weit verbreitete Gerücht „Marketing für die Arztpraxis sei nicht erlaubt", nicht stimmen kann. Anhand von Praxis- und Fallbeispielen aus dem Beratungsalltag wird schnell verständlich, wie Praxismarketing funktioniert, welche Denkweisen und Instrumente notwendig sind, um sich im Wettbewerb künftig erfolgreich zu behaupten. Praxisnahe Tipps und übersichtliche Checklisten unterstützen Sie, Marketing erfolgreich in Ihren Arbeitsprozess zu integrieren und es somit zu einem selbstverständlichen Bestandteil Ihres beruflichen Alltages zu machen.

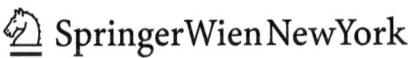

P.O. Box 89, Sachsenplatz 4–6, 1201 Wien, Österreich, Fax +43.1.330 24 26, books@springer.at, **springer.at**
Haberstraße 7, 69126 Heidelberg, Deutschland, Fax +49.6221.345-4229, SDC-bookorder@springer.com, springer.com
P.O. Box 2485, Secaucus, NJ 07096-2485, USA, Fax +1.201.348-4505, service@springer-ny.com, springer.com
Preisänderungen und Irrtümer vorbehalten.

SpringerMedizin

Christoph Reisner, Michael Dihlmann

[Wahl]Arzt in Österreich

Überlebensstrategien im Gesundheitssystem von morgen

2006. X, 174 Seiten. 12 Abbildungen.
Broschiert **EUR 29,90**, sFr 49,–
ISBN 978-3-211-33619-9
Edition Ärztewoche

Das Gesundheitswesen befindet sich im Umbruch. Steigende Ansprüche der Patienten stehen restriktiver Ausgabebereitschaft der öffentlichen medizinischen Versorgung gegenüber. Kurzfristige budgetorientierte „Gesundheitspolitik" macht vernünftige Reformen zum Wohle Aller beinahe unmöglich. Der Mut zu notwendigen, tiefgreifenden Veränderungen fehlt sowohl der Politik wie auch den Sozialversicherungsträgern und den Ärztekammern. Die Folge sind unzufriedene Patienten und überforderte Ärzte. Die „Zweiklassenmedizin" hat sich bereits etabliert, was die immens steigende Anzahl der Wahlärzte beweist. Die Kassenpraxis als „geschützte Werkstätte" ist passé, Patienten sind zunehmend bereit, trotz sozialer Absicherung Geld für Gesundheitsdienstleistungen auszugeben. Der niedergelassene Arzt von morgen braucht Strategien, um sich in diesem Umfeld zu behaupten. Die Autoren zeigen auf, wie man auf die Wandlung des Patienten vom Bittsteller zum selbst zahlenden Konsumenten moderner Gesundheitsleistungen reagieren kann.

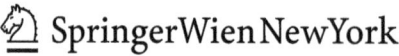

P.O. Box 89, Sachsenplatz 4–6, 1201 Wien, Österreich, Fax +43.1.330 24 26, books@springer.at, **springer.at**
Haberstraße 7, 69126 Heidelberg, Deutschland, Fax +49.6221.345-4229, SDC-bookorder@springer.com, springer.com
P.O. Box 2485, Secaucus, NJ 07096-2485, USA, Fax +1.201.348-4505, service@springer-ny.com, springer.com
Preisänderungen und Irrtümer vorbehalten.

Springer und Umwelt

ALS INTERNATIONALER WISSENSCHAFTLICHER VERLAG sind wir uns unserer besonderen Verpflichtung der Umwelt gegenüber bewusst und beziehen umweltorientierte Grundsätze in Unternehmensentscheidungen mit ein.

VON UNSEREN GESCHÄFTSPARTNERN (DRUCKEREIEN, Papierfabriken, Verpackungsherstellern usw.) verlangen wir, dass sie sowohl beim Herstellungsprozess selbst als auch beim Einsatz der zur Verwendung kommenden Materialien ökologische Gesichtspunkte berücksichtigen.

DAS FÜR DIESES BUCH VERWENDETE PAPIER IST AUS chlorfrei hergestelltem Zellstoff gefertigt und im pH-Wert neutral.

GPSR Compliance

The European Union's (EU) General Product Safety Regulation (GPSR) is a set of rules that requires consumer products to be safe and our obligations to ensure this.

If you have any concerns about our products, you can contact us on

ProductSafety@springernature.com

In case Publisher is established outside the EU, the EU authorized representative is:

Springer Nature Customer Service Center GmbH
Europaplatz 3
69115 Heidelberg, Germany

www.ingramcontent.com/pod-product-compliance
Ingram Content Group UK Ltd.
Pitfield, Milton Keynes, MK11 3LW, UK
UKHW062306230426
12049UKWH00005B/123